U0344346

口腔数字化技术
临床应用

（美）R. 马斯里　　C. F. 德里斯科尔　　主编
Radi Masri　　　Carl F. Driscoll

任光辉　董　凯　主译
柳忠豪　主审

Clinical Applications of Digital Dental Technology

化学工业出版社
·北京·

本书是在临床实践的基础上总结而来，贴近口腔科临床，内容涉及口腔各个专业的数字化临床应用，分别对数字成像、数字化印模、直接数字化制造、牙体外科学的数字化应用、数字化固定修复、CAD/CAM 活动修复、数字化种植手术、种植基台的数字化设计及加工、根管外科的数字化应用、正畸中的数字化应用、数字化技术在口腔颌面外科的临床应用等内容进行了阐述。

　　本书内容切合目前国内外口腔数字化发展的现状，适用于口腔科医师及相关专业师生。

Clinical Applications of Digital Dental Technology /by Radi Masri, Carl F. Driscoll
ISBN 978-1-118-65579-5
Copyright© 2015 by John Wiley & Sons, Inc. All rights reserved.
Authorized translation from the English language edition published by John Wiley & Sons, Inc
本书中文简体字版由 John Wiley & Sons, Inc 授权化学工业出版社独家出版发行。

北京市版权局著作权合同登记号：01-2018-2629

图书在版编目（CIP）数据

口腔数字化技术临床应用 /（美）R. 马斯里
（Radi Masri），（美）C. F. 德里斯科尔
（Carl F. Driscoll）主编；任光辉，董凯主译 . —北
京：化学工业出版社，2018.7
（口腔精萃系列）
书名原文：Clinical Applications of Digital
Dental Technology
ISBN 978-7-122-32051-3

Ⅰ.①口…　Ⅱ.①R…　②C…　③任…　④董…　Ⅲ.①
数字技术—应用—口腔科学　Ⅳ.① R78-39

中国版本图书馆 CIP 数据核字（2018）第 081576 号

责任编辑：杨燕玲
责任校对：宋　玮　　　　　　　　　　　　　　装帧设计：张　辉

出版发行：化学工业出版社（北京市东城区青年湖南街 13 号　邮政编码 100011）
印　　装：北京瑞禾彩色印刷有限公司
710mm×1000 mm　1/16　印张 16½　字数 257 千字　2018 年 7 月北京第 1 版第 1 次印刷

购书咨询：010-64518888（传真：010-64519686）　售后服务：010-64518899
网　　址：http://www.cip.com.cn
凡购买本书，如有缺损质量问题，本社销售中心负责调换。

定　　价：198.00 元　　　　　　　　　　　　版权所有　违者必究

翻译人员名单

主   译　　任光辉　　董　凯

翻译人员　　任光辉　　董　凯　　张　静　　卢志山

　　　　　　周文娟　　周　倜　　王铁军　　王洪宁

　　　　　　赵丽娟　　魏凌飞　　孙　鑫

主   审　　柳忠豪

献给身边及远方的家人

原著编写人员

Nadim Z. Baba, DMD, MSD
Professor, Department of Restorative Dentistry, Loma Linda University School of Dentistry, Loma Linda, CA, USA

Francesca Bonino, DDS
Postgraduate resident, Department of Periodontology, Tufts University School of Dental Medicine, Boston, MA, USA

Jacinto A. Cano Peyro, DDS
Instructor, Department of Prosthodontics & Operative Dentistry, Tufts University School of Dental Medicine, Boston, MA, USA

Carl F. Driscoll, DMD
Professor and Director, Advanced Education in Prosthodontics, Department of Endodontics, Prosthodontics, and Operative Dentistry, School of Dentistry, Maryland, Baltimore, MD, USA

Dennis J. Fasbinder, DDS
Clinical Professor, Department of Cariology, Endodontics, and Restorative Services, University of Michigan School of Dentistry, Ann Arbor, MI, USA

Ashraf F. Fouad, BDS, DDS, MS
Professor and Chair, Department of Endodontics, Prothodontics and Operative Dentistry, School of Dentistry, University of Maryland, Baltimore, MD, USA

Charles J. Goodacre, DDS, MSD
Professor, Restorative Dentistry, Loma Linda University, School of Dentistry, Loma Linda, CA, USA

Gerald T. Grant DMD, MS
Captain, Dental Crops, United States Navy, Service Chief, 3D Medical Applications Center, Department of Radiology, Walter Reed National Military Medical Center, Director of Craniofacial Imaging Research, Naval Postgraduate Dental School, Bethesda, MD, USA

Gary D. Hack
Associate Professor and Director of Clinical Stimulation, Department of Endodontics, Prosthodontics, and Operative Dentistry, School of Dentistry, University of Maryland, Baltimore, MD, USA

Julie Holloway, DDS, MS
Professor and Head, Department of Prosthodontics, The University of Iowa College of Dentistry, Iowa City, IA, USA

Jason Jamali, DDS, MD
Clinical Assistant Professor, Department of Oral and Maxillofacial Surgery, University of Illinois, Chicago, IL, USA

Georgios Kanavakis, DDS, MS
Assistant Professor, Department of Orthodontics and Dentofacial Orthopedics, Tufts University, School of Dental Medicine, Boston, MA, USA

Mathew T. Kattadiyil, BDS, MDS, MS, FACP
Director, Advanced Specialty Education Program in Prosthodontics, Loma Linda University School of Dentistry, Loma Linda, CA, USA

Joanna Kempler, DDS, MS
Clinical Assistant Professor, Department of Endodontics, Prosthodontics and Operative Dentistry, University of Maryland, Baltimore, MD, USA

Antonia Kolokythas, DDS, MSc
Associate Professor, Program Director, Department of Oral and Maxillofacial Surgery, Multidisciplinary Head and Neck Cancer Clinic, University of Illinois at Chicago,

Chicago, IL, USA

Radi Masri, DDS, MS, PhD

Associate Professor, Advanced Education in
   Prosthodontics, Department of Endodontics,
   Prosthodontics, and Operative Dentistry, School
   of Dentistry, Maryland, Baltimore, MD, USA

Michael Miloro, DMD, MD, FACS

Professor and Head, Department of Oral and
   Maxillofacial Surgery, University of Illinois at
   Chicago, Chicago, IL, USA

Alexandra Patzelt, DMD, Dr med dent

Visiting Scholar, Department of Periodontics,
   School of Dentistry, University of Maryland,
   Baltimore, MD, USA

Sebastian B. M. Patzelt, DMD, Dr med dent

Associate Professor, Department of Prosthetic
   Dentistry, Center for Dental Medicine, Medical
Center – University of Freiburg, Freiburg i. Br.,
   Germany

Jeffery B. Price, DDS, MS

Associate Professor, Director of Oral &
   Maxillofacial Radiology, Department of
   Oncology & Diagnostic Sciences, University of
   Maryland School of Dentistry, Baltimore, MD,
   USA

Carroll Ann Trotman, BDS, MS, MA

Professor and Chair, Department of Orthodontics,
   Tufts University School of Dental Medicine,
   Boston, MA, USA

Hans-Peter Weber, DMD, Dr med dent

Professor and Chair, Department of
   Prosthodontics and Operative Dentistry, Tufts
   University School of Dental Medicine, Boston,
   MA, USA

序

科技进步带来诊断工具的发展，临床医师可以获得更佳的患者解剖信息，使治疗的可选择性得到潜在提高。生物医学工程联合高级计算机科学将三维影像融入治疗设计及口腔外科、修复治疗中。对牙预备体及种植体位置进行光学扫描，其精确度接近或更优于传统印模制作的模型。

例如，利用这项技术可以重新评估正畸治疗及其效果。如今，正畸治疗的设计及实施可以采用不同的方案。对正畸患者进行 CT 扫描，牙医能更好地了解骨解剖局限，确定治疗周期，并可以利用种植支抗钉更容易地移动牙齿。数字化技术影响着口腔医学的各个方面，在很大程度上促进了临床治疗水平的提高。

口腔修复学是受数字化技术影响变化最显著的学科。三维影像可以帮助临床医师对骨量及骨质进行分析，从而有效地促进手术导板的发展。同样，也可以提前判断是否需要软硬组织移植物，以提高美学及功能效果，从而生动地实现天然牙或种植体的临时修复。通过数字化设计确定牙齿位置，可以使用一整块预成的丙烯酸复合或混合树脂来制作临时修复体，以提高修复体的极限强度。随着口腔材料学的发展，美学效果更佳的材料不断涌现，能够更好地维持长期存留及稳定。用于牙科的陶瓷研磨设备能够不断更新算法，从而制作出最精确的修复体。如今，二硅酸锂、氧化锆和钛等材料可以很容易地在设备上进行研磨，这些设备能够自动校准并清除碎屑，因此其精度是有保障的。牙科诊所或技工所的 CAD/CAM 设备不断升级，很显然将来在门诊中就能制作精确并具有预见性的手术导板及大多数种类的陶瓷修复体。这将会在一定程度上改变牙科技师的职责，但绝不会危及对这些训练有素的专业人才的需求，尤其在涉及设计、个性化选色及塑形、校正边缘偏差、调整修复体咬合等方面。牙科技师在修复体质量控制方面起到最重要的作用。

　　有关牙科治疗的一切在将来都是非常光明的；而且，数字化牙科流程的整合可以为治疗团队中最重要的人——患者提供更好的护理。

　　我们要感谢本书的作者，他们对这个行业的理解如此深刻并带来这么有价值的信息。每个人都渴求信息，我们应该为这些具有超前思维的专业人员、工程师以及材料学家们的努力而感到自豪。只有正视现状及未来潜力，才能推动工业发展，从而为口腔医学生产出更好的修复材料、工程设备及演算法则。

Kenneth Malament

前 言

创新的治疗方法，如涡轮手的发明和口腔骨内种植体的引进，不断地挑战传统观念，从而推动了口腔医学艺术和科学的不断稳步发展。

虽然这些创新不多且出现的间隔时间很长，但近来兴起的数字化技术、软件、扫描及加工为口腔医学的各个方面带来了一场无与伦比的变革及巨大的模式转变。如今，不仅牙科门诊常规开展的数字化影像，而且虚拟规划及计算机辅助设计与制作也都成了主流。数字化印模、数字化义齿制作以及虚拟患者不再是科学设想，而是现实。

一个新型学科，数字化口腔医学，已经崛起，其正在牙科领域全面地融入临床实践和教育课程中，这正是这本综合性著作，详细阐述的内容，即现有数字化技术，其适应证、禁忌证、优缺点、局限性以及在不同牙科领域中的应用。

目前，仅有为数不多的图书和图书中部分章节对数字化放射技术、数字化手术治疗设计及数字化影像进行了介绍，缺乏综合讲解数字化口腔医学的书籍。本书内容将涉及以上主题，并且会从全新的角度进行阐述。本书侧重于数字化技术在口腔医学各领域中的临床应用，对现有技术进行讨论及辨证性评估，并详细介绍它们在各专业临床实践中怎样联合应用。考虑到技术的快速革新，本书也将会对那些正在研发中及即将上市的技术进行讨论。

本书所面向的读者群非常广泛，包括口腔医学生、口腔全科医师以及口腔修复医师、牙体牙髓病学医师、口腔正畸医师、口腔颌面外科医师、牙周病学医师、口腔颌面放射学医师等各口腔专科医师。本书同样适用于牙科技师、牙科助理、牙科保健师以及任何对数字化牙科领域进展感兴趣的人群。我们希望读者能通过本书对口腔数字化技术的应用有一个综合的理解。

目　录

1 数字化影像

Jeffery B. Price, Marcel E. Noujeim

引言

早在 1896 年，德国牙医 Otto Walkhoff（Langland 等，1984）曝光了第一张口内放射片，仅仅 14d 之后，W.C. Roentgen 公开声明发现了 X 线（McCoy，1919；Bushong，2008）。随后，影像便以各种形式出现在口腔医学的各个领域。在口腔放射影像学超过 115 年的历史长河中，有许多里程碑式的进展。

最早的底片由玻璃制成，然而在 20 世纪的大多数时间里，一直将胶片作为制作标准，直到 20 世纪 90 年代，Trophy 公司推出的 RVGui 系统（Mouyen 等，1989）标志着数字化放射影像技术在牙科中商业应用的开始。其他公司如 Kodak、Gendex、Schick、Planmeca、Sirona 及 Dexis 也是数字化放射影像技术的先驱。

牙科专业对数字化放射影像技术的接纳速度迟缓而稳定，并且似乎遵循于，至少部分遵循于 Everett Rogers 博士（Rogers，2003）提出的"创新扩散"理论。该理论描述了 20 世纪后半叶及 21 世纪初，各种技术改进是怎样被该技术的最终使用者所接受的。技术之所以能够被采纳的两个核心概念是阈值和临界数量。

阈值是一项组群特征，指的是特定组群中的个体数量，这些个体必须在人们将要接受某项技术或参与某项活动之前，率先使用该项技术或参与该项活动。临界数量是另一项组群特征，其发生的时间点为组群中能够接受创新的个体达到足够数量之后，在将来能够自我维持接受创新的个体数目的增长。由于不断有创新者接受诸如数字化放射影像学之类的技术，从而使更多的人

1

意识到该技术的优点并逐步接受，直至该技术最终成为常规技术。

数字化放射影像技术是患者在就诊过程中最常经历的高级牙科技术。一家口腔数字化放射影像领域的主导厂商声称，在美国有60%的牙医使用数字化放射影像技术（Tokhi J，2013，非官方数据）。如果你还在使用胶片，那么问题不应该是"我应该转向数字化影像系统吗？"而是"哪种数字化影像系统在我的诊所用起来更方便？"

这就引起了另一个问题，与继续使用传统胶片相比，数字化影像的优点是什么呢？为什么越来越多的牙医选择数字化影像系统来替代传统胶片系统？下面就让我们来看一下。

数字影像 vs 传统胶片影像

口内胶片中最常见的速度等级或感光度仍然是 D 速胶片；美国市场上的主要代表为 Kodak Ultra-Speed（NCRP，2012）。使用这种胶片显示诊断影像，其所需放射量大约为 Kodak Insight（一种 F 速胶片）的两倍。换句话说，F 速胶片的速度是 D 速胶片的两倍。Moyal 从 1999 年的 NEXT 数据库中随机抽取了美国 40 个州的 340 台牙科设备进行调查发现，一张标准的 D 速胶片后牙咬合翼片的皮肤穿透剂量大约为 1.7mGy（Moyal，2007）。此外，根据美国全国辐射防护委员会（NCRP）172 号报告，D 速胶片的平均皮肤穿透剂量大约为 2.2mGy，标准的 E-F 速胶片的剂量大约为 1.3mGy，而来自于数字化系统的皮肤平均穿透剂量大约为 0.8mGy（NCRP，2012）。根据 NCRP 145 号报告及其他报道，使用 F 速胶片的医师往往将胶片过度曝光，这就解释了为什么 F 速胶片的放射剂量超出其正常值，因为其速度是 D 速胶片的两倍（NCRP，2004；NCRP，2012）。如果根据厂家说明来使用 F 速胶片，其曝光时间和 / 或毫安数（总 mAs）应该是 D 速胶片的一半，放射剂量也应为一半。

为什么那么多的牙医拒绝使用数字化影像来替代 D 速胶片呢？首先，经营一个牙科诊所需要不断地调整产品或生产设备；牙医需要花费几年的时间来完善包括放射影像系统在内的牙科诊室所需要的所有系统。更换不同种类的影像系统，可能会影响牙医的综合诊断能力；因此，必须要有充足的理由来说服牙医更换影像系统，直到现在，美国的大多数牙医仍未被说服更换数字化影像系统。牙科行业已经花费了许多年来达到向接受数字化影像转变的阈值和临界数量。其次，完全有可能，一些牙医在从胶片转向数字化影像之前便会退休。接受数字化影像的理由有很多：淘汰含有银和溴化碘化学成分的显影液及固定液以减轻环境负担；提高图像精度；减少拍片及读片时间，提高患者治疗效率；减少对患者的辐射量；利于患者参与诊断及治疗设计过程，进行协同诊断，以及向患者宣教；通过视图软件动态增强图像（Wenzel，2006；Wenzel，Møstad，2010；Farman 等，2008）。然而，享用这些优点的前提是数字化影像系统的放射诊断必须至少要和胶片一样精确可靠（Wenzel，2006）。

促使牙医放弃 D 速胶片转而接受数字化影像的两个最重要协同因素是：牙科诊室中计算机使用量的增加以及数字化影像辐射量的降低。我们将在下面的章节进一步探讨这些因素。

牙科诊室中计算机的使用量增加

本书的重点是口腔数字化，后面章节将详细描述计算机如何影响口腔医学的各个领域。计算机在口腔医学中最早应用于营业部和会计部。随后几年，计算机的应用扩展到全方位服务的临床管理系统，包括含有数字化影像管理系统的数字化电子病历。计算机在牙科诊所经营管理方面的应用使牙医获得了经验及信心，并将其应用到财务管理，以提高效率及可靠性。下一步将允许计算机进入临床领域，用于患者治疗。起初，创建虚拟牙科患者的两个最重要组成部分是电子病历和数字化影像。接下来的章节中，我们将介绍数字化影像的优点，包括辐射量小于胶片；工作流程和效率的提高；重拍次数及相应误差的减少；动态调整范围增大；协同诊断及患者宣教的机会增多；图像储存和检索能力的提高；信息交流共享等（Farman 等，2008；Wenzel，Møystad，2010）。

基本术语回顾

在本章中，我们将使用许多术语，若你一直使用传统胶片，那么这些术语可能对你来说是全新的；因此，我们接下来将讨论一些包括传统的和数字化的基本口腔放射学术语。传统的口内胶片技术，如根尖片和咬合翼片，使用的是直接曝光技术，由 X 线光子直接激发溴化银晶体产生潜影；而目前最常用的直接数字化 X 线传感器是互补金属氧化物半导体（CMOS）传感器，通过 USB 接口直接与电脑连接。曝光时，X 线光子被传感器内的碘化铯或氧化钆闪烁体探测，然后发射可见光子；这些可见光子以像素的形式被感光器探测，实现计算机显示屏上的瞬时成像。大多数医师认为这种瞬时成像是直接数字化影像的最大优点。

目前，数字化放射影像的另一个选择是被称为光激励荧光体或光激励储存荧光体（PSP）板的间接数字化技术；这些板的外观和临床操作类似于传统胶片。曝光过程中，穿过被照物体的 X 线光子被高能电子荧光体捕获，以俘获电子的形式形成电子潜影；处理过程中，用红色激光束刺激高能荧光体；随后储存在荧光体内的电子潜影以绿光的形式释放，被捕获、处理，经计算机显卡将其转换成图像，最终呈现在显示屏上。"间接"这个术语与使用 CMOS 传感器的直接方法相对应，指的是需要对成像板采用额外的处理步骤。PSP 最吸引人的方面大概是成像板的临床操作方式与胶片接近；因此，多数诊所认为向 PSP 过渡更易实现。

全景片通常使用直接数字化技术。全景 X 线为平行窄缝 X 线束；因此，直接数字感光器宽度为几个像素，并在全景 X 线源 / 传感器围绕患者头部移动的过程中持续捕获余留的 X 线束信号。无论接收器是间接胶片，PSP，或者是直接数字化系统，信号源 / 传感器的路径都是一样的。使用口内直接数字接收器的医师通常选择直接数字全景系统来避免购买 PSP 处理器的需要。

正畸科医师需要头影测量系统，因此在从胶片转向数字化时再次面临两个选择：直接和间接数字影像。更大的平板数字接收系统可提供瞬间成像，且其费用高于间接 PSP 系统；然而，直接数字影像系统避免了购买及维护 PSP 处理器的需要。患者量越大，直接数字化 X 线机的成本收回越快。

直接和间接数字影像的图像质量比较

一些牙医仅仅根据系统速度来决定购买哪种系统，而直接影像系统的速度是最快的。还有一些其他因素：牙医经常会问及图像质量。可能更好的问题应该是，"直接和间接影像系统的诊断能力有显著区别吗？"牙医日常所面临的一项基本诊断工作是龋齿的诊断，许多研究已经在这一项普通工作上对这两种系统的有效性进行了评估。结果显示两者的诊断效能无显著差异——不管是直接数字化系统还是间接 PSP 成像板数字化系统都能够很好地诊断龋齿（Wenzel 等，2007；Berkhout 等，2007；Li 等，2007）。

比较两种系统时需要考虑的一个重要问题是要确保图像具有相同的位深。位深是指用于生成图像的灰阶的数量，表 1.1 显示其指数表示方式。

表 1.1 位深表显示，图像中灰阶数目与位深之间的指数增长关系

位深	表达	灰阶数目
1	2^1	2
2	2^2	4
3	2^3	8
4	2^4	16
5	2^5	32
6	2^6	64
7	2^7	128
8	2^8	256
9	2^9	512
10	2^{10}	1024
11	2^{11}	2048
12	2^{12}	4096
13	2^{13}	8192
14	2^{14}	16384
15	2^{15}	32768
16	2^{16}	65536

早期数字化系统的位深为 8，灰阶为 256，图像之所以看起来可能还不错，是由于肉眼在任何时间任何一张图像中所能检测到的灰阶大约仅为 20～30；然而，现今的大部分数字化系统所产生图像的位深为 12 甚至 16，这表示，图像的灰阶为 4096～65536（Russ，2007）。为了充分利用现今数字化影像所包含的全部信息，必须要学习适当的图像处理技巧。传统的胶片系统没有离散灰阶；更确切地说，胶片系统的灰阶是模拟的且无限数量可能的，这只取决于胶片乳胶中卤化银晶体内银原子簇中所激活的银原子数量。因此，在比较系统时要保证系统的位深是对等的；并且要记住，随时间延长，位深更大的系统需要更多的电脑储存空间，因为对更大位深图像的数字化信息需求的增加，相应的文件体积也会更大。可以预见的是，在将来，大部分系统

所使用的图像质量将为最小 12 位深，目前，有许多系统已经在使用 16 位深的图像质量。

直接和间接数字化影像所需的辐射量

牙医在评估系统时应该考虑的另一因素是各系统在生成诊断影像时所需的辐射量。为了确定这个问题的答案，医师应熟悉动态范围这一个术语，指的是放射影像系统的性能，与在图像中产生足够数量光密度所需的辐射量有关。赫特 - 德里菲尔德（H&D）感光特性曲线最初用于胶片系统，也可以用于直接数字化和间接数字化系统（Bushong，2008；Bushberg 等，2012）。带 PSP 成像板的间接数字化系统拥有最宽的动态范围，甚至比胶片更宽，这意味着 PSP 成像板比传统胶片或直接数字 CMOS 探测器对低水平辐射更为敏感；并且，在诊断曝光的上限，PSP 成像板不像胶片或直接影像系统那样损耗很快，除非接受非常高的辐射剂量。也就是说，PSP 系统可以耐受更大范围的辐射量而仍然可以传输诊断影像，这可能是个优点，但考虑到患者的安全性，又可能是缺点，因为医师可能并不知道设备操作者一直在使用高于所需剂量的辐射，因为他们的放射系统没有正确校准（Bushong，2008；Bushberg 等，2012；Huda 等，1997；Hildebolt 等，2000）。

数字化影像的辐射安全

关于辐射安全有许多原则：ALARA、实践正当性、剂量限制性、防护最优化以及选择标准的应用。下面我们将对此进行简要总结，随后讨论数字化影像在提高现代放射安全性上起着怎样的重要作用。

ALARA 是 As Low As Reasonably Achievable 的首字母缩写，指可合理达到的尽可能低的水平，字面意思非常直白。牙科行业中，要求牙科助理及牙科专业人员使用医学接受的辐射安全技术，保证较低辐射量，避免给操作者或医师造成额外伤害。如 NCRP 145 号报告的 3.1.4.1.4 章节指明，"速度低于美国国家标准 E 速组（ANSI Speed Group E）的图像接收器不能用于口内放射，应评估并采用更快的接收器"（NCRP，2004）。这意味着，诊室不是必须要转换成数字化系统，而是可以转换成 E 速或 F 速胶片，但为了符合规定必须至少换成 E 速胶片。这是应用 ALARA 的一个例子。在美国，联邦或国家认证机构如美国食品药物管理局（FDA）和美国全国辐射防护委员会（NCRP）颁布了相关指南以及最佳实践建议；然而，这些法律仅在个别州内实施，这就造成了各种规定混杂的局面，牙医有时会对必须做及应该做的事情而感到困惑，尤其当邻州的同行必须遵从不同的法律时。例如，NCRP 的指导建议在许多州都不做法律要求，目前，马里兰州的法律要求牙医遵守 ALARA（Maryland，2013），而相邻的弗吉尼亚州的辐射防护规定中却没有做特别要求（Commonwealth of Virginia，2008），因此，在马里兰州，为遵守法律规定，牙医必须立即用 F 速胶片或数字化影像系统来取代 D 速胶片。国际上，诸如国际辐射防护委员会（ICRP），联合国原子辐射效应科学委员会（UNSCEAR）及牙科 CT 安全及效能（SEDENTEXTCT）等组织已经提出了口腔影像应用的科学建议，以及关于电离辐射对人体影响的指导信息（ICRP，1991；Valentin，2007；Ludlow 等，2008；UNSCEAR，2001；Horner，2009）。

医师检查患者并做出诊断的过程，就是他 / 或她验证放射学检查的过程。正当性原则是辐射安全的首要原则之一。数字化影像的放射量极低，实际上，如果某个诊断疑问只能通过口腔放射影像所提供的信息来解答，而且放射影像所带来的风险又足够低，那么"风险效益分析"总是会支持放射暴露。只要能从 X 线中获得重要的诊断信息，那么患者获得的好处将足以弥补放射影像检查带来的非常小的风险。

限制性原则是指 X 线设备操作者要尽可能地限制 X 线束的实际大小：即 X 线束的准直。NCRP 推荐在口内放射中常规使用矩形准直器，并且有许多方法可以实现线束准直。矩形准直器可以为患者减少大约 60% 的辐射量。全景片中，X 线束被准直成窄缝形状。此外，锥形束 CT 中，X 线束为锥形。

2012 年年末，FDA 和美国牙医协会（ADA）发布了口腔患者选择标准的最新指南。该指南为医师列出了许多常见的临床实践情景，并为选择适当的放射影像提供了建议。这篇指南对该话题做了很好的概述并用一句话进行了最好的总结："只有在认为其诊断结果会影响患者治疗的前提下才能使用放射影像"（ADA & FDA，2012）。

数字化放射影像如何协助辐射安全管理？如前所述，数字接收器所需的辐射剂量要小于胶片接收器。2012 年，NCRP 172 号报告的 6.4.1.3 章推荐，美国牙医采纳的口内放射影像的诊断参考水平（DRL）为 1.2mGy。该剂量为

E 速和 F 速胶片系统的平均剂量，比数字化影像系统的剂量要高。这意味着，想要实现这个目标，仍在使用 D 速胶片的美国牙医需要转向 F 速胶片或数字化影像系统（NCRP，2012）。

辐射剂量学

口腔专业比其他学科拥有更多的 X 线设备；并且，我们曝光大量的放射影像。虽然我们的放射剂量很小，但如今患者希望我们能够对他们进行放射安全方面的宣教并解惑，这也是我们对患者的专业职责的一部分。首先，让我们来回顾一些词汇。国际系统使用戈瑞（Gy）或毫戈瑞（mGy），以及微戈瑞（μGy）来描述患者皮肤（皮肤穿透剂量）或内部器官所吸收的辐射剂量。该剂量通过电离室或光激发剂量计（OSLs）等设备进行测量。我们身体有许多不同类型组织，对辐射的反应程度或敏感度也不同；例如，儿童的甲状腺似乎是对 X 线束最为敏感的组织，而成人的下颌神经可能是颌面部最不敏感的组织类型（Hall，Giaccia，2012）。当然，我们只讨论诊断性辐射，另外还有其他类型的放射物质如 γ 射线、α 粒子、β 粒子；为提供一种方法来测量不同来源的辐射对身体不同组织的影响，我们引入了一个被称为当量剂量的术语，其单位为西弗（Sv）或毫西弗（mSv），以及微西弗（μSv）。最后，另一个被称为有效剂量的术语用于比较放射检查的风险。这一术语是口腔专业人员应该熟知的最重要的术语，因为这个术语说明了所使用的放射类型（对我们而言是做诊断用）和检查过程中暴露在 X 线下的组织类型，无论是咬合翼片、全景片、锥形束 CT 或者胸部 X 线等。通过使用这个术语，就像是拿苹果与苹果进行比较。通过应用该术语，我们可以比较全景放射影像与腹部 CT 或头部 CT 等之间的风险。

当患者问我们某种放射片是否安全时，他们真正想知道的其实是 X 线是否会引起致命的癌症。此外，当医学物理学家通过测量西弗或微西弗，对牙科有效放射剂量的 X 线进行风险评估时，他们评估的也是其致癌风险。当额外致癌率超过百万分之一则认为有风险。为精确评估这个数值，医师需要了解人群患癌（及致命癌症）的本底率。根据美国癌症协会的数据，一般人，男性或者女性，一生中的平均患癌率为 40%，并且 50% 为致命癌；因此，美国致命癌的总体发生率为 20%，或者说每百万人中有 200 000 人会发生致命癌（Siegel 等，2014）。从放射剂量学列表（表 1.2）中可知，如果有一百万人接受全景片放射检查，且额外致癌率为百万分之 0.9，由此可知，该人群的总体患癌率从百万分之 200 000 变成了百万分之 200 000.9。用百分比表示则为 0.00045% 的致癌率，实际非常小。当然，这是建立在人群基础上的数字，而且是足以与 NCRP 相媲美的最好的评估小组得出来的数据，安全系数很高。在大多数极低电离辐射量的牙科放射检查中，医学物理学家及分子生物学家们并不确切地知道人体细胞对辐射的反应机制。因此，为了安全，我们宁可谨慎一些，我们全部假设某些细胞和遗传损害是可能由剂量 - 反应模型导致的，该模型被称为辐射交互反应的线形无阈模型，基于这种假设下，在辐射暴露的低剂量范围内，任何辐射剂量的增加都会导致额外癌症和 / 或遗传疾病的成比例增加（Hall，Giaccia，2012）。

表 1.2 各种口腔放射学检查的风险

口腔及颌面部 X 线技术的有效剂量和每百万受试者的致命癌症发生率			
技术	剂量 /μSv	癌症风险 每百万受试者	本底辐射
全景 - 间接数字化	16	0.9	2d
头颅 / 投影测量 - 间接数字化	5	0.3	17h
全口牙列 X 线片 FMX（光激励荧光体 PSP 或 F 速胶片 - 矩形准直）	35	2	4.3d
全口牙列 X 线片 FMX（光激励荧光体 PSP 或 F 速胶片 - 圆形准直）	171	9	21d
全口牙列 X 线片 FMX（D 速胶片 - 圆形准直）	388	21	47d
单张全景片或咬翼片（光激励荧光体 PSP 或 F 速胶片 - 矩形准直）	1.25	0.1	3.6h
单张全景片或咬翼片（光激励荧光体 PSP 或 F 速胶片 - 圆形准直）	9.5	0.5	1d
单张全景片或咬翼片（D 速胶片 - 圆形准直）	22	1.2	2.6d
4 张咬翼片（光激励荧光体 PSP 或 F 速胶片 - 矩形准直）	5	0.3	17h
4 张咬翼片（光激励荧光体 PSP 或 F 速胶片 - 圆形准直）	38	2	4d
4 张咬翼片（D 速胶片 - 矩形准直）	88	5.5	11d
传统体层摄影（8cm × 8cm 视窗）	10	0.5	1d
锥形束 CT 检查（Carestream 9300 10cm × 10cm 全牙弓）	79	5	10d
锥形束 CT 检查（Carestream 9300 5cm × 5cm post mand）	46	3	6d
锥形束 CT 检查（Sirona Galileos）	70	4	8d
上下颌 MDCT	2100	153	256d

由 John Ludlow 博士许可授予。

表 1.2 中还有一列需要解释——本底辐射，我们生活在一个真正的电离辐射的海洋中，美国人均每日所受到的辐射有效剂量大约为 8μSv（NCRP，2009）。来看一下第一项检查——全景片暴露；其有效剂量大约为 16μSv；用 16μSv 除以 8μSv，结果为两天的本底辐射剂量。用这种方法可以知道全景放射检查的平均有效剂量相当于人均两天的本底辐射剂量。对表中所列的检查项目已经完成了相同的计算；并且，对于表中没有列出的检查项目，大家可以遵循以上简单的运算方法计算出本底辐射剂量。使用有效剂量的本意是比较人群风险；然而，上述应用是一种快速简单的患者宣教工具，大多数的患者可以很快掌握。

日常临床工作中 2D 系统的应用

口腔临床医学中使用标准的口内口外影像已经有很多年了，包括龋病和牙周病的诊断，牙髓病的诊断检测和口腔颌面病理学及颅面部发育疾病的评估。

龋病诊断

事实证实，应用咬合翼片诊断早期龋损似乎比第一印象看起来要难。大多数研究认为，龋病的精确诊断率达到 60% 是非常可接受的。在 2002 年的一项研究中，Mileman 和 Van Den Hout 对比了荷兰口腔医学生与口腔全科执业医师通过放射影像诊断龋病的能力，结果显示，医学生与有经验牙医的表现几乎一样（Mileman，Van Den Hout，2002；Bader 等，2001；Bader 等，2002；Dove，2001）。我们将探讨龋病的诊断，以及现代龋病诊断方法是如何从过去的诊断模式转变而来的（Price，2013）。

龋病检测是所有口腔医学生在校学习的基础课。理论上来讲非常简单——通过视诊、放射影像或其他辅助方法检测牙体是否有矿物质丧失。影响诊断的因素有很多，包括培训、经验及观察者的主观性；操作条件以及诊断设备的可靠性；这些因素以及其他因素协同作用，最终导致所谓的"简单"工作变得复杂。重要的是，龋损诊断仅仅是口腔龋病整个诊疗过程中的一部分。事实上，除了诊断之外还有许多其他治疗方面的内容。需要评估龋损是局限于牙釉质还是已经进展到牙本质，需要判断龋损是否已经形成龋洞，因为洞型缺损会进一步聚积菌斑，应当及时修复。应判断龋损的活跃程度，一次评估将只能告诉医师牙齿在当前这一时间点的状态；而不能判断脱矿是处于进展状态还是处于衰退状态；对于较大的龋损，不需要对其活跃度进行详细评估，但是对于较小的龋损，则需要该级别的检查随访。最后，治疗或处理龋损的方法选择应建立在之前的检查基础上。

有一件事要知道，过去有关龋病检测的研究大部分都集中在𬌗面龋和光滑面龋。原因有两个——首先，从人群角度来讲，如今的新发龋病较过去更多为𬌗面龋（NIH，2001；Zandoná 等，2012；Marthaler，2004；Pitts，2009），其次，很多研究依赖于筛查，而没有进行口内放射学检测（Bader 等，2001；Zero，1999）。让我们来看一下美国牙医过去使用的传统分类体系，现在该体系仍被很多学校用于教学。

龋病分类

美国牙医协会（ADA）的分类体系将龋齿分为轻度、中度和重度（表 1.3）；通常用"早期"这一改良术语来指可逆性釉质脱矿损伤（Zero，1999；Fisher，Glick，2012）。多年来，人们进行了很多尝试来制定一套适合于口腔临床医师及口腔基础研究者使用的国际通用龋病分类体系。继 2002 年龋病临床试验国际共识研讨会（ICW-CCT）召开之后，国际龋病检测评估系统（ICDAS）的工作便如火如荼地开展起来，如今已成为龋病诊断的主导国际体系（Ismail 等，2007；ICDAS，2014）。ICDAS 提出了用于冠龋检测评判的六段式目视化体系。其临床可靠性和可预测性已经通过了全面测试。该体系最大优势可能是其以循证医学为基础，综合过去多种体系的特点，不依赖于牙体表面腔洞缺损来诊断龋病（图 1.1 和图 1.2）。之前很多系统依赖于病损活跃度来诊断龋病；但是，通过 ICDAS，权威的龋病学家已经能对龋病进程进行标准化定义。在国际上及美国，ICDAS 似乎成了龋病诊断的新标准，并在不断改进。

表 1.3　ADA 龋齿分类系统

ADA 龋齿分类系统
无龋 — 健康的牙齿表面没有缺损
早期釉质龋 — 无龋洞或仅限于釉质范围的龋洞
中期牙本质龋 — 釉质崩塌或根面牙骨质缺失，无牙本质龋洞
晚期牙本质龋 — 釉质及牙本质的大范围龋洞

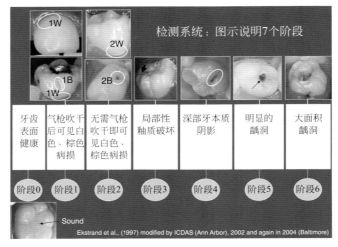

图 1.1 ICDAS 龋齿分类系统（由 Kim Ekstrand 教授许可印刷）

龋病诊断伦理学

美国牙医协会的五项道德准则之一是不伤害原则，指的是牙医不应对患者"做出任何伤害"（ADA，2012）。通过提高自身的龋病诊断技能，牙医可以在龋病的最早期阶段检查出脱矿区和龋坏区，通过涂氟或其他保守治疗保留患牙（Bravo 等，1997；Marinho 等，2003；Petersson 等，2005）。这种治疗早期龋病的方法将

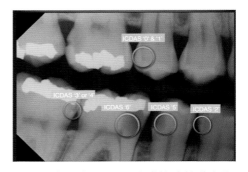

图 1.2 邻面龋 ICDAS 分类的放射学应用，由作者编辑

有望颠覆数十年的老观念，在过去，对于小的脱矿区也进行充填治疗，因为牙医认为无论如何都是要进行充填的，与其等到龋洞变大，还不如现在就进行充填（Baelum 等，2006）。早期龋病的预防性处理始于早期诊断，对早期釉质脱矿缺损的牙齿行再矿化治疗而避免充填，还有比这更好的对患者"无伤害"的方法吗？

放射影像的计算机辅助诊断

对疾病的计算机辅助诊断（computer-aided diagnosis，CAD）已经很好

地应用于医学放射学，自20世纪80年代开始就一直在芝加哥大学及其他医疗中心应用来辅助诊断肺部结节、乳腺癌、骨质疏松及其他复杂的影像工作（Doi，2007）。在医学领域中，计算机自动诊断和计算机辅助诊断之间有很大区别，主要表现如下，在计算机自动诊断中，由计算机完成诊断材料，即放射片的评估，不需人工输入并得出最终诊断结果，而在计算机辅助诊断中，由医务人员和计算机共同评估诊断材料并分别得出诊断结果。计算机辅助诊断遵循 Logicon Caries Detector（LCD）软件的逻辑，其由 Carestream Dental LLC，Atlanta，GA（Gakenheimer，2002）推广上市。

Logicon 系统自1998年上市，历经多次更新。Logicon 软件的数据库内包含与临床放射影像相匹配的牙齿资料及已知的龋齿组织学类型；当牙齿行放射学检查时，选定邻近的目标区域进行评估，之后进入数据库对比，软件将通过图形文件为医师提供牙齿密度表和比值比，以判断可疑部位是健康牙齿组织或单纯脱钙区，还是需要修复的重度龋坏。此外，医师还可以判断假阳性率或特异性，以决定是否接受该结果（Gakenheimer，2002；Tracy 等，2011；Gakenheimer 等，2005）。2003～2005年，作者的个人全科诊所引进 Logicon 系统作为口内数字放射设备的一部分，发现 Logicon 系统非常有帮助，尤其用于计算机辅助诊断时，也被称为计算机的"第二诊断"。

Tracy 等在2011年的一项研究中报道，一位有经验的医师拍摄了17张放射片，经过12位牙医的盲审，随后使用 Logicon 进行评估，该医师详细记录了 Logicon 的评估结果。在三年的时间中，他随访并治疗了一组患者，对需要牙体治疗干预的牙齿照相以便记录。此外，他还记录了没有患龋或仅患釉质龋不需牙体治疗的牙齿。该研究的17张放射片中包括28个充填牙面和48个未充填牙面。他将放射及临床结果与那12名牙医的盲审诊断进行对比，结果证明 Logicon 系统对龋病的真阳性检测或实际诊断是有利的。通过常规咬合翼片和未校正的图像，牙医可以诊断出30%的龋病，而通过增强图像仅仅能达到39%。当使用 Logicon 时，龋病诊断率大幅度提高，达到69%。诊断的另一面是特异性或精确诊断健康牙齿的能力；常规咬合翼片和 Logicon 影像的精确度相似，诊断率为97%和94%（Tracy 等，2011）。这些结果证实，通过使用 Logicon 系统，牙医能够自信地诊断龋齿，而不会影响他们对未患龋牙齿的精确诊断能力。在龋病检测中，Logicon 系统似乎是一个非常有价值的技术进步。

龋病诊断的非放射学方法

定量光导荧光技术

研究证明牙釉质具有天然荧光特性，通过使用带有专门软件的 CCD（charge couple device，电荷耦合装置）相机来获取并储存图像（QLFPatient，Inspektor Research Systems BV，Amsterdam，The Netherlands），定量光导荧光（QLF）技术测量（定量）健康牙釉质和龋变部位脱矿多孔牙釉质之间的折射率差异，龋坏及脱矿区的多孔釉质显示较少的荧光。除了釉质缺损，通过使用牙本质荧光染料，QLF 系统也可以用来检测牙本质损伤。该系统最大的优势是可以通过荧光测量和相机图像来追踪牙齿矿化水平的变化。另外，QLF系统已经显示出其精确可靠的龋病诊断能力，无论龋损是否肉眼可见都能良好诊断而不会误诊（Angmar-Masson，Ten Bosch，2001；Pretty，Maupome，2004；Amaechi，Higham，2002；Pretty，2006）。

激光荧光法

激光龋齿探测仪（DIAGNOdent）使用激光荧光法进行龋病检测。激光荧光探测技术依赖于光透过健康牙体组织及龋坏牙体组织时折射率的不同。2004年，Lussi 等人报道，通过一个含激光二极管的工作尖，将位于可见红色光谱内的 650nm 光束引入到牙齿的目标区域，工作尖上集成有光纤，能收集反射光并将其传输到带有过滤器的光敏二极管上，去除高频光波，只留下可疑龋损区反射发散的低频荧光。随后，对该荧光进行测定或计量，因此被称为"定量激光荧光"。DIAGNOdent 有个潜在缺点，即隐裂着色、菌斑、牙石、抛光膏残留、现有的窝沟封闭材料及修复材料都会导致假阳性率的增加。2006年，Pretty 在《Journal of Dentistry》发表了一篇关于龋病检测技术的综述，其中对DIAGNOdent 技术和其他龋病检测技术如 ECM、FOTI、QLF 等进行了比较，结果显示 DIAGNOdent 技术在检测龋病方面具有高度特异性（Lussi 等，2004；Tranaeus 等，2005；Côtes 等，2003；Lussi 等，1999；Pretty，2006）。

电阻抗技术

电阻抗技术的基本原理是由于健康牙齿和釉质脱矿牙齿的孔隙率不同引

起的导电性差异；唾液渗入脱矿釉质的孔隙中增加了牙齿的导电性。

使用电阻抗技术进行龋病检测一直是研究的热点问题，早在 1956 年，Mumford 首次发表了有关该理论的研究。第一批现代化设备之一是电子龋病检测仪（ECM），是 20 世纪 90 年代开始使用的固定频率装置。由于缺乏可靠的诊断预测性，ECM 的临床成功率受到影响（Amaechi，2009；Mumford，1956；Tranaeus 等，2005）。

交流阻抗谱

CarieScan 设备运用多重电频（交流阻抗谱）来检测并诊断殆面龋和光滑面龋。通过牙面的吹干隔湿，对选定的目标区域区进行检查。如果需要检查整个牙面，则需要导入电解液后将探针尖放置在更大区域以完成整个牙面的检查。该设备的精度及可靠度要高于 ECM，并且，据文献报道，着色区和脱色区不会影响设备的使用。因此，其作为龋病检测技术似乎具有更大的潜力（Tranaeus 等，2005；Amaechi，2009；Pitts 等，2007；Pitts，2010）。

红外线光热辐射测量和调制激光发光技术（PTR/LUM）

该技术最近刚通过 FDA 批准，被称为 Canary 系统（Quantum Dental Technologies，Inc.，Toronto，CA）。该技术对牙齿吸收红外激光后的温度变化进行测量，该温度变化在 1℃ 范围内。这种光学热能转换与仅依靠视觉的技术相比，能传递更深位置的高精度的牙密度信息。早期的实验室测试显示，此技术对龋病检测的敏感度要高于放射影像，视觉检测，或 DIAGNOdent 技术；用于牙科的早期光学相干断层扫描（optical coherent tomography，OCT）商业模型已完成实验室测试；临床试验也已经在 FDA 批准前成功完成（FDA，2012；Amaechi，2009；Jeon 等，2007；Jeon 等，2010；Sivagurunathan 等，2010；Matvienko 等，2011；Abrams 等，2011；Kim 等，2012）。

锥形束计算机断层摄影

1895 年 Roentgen 发现 X 线以来，口腔锥形束计算机断层摄影（CBCT）毫无疑问是继全景片之后，20 世纪 50 ～ 60 年代口腔放射领域最令人激动的进步（Mozzo 等，1998）。20 世纪 80 年代，使用锥形束 X 线产生三维（3D）图像的概念就已经成功地应用于血管成像（Bushberg 等，2012），经过多次改进后，应用于口腔医学。很多教科书都对锥形束 CT 的技术特征进行了深入阐述（White，Pharoah，2014；Miles，2012；Sarment，2014；Brown，2013；Zoller，Neugebauer，2008），所以，我们就以 CBCT 在颌面外科中的应用为例进行简要概述。X 线光源围绕患者旋转，目前大多数厂商设计的脉冲电路频率大约为 15 次/秒；也就是计算机大约每秒接受 15 帧的低剂量 X 线影像。对于大多数系统，在图像获取的最后阶段，计算机重建生成大约 200 张基础或投影图像，再运用某种算法对这些图像进行处理。原始的经典算法为反投影重建算法，该算法是 1979 年诺贝尔医学奖获得者 Godfrey Hounsfield 和 Allan McCormack 工作成果的关键因素（Bushberg 等，2012）。目前，还有许多其他算法也以不同的形式进行应用，如 Feldkamp 算法，锥形束算法，迭代算法以及金属伪影消除算法。此外，厂商也有 CBCT 的专有算法。经过运算处理，最终不仅生成 3D 体积，还包括多层面重建（MPR）图像，从而实现轴向，冠向和矢向三个标准平面上的评估（图 1.3）。此外，在牙弓上重建全景曲线是普遍接受的标准程序，其与 2D 全景片类似，但没有重叠的结构（图 1.4）。还可以从 360° 任意角度对任何结构进行评估。CBCT 强度是指在视窗范围内观测矿化解剖结构的能力。这些图像的放大率为零，除非患者移

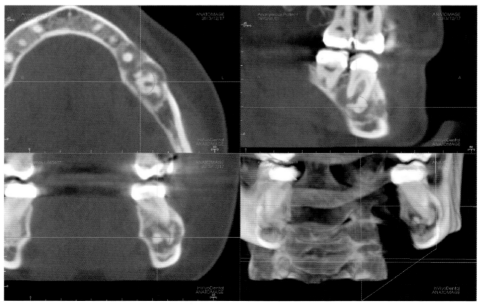

图 1.3　左下颌后牙区典型的 MPR 影像。可见 #19 牙根尖膨大及混杂密度病变。软件为 Anatomage 公司的 InVivo Dental，患者由 Carestream9300 CBCT 设备进行扫描

动或口内修复体过多，否则图像不会发生扭曲形变。

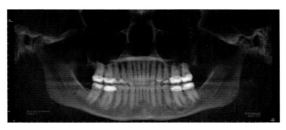

图 1.4　来自 Carestream9300 CBCT 设备的全景重建影像。与图 1.3 为同一位患者，软件也是 Anatomage 公司的 InVivo Dental

CBCT 的局限性

　　CBCT 最大的局限是其放射剂量与全景片相比有所增加。临床医师要掌握 CBCT 放射剂量的相关知识，对他 / 或她的患者负责。本章的前面内容中，我们提到了风险效益分析；这一概念应当运用到 CBCT 的使用选择上。医师在考虑对患者使用 CBCT 时，需要思考以下几个问题：① 诊断疑问是什么？② 从 CBCT 中获取的信息对提高治疗效果有帮助吗？③ 患者面临的风险是什么？④ 风险对于疗效的提高是否值得？幸运的是，大多数情况下，相对于 CBCT 的诊断信息来说患者所面临的风险是极小的。另外，如果没有明确的诊断疑问，那么风险便高于益处，则没有必要进行 CBCT 检查。CBCT 的另一缺陷是由于散射的原因，该影像只能清晰可靠地检测如骨和牙齿之类的高密度组织，而不能精确检测如肺结节和血管之类的软组织。由于空气和软组织密度之间的差异，CBCT 上可以看出气道轮廓，然而，却不能辨别边界软组织的细节。

　　在用于医学影像的多层螺旋 CT（MDCT）中，主 X 线束和残余 X 线束都经过准直，因此到达探测器的 X 线束的信噪比（SNR）大约为 80%，而在 CBCT，信噪比仅仅为 15% ～ 20%。CBCT 的这种物理成像特征使其能极好地显示高密度组织，却不能很好地显示低密度组织的细节。这似乎是个缺点，但却能让我们检查更加深入。CBCT 最常用于口腔种植设计，阻生牙位置确定，颌面部硬组织病变、牙髓病学诊断，生长发育评估以及气道检查。这些检查不需要对软组织进行详细评估；实际上，如果软组织在 CBCT 上显影，那么需要更多的培训和专业知识来解释这些显影。如果需要，则要使用高级成像模式如 MDCT，磁共振成像（MRI），及超声来检查颌面部软组织。CBCT 只能检测颌面部硬组织的这一"劣势"对于我们口腔专业人员来说恰恰是优势，因为我们的主要关注点就是硬组织。

CBCT 的其他局限性包括移动造成的伪影、射束硬化及金属散射影像。由移动造成的伪影是最常见的问题，可以通过以下方法解决：减少扫描时间至 15s 或更少；在拍摄过程中固定头部和下颌；使用扫描装置，患者咬住咬合板或棉卷；告知患者闭眼以防止跟随 X 线放射器旋转；让患者采取坐姿防止移动。

牙科 CBCT（及所有其他口腔放射检查）中使用的诊断性 X 线束不是单色源，而是有一定的频谱宽度，这意味着主 X 线光束有一个能量范围，术语"kVp"是指峰值千伏电压，如果 CBCT 曝光设置为 80kVp，那么 X 线最强光子的能量为 80kVp，平均光束能量为 30～40kVp。当主光束照射到高密度物体如纯钛种植体、金属冠、银汞合金或根管桩时，这些致密修复体会选择性削弱所有低能 X 线光子，只有一些最高能量的光子能抵达探测器，如我们举例的 80kVp 光子。另外，这些致密修复体并不位于患者体内中心位置，从而当 X 线源和接收器围绕患者旋转时，这些口腔修复体也随之旋转，这就会导致这种选择性削弱会跟随线源和接收器不断地移动。射束硬化是由于低能 X 线光子瞬间削弱所造成的，是平均能量由 30～40kVp 增长到接近 80kVp 的表现。另外，环绕在致密修复体周围的黑线也证明了这一点，同样的，是由于高密度修复体和较低密度牙体组织之间的密度差异所导致的。金属散射影在 X 线片上表现为明亮的星形影像（Bushberg 等，2012）。

CBCT 在口腔中的常规应用

如前面所讨论，CBCT 提供了口腔颌面部的 3D 影像。这对于口腔专业人员怎样实现患者可视化有着重要影响；毕竟，我们的患者是 3D 对象。我们将探讨几个能够很好应用 CBCT 的口腔领域。

口腔种植设计

CBCT 最常用于口腔种植领域。大约三分之二的 CBCT 用于口腔种植设计。许多专业组织建议使用 CBCT 来进行种植设计，包括美国口腔颌面放射学会（AAOMR）、国际口腔种植医师学会（ICOI）以及国际口腔种植学会（ITI）等（Tyndall 等，2012；Benavides 等，2012；Dawson 等，2009）。

从 CBCT 扫描中得到的最有价值的信息是牙槽骨高度和宽度以及骨密度的精确信息。最早的牙种植设计软件使用医学 CT 扫描，当然使用的是 CT 值，也被称为 Hounsfield 值，来精确测量骨密度。随着这些医学 CT 被 CBCT 取代，许多生产商仍延续传统，继续使用 Hounsfield 值，但是要小心这一"传统"。CBCT 中，使用这些数值的更精确方式应当是把它们考虑成一个相对灰度值的范围而不是像医学 CT 中的一个精确的值。由于前面所讨论的散射影像问题，常见的种植设计软件包中的"Hounsfield"值会存在大约 ±100 范围的误差（Mah 等，2010；Reeves 等，2012）。

牙槽嵴评估的另一个特征是正交原则；即观察者的视角应与牙槽嵴颊面成 90° 角。怎样保证做到这一点呢？大多数软件程序可以定位全景曲线；全景曲线的位置就决定了颊侧的观测角度和牙槽嵴冠状切面的方向。绘制上颌或下颌牙弓全景曲线的推荐方式为，顺牙弓曲线在牙槽嵴中心大约每间隔 5mm 做一个全景曲线标记点。这将保证位于轴层面的标记点会以理想的 90° 角进入到颊侧皮质骨板内。你或许会问这一点为什么这么重要。当测量拟种植位点的牙槽骨宽度时，最精确的牙槽骨宽度值是在以 90° 角垂直切入牙槽嵴后测量的，而不能以倾斜角度穿过牙槽嵴。几何学告诉我们，10° ～ 15° 的误差会导致某些牙槽嵴区域 0.5 ～ 1.0mm 的误差，这可能会严重影响临床（Misch，2008）。

通过 CBCT，医师可以精确判断解剖结构特征，如上颌窦、鼻前庭、鼻腭管、下牙槽神经管、颏孔、切牙孔、下颌窝、局部骨缺损及倒凹，从而在术前确定是否植骨和 / 或植入种植体。种植设计软件可以实现种植体在精确位置上的虚拟植入，这样不仅可以测量牙槽嵴，还可以将 3D 种植模型精确匹配到牙槽骨模型上，从而帮助确定种植体植入的正确位置及穿龈轮廓。并且在此基础上，可以制作手术导板（Sarment 等，2003；Ganz，2005；Rothman，1998；Tardieu，Rosenfeld，2009；Guerrero 等，2006）。关于导板的话题将在第 7 章进行详细阐述。从 CBCT 发展初始，其在口腔种植治疗设计中的应用就一直处在研究前沿，并且将会一直位于 CBCT 临床应用中的主导地位。

牙髓病学

2010 年，美国牙髓病学会（AAE）是除了口腔放射医师外第一个推荐使用 CBCT 的专业组织（AAE，AAOMR，2011）。原因之一可能是牙髓病医师经常面临复杂的牙齿及周围组织的解剖结构，并且由于颌面部重叠影像的干扰，使得 2D X 线片的辨认变得困难。CBCT 的出现使组织解剖关系的 3D 可视化成为可能。近期，对美国和加拿大的 AAE 活跃成员的一项网上调查证实了 CBCT 使用量的大幅度增长，在 3844 位受访者中，有 34.2% 的医师表明他们在使用 CBCT。受访者中，CBCT 最常用于病理诊断，根管预备或根尖手术，以及协助诊断创伤相关性损伤（AAE，AAOMR，2011）。

市面上的 CBCT 有各种分类标准，但最常用的是"视窗"大小。CBCT 可以分为颅面部（大），颌面部（中）及局部体积。越小的扫描体积其图像分辨率越高，辐射剂量也越小，由于牙髓病医师的诊断依赖于检测大约 100μm 宽的牙周膜间隙中的病变，因此需要选择最佳的分辨率。对于大多数牙髓方面的应用来说，局部 CBCT 要优于中等或大体积的 CBCT，其原因有：① 高空间分辨率提高了牙髓特异性结构的检测精度，如副根管、根裂、根尖三角区、钙化、器械折断、根充形态及长度的评估；② 小视窗减小了患者的暴露面积，从而降低了辐射剂量；③ 小视窗还能够减少医师辨别解剖结构所需的时间和经验，使临床或放射医师关注于目标区域（AAE & AAOMR，2011）。

如表 1.2 所示，CBCT 扫描的辐射量明显低于医学 CT，但即便是小体积 CBCT 的辐射量也要高于传统胶片或数字化放射片，因此必须要根据患者病史及临床检查来判断是否应该使用 CBCT。在 2010 年的一个文件中，AAE 建议先拍摄根尖片检查，在一些复杂的牙髓状态下才能使用 CBCT 进行评估和治疗，如：

- 在传统影像上牙齿形态复杂且有难以确认鉴别的副根管。
- 对异常根管系统的鉴别及对牙根畸形的判断。
- 对于未曾治疗或曾经牙髓治疗过的牙齿，其根尖周病损无典型临床表现或不能定位，传统影像不能确切诊断的，以及牙根或颌骨解剖结构重叠的时候。
- 对非牙髓来源病损的诊断，以判定损伤程度及对周围组织的影响。

- 对牙髓治疗术中或术后并发症的诊断，如充填材料超充、器械折断、根管钙化的辨别、穿孔位置的判断等。
- 牙槽创伤的诊断处理，特别是根折，牙移位和/或脱位，以及牙槽骨骨折。
- 定位并区分牙根内外吸收或侵入性牙颈部吸收，治疗方案的正确制定及预后的判断。
- 制定术前方案时，对根尖位置的准确定位以及相邻解剖结构毗邻的评估。

总之，与其他口腔领域一样，我们要对放射学检查进行风险评估分析，要明确 CBCT 检查所得到的信息是否能够影响治疗结果。如果信息有助于诊断，则进行扫描；然而，如果从扫描中得不到任何额外的有用信息，那么就不值得让患者承受这一风险。

生长发育

生长发育不仅指牙弓的发育成熟，还包括气道。正畸医师在很多方面都会用到 CBCT，包括但不限于：不对称性生长，牙列拥挤或牙齿缺失的评估，特别是上颌尖牙和先天缺失的上颌切牙，牙根外吸收（图 1.5 和图 1.6）以及气道发育异常。AAOMR 召集的一个由口腔正畸医师和口腔放射医师组成的

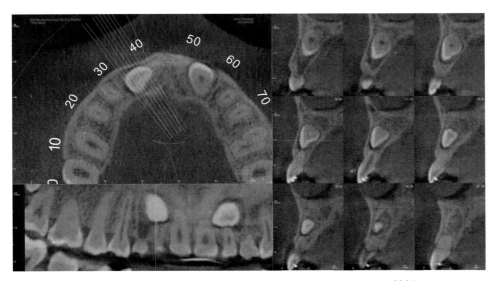

图 1.5　右侧上颌阻生尖牙的多层面影像（由 Sirona Galileos 拍摄）

工作组于 2013 年发表声明，总结了 CBCT 技术在正畸中应用的一般适应证，得出结论：使用 CBCT 时应参照影像选择标准，评估放射剂量，将患者的辐射量降低到最小，在 CBCT 的拍摄分析过程中时刻保持专业判断力。这些与本章节前面所提到的辐射安全的标准原则类似（AAOMR，2013）。

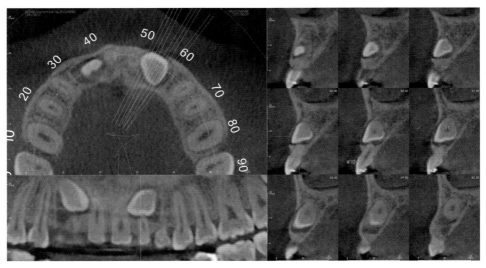

图 1.6　左侧上颌阻生尖牙的多层面影像（与图 1.5 为同一位患者，由 Sirona Galileos 拍摄）

评估生长发育时，决定使用传统的全景片和头颅侧位片还是 CBCT，首要问题是要明确这两种方案潜在辐射量的差异。儿童青少年对电离辐射的敏感度要高于成人 15 倍之多，因此，我们要对这一患者群体的辐射安全问题进行最大程度的关注。而且，大部分正畸患者为青少年，在该年龄群体中，即使是很少剂量的放射残留也会放大成其生命成长过程中电离辐射来源癌症的发生可能（Hall，Giaccia，2012）。

2013 年，发表在《The Oral Surgery，Oral Medicine，Oral Pathology，Oral Radiology》杂志上的关于正畸影像的 AAOMR 意见书对前面所提到的影像方案的差异进行了很好的阐述。如表 1.4 所示，一位青少年患者若采用传统放射检查方案，包括术前全景片及头颅侧位片，术中全景片，术后全景片及头颅侧位片，那么该患者所接受的有效辐射量总共大约为 47μSv。另一个极端情况，若患者在这 3 个治疗阶段均接受辐射剂量为 83μSv 的大视野 CBCT，那么该患者总辐射量约为 249μSv。这就是五倍的放射量差异（AAOMR，2013）。当然这只是一种假设，但是很有可能会有医师不了解情况而给患者采用这种方案。有的 CBCT 生产商提出了一套低辐射剂量检查方案，即在术中及术后阶段采用低分辨率检查影像，从而降低辐射量。随时间推移，对于正畸治疗中何时并且如何应用 CBCT，临床研究需要完成评估并提出一套理想的方案（Ludlow，2011；Ludlow and Walker，2013）。

表 1.4　口腔正畸专用影像方案的相关辐射剂量列举

影像模式		治疗阶段			剂量 /μSv	
		初始诊断	治疗中	治疗后	Sub-total	Total
传统影像	全景片①	+	+	+	36	47.2
	头颅侧位片②	+	−	+	11.2	
传统影像 + 小 FOV CBCT	全景片	+	+	+	36	107.2
	头颅侧位片	+	−	+	11.2	
	小 FOV CBCT③	+	−	−	60	
大 FOV CBCT+ 传统影像	全景片	−	+	+	24	112.6
	头颅侧位片	−	−	+	5.6	
	大 FOV CBCT④	+	−	−	83	
大 FOV CBCT	大 FOV CBCT	+	+	+	249	249

CBCT—锥形束计算机断层扫描；FOV—视窗；Sub-total—治疗程序中每个治疗阶段所使用的影像模式的平均有效剂量之和；Total—口腔正畸专用影像方案的 Sub-total 之和。
① 全景片每次的平均辐射剂量为 12μSv。
② 头颅侧位片每次的平均辐射剂量为 5.6μSv。
③ 小视窗 i-CAT Next Generation，上颌 6cm 视窗高度，高分辨率，每次辐射剂量为 60μSv。
④ 大视窗 i-CAT Next Generation，16cm×13cm，每次辐射剂量为 83μSv。
引自 AAOMR，2013。

AAOMR、ADA、AAO 及其他组织合力推出了"温柔影像（Image Gently）"运动。"温柔影像"最初作为放射行业内的教育团体，对医学放射技术人员及放射科医师进行培训，尽可能优化儿科患者的辐射剂量。如今已经拓展到牙科领域，并且在降低放射敏感人群的辐射剂量方面发挥了作用（Image Gently，2014；Sidhu 等，2009）。

关于正畸虚拟患者数字化设计及生成的更完整细节将在第 10 章进行阐述。

口腔 & 颌面部手术

已经证实，CBCT 技术对许多口腔外科的诊断问题都非常有帮助。其中，定位第三磨牙与下颌神经管的位置关系就是一个常见应用（图 1.7）。此外，对其他阻生齿如上颌尖牙的定位或对切牙是否有外吸收进行判断也是其常见应用（图 1.5 和图 1.6）。对于一些诊断难题，如牙种植患者的术前设计评估；软硬组织病变患者，如牙源性囊肿或肿瘤的评估（Larheim，Westesson，2006；Koenig，2012）；颌面部肿瘤以及正颌手术患者的诊断评估等，CBCT 仍然被证实是非常有帮助的。特别对于后三种情况，可以在软件中借助 3D 模型进行虚拟手术，然后通过直接 3D 或者立体光刻打印技术生成各种各样的模型和导板，最后在导板的指引下完成手术。

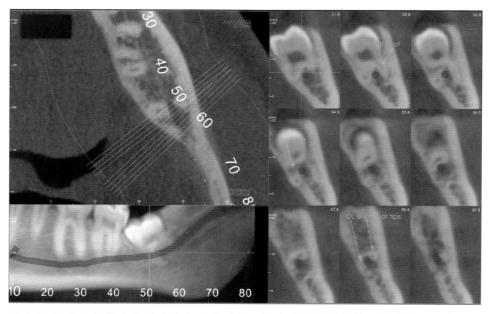

图 1.7　下颌神经管在近远中方向上穿过第三阻生磨牙根分叉处，并分隔近远中牙根（CBCT 由 Carestream 9300 拍摄，软件为 Anatomage 公司的 InVivo Dental）

　　许多用于正颌模拟手术、导航手术和效果评价的软件程序已经开发出来。颌骨 3D 表面重建用于创伤及骨骼畸形患者的术前设计及手术模拟，配合专门的软件工具，可以进行颌骨位置的虚拟重建、虚拟截骨术、虚拟牵张成骨术以及其他手术干预，从而在对患者实施不可逆手术之前，成功地对治疗效果进行试验检测。多重成像技术不仅包括常规 CBCT 影像，还包括 3D 软组织影像和印模光学影像；所有这些影像能够融合为一个几乎完美复制的虚拟患者。随后，医师可以在软件内预览手术设计，对软硬组织效果进行评估。患者能够通过高精度图像看到术后效果。还可以将术前及术后的影像合并在一起生成高精度图像，从而评价正颌手术后颌面部复合体的骨量及位置变化

（Cevidanes 等，2005；Cevidanes 等，2006；Cevidanes 等，2007；Hernández-Alfaro，Guijarro-Martínez，2013；Swennen 等，2009a；Swennen 等，2009b；Plooij 等，2009）。对于口腔颌面部手术技术将在第 11 章中进一步探讨。

影像技术展望

光学相干断层扫描技术（OCT）

OCT 使用近红外线来扫描牙齿，并通过共聚焦显微镜和低相干干涉测量生成大约 10 ～ 20μm 的高分辨率影像。OCT 的精度如此之高，只需将牙齿暴露于低 pH 酸性溶液中仅仅 24h，便可以通过近红外线的反射差异来以检测到牙齿在体内的早期矿化改变。另外，牙面着色及牙菌斑以及牙结石似乎不会影响 OCT 的精度（Amaechi，2009）。

Logicon 计算机辅助诊断软件的进展

Logicon 软件一直在不断改进。从 Logicon 系统的主开发者 David Gakenheimer 博士那里得知，下一代 Logicon 将开发一个名为 PreScan 的新程序，能够在咬合翼片上以 10 ～ 15s 的速度自动分析所有邻面。目前，FDA 正在审核这一特性。像往常一样，牙医将继续先对放射片进行视觉评估，然后按正常程序对可疑表面进行 Logicon 手工运算，最后，将会启动 PreScan 程序来验证医师的最初评估（Gakenheimer，2014）。

其他改进还包括能够同时分析多张咬合翼片来追踪龋损变化，如对同一次放射检查中的四张咬合翼片或不同患者同一象限的任意四张不同的咬合翼片。此外，改良 Logicon 还可以评估乳牙和继发龋坏。

磁共振成像（MRI）用于种植设计

MRI 在种植治疗设计方面有很大应用潜力。相对于电离辐射潜在的暴露风险，MRI 的主要优势是其所使用的磁共振能量检测更加安全。一些关于 MRI 应用的前期研究报道显示，其误差范围在合理水平之内。或许某天，这种检查方式将会被人们所接受（Gray 等，1998；Gray 等，2003；Aguiar 等，2008）。

MRI 用于龋病检测

此外，由于磁共振技术没有电离辐射，其在龋病检测中的应用也得到了广泛呼吁。

然而，在其应用于临床之前，还要解决许多问题：由于龋损的平均体积较小，且用于诊断的磁场能量较低，因此其信噪比信号有待提高；相对于传统口内放射片，其费用较高；MRI 拍摄时间大于 15min；金属修复体周围的潜在伪影；以及镍、钴等铁磁金属的磁干扰。总之，在 MRI 常规应用之前，还需要进一步的临床探索（Lancaster 等，2013；Tymofiyeva 等，2009；Bracher 等，2011；Weiger 等，2012）。

动态 MRI

口腔医学中，可以使用功能性 MRI 来评估功能状态下颞下颌关节的组织结构。通过使用 MRI 可以看到包括关节盘和关节韧带在内的关节软组织。如今，通过添加力量随时间的动态变化，医师将可以首次从四维角度观察咬合力对这些组织的影响。这是以前从未有过的信息，因此在被完全认可并应用于临床之前，需要进行大量的研究证实（Tasali 等，2012；Hopfgartner 等，2013）。

低剂量 CBCT

低剂量 CBCT 的辐射量接近全景片。如果真能够实现，那么这一具有更高 X 线效能和更先进算法的 CBCT 将会成为几乎所有口腔治疗程序的标准步骤之一。美国大多数牙医习惯于高清细腻图像，然而医学界则逐渐认为，影像能够满足诊断即可，尽管图像看起来可能没有那么漂亮（Schueler 等，2012；Schueler 等，2013；ACR & AAPM，2013；Rustemeyer 等，2004）。在口腔领域，我们要适应这种仅能够满足诊断但并不如以前细腻的图像。比如，如果我们打算进行牙种植手术，250～300μm 的分辨率就能达到看清楚皮质骨边界的要求。因此，我们不需要更高辐射量的 75μm 或 100μm 分辨率的图像。

总结

如今，高科技已经融入我们的日常生活当中。在过去十年中，美国的手机用户数量已经翻倍，100 人当中有 98 人拥有手机，并且其中 69% 为智能手机，总用户量达到 2.3 亿。人们常规使用的手机功能包括数码相机、短信、邮件及上网（ICT，2013）。因此，已经习惯于这些高科技的人们同样也希望他们的牙医能够使用更先进的技术（Douglass，Sheets，2000）。

　　本章节探讨了放射技术在口腔数字化中的应用，并且就牙医如何将数字化放射影像技术运用到现代口腔实践这一重要问题进行了总结。接下来的章节当中，将会探讨不同的专业如何充分运用数字化技术来检查及管理当代的口腔患者。

参考文献

Image Gently [Online]. 2014 The Alliance for Radiation Safety in Pediatric Imaging.Available: http://www.pedrad.org/associations/5364/ig/ [Accessed April 29, 2014].

AAE & AAOMR (2011) Use of cone beam computed tomography in endodontics: Joint Position Statement of the American Association of Endodontists and the American Academy of Oral & Maxillofacial Radiology. *Oral Surgery, Oral Medicine, Oral Pathology, Oral Radiology, and Endodontics*, **111**, 234–237.

AAOMR (2013) Clinical recommendations regarding use of cone beam computed tomography in orthodontic treatment. Position statement by the American Academy of Oral and Maxillofacial Radiology. *Oral Surgery, Oral Medicine, Oral Pathology, Oral Radiology*, **116**, 238–257.

Abrams, S., Sivagurunathan, K., Jeon, R., Silvertown, J., Hellen, A., Mandelis, A., Hellen, W., Elman, G., Amaechi, B. & Finer, Y. (2011) Multi-Center Study Evaluating Safety and Effectiveness of the Canary System. *The Preliminary Program for IADR/AADR/CADR 89th General Session and Exhibition (March 16-19th, 2011)*. San Diego, CA.

ACR & AAPM (2013) ACR-AAPM Practice Guideline for Diagnostic Reference Levels and Achievable Doses in Medical X-ray Imaging. American College of Radiology, Reston, VA.

ADA (2012) Principles of Ethics and Code of Professional Conduct. American Dental Association, Chicago, IL.

ADA & FDA (2012) Dental Radiographic Examinations: Recommendations for Patient Selection and Limiting Radiation Exposure. ADA & FDA, Chicago, IL.

Aguiar, M., Marques, A., Carvalho, A., & Cavalcanti, M. (2008) Accuracy of magnetic resonance imaging compared with computed tomography for implant planning. *Clinical Oral Implants Research*, **19**, 362.

Amaechi, B.T. (2009) Emerging technologies for diagnosis of dental caries: The road so far. *Journal of Applied Physics*, **105**, 102047.

Amaechi, B.T. & Higham, S.M. (2002) Quantitative light-induced fluorescence: a potential tool for general dental assessment. *Journal of Biomedical Optics*, **7**, 7–13.

Angmar-Månsson, B. & Ten Bosch, J. (2001) Quantitative light-induced fluorescence (QLF): a method for assessment of incipient caries lesions. *Dentomaxillofacial Radiology*, **30**, 298–307.

Bader, J.D., Shugars, D.A., & Bonito, A.J. (2001) Systematic reviews of selected dental caries diagnostic and management methods. *Journal of Dental Education*, **65**, 960–968.

Bader, J.D., Shugars, D.A., & Bonito, A.J. (2002) A systematic review of the performance of methods for identifying carious lesions. *Journal of Public Health Dentistry*, **62**, 201–213.

Baelum, V., Heidmann, J., & Nyvad, B. (2006) Dental caries paradigms in diagnosis and diagnostic research. *European Journal of Oral Sciences*, **114**, 263–277.

Benavides, E., Rios, H.F., Ganz, S.D., *et al.* (2012) Use of cone beam computed tomography in implant dentistry: the International Congress of Oral Implantologists Consensus Report. *Implant Dentistry*, **21**, 78–86.

Berkhout, W.E., Verheij, J.G., Syriopoulos, K., Li, G., Sanderink, G.C., & Van Der Stelt, P.F. (2007) Detection of proximal caries with high-resolution and standard resolution digital radiographic systems. *Dento Maxillo Facial Radiology*, **36**, 204–210.

Bracher, A.K., Hofmann, C., Bornstedt, A., *et al.* (2011) Feasibility of ultra-short echo time (UTE) magnetic resonance imaging for identification of carious lesions. *Magnetic Resonance in Medicine*, **66**, 538–545.

Bravo, M., Baca, P., Llodra, J.C., & Osorio, E. (1997) A 24-month study comparing sealant and fluoride varnish in caries reduction on different permanent first molar surfaces. *Journal of Public Health Dentistry*, **57**, 184–186.

Jr Brown, C.F. (2013) Galileos Cone-Beam & CEREC Integration. iBookstore: Apple.

Bushberg, J.T., Seibert, J.A., Leidholdt, J., Edwin, M., & Boone, J.M. (2012) The Essential Physics of Medical Imaging 3rd edn. Lippincott Williams & Wilkins, a Wolters Kluwer business, Philadelphia, PA.

Bushong, S. (2008) Radiologic Science for Technologists:

Physics, Biology, and Protection. Mosby Elsevier, St. Louis, MO.

Cevidanes, L.H., Bailey, L.J., Tucker, G.R., Jr., et al. (2005) Superimposition of 3D cone-beam CT models of orthognathic surgery patients. *Dento Maxillo Facial Radiology*, **34**, 369–375.

Cevidanes, L.H., Bailey, L.J., Tucker, S.F., et al. (2007) Three-dimensional cone-beam computed tomography for assessment of mandibular changes after orthognathic surgery. *American Journal of Orthodontics and Dentofacial Orthopedics*, **131**, 44–50.

Cevidanes, L.H., Styner, M.A., & Proffit, W.R. (2006) Image analysis and superimposition of 3-dimensional cone-beam computed tomography models. *American Journal of Orthodontics and Dentofacial Orthopedics*, **129**, 611–618.

Côrtes, D., Ellwood, R., & Ekstrand, K. (2003) An in vitro comparison of a combined FOTI/visual examination of occlusal caries with other caries diagnostic methods and the effect of stain on their diagnostic performance. *Caries Research*, **37**, 8–16.

Dawson, A., Chen, S., Buser, D., Cordaro, L., Martin, W., & Belser, U. (2009) The SAC Classification in Implant Dentistry. Quintessence Publishing Co Limited, Berlin.

Doi, K. (2007) Computer-aided diagnosis in medical imaging: historical review, current status and future potential. *Computerized Medical Imaging and Graphics: the Official Journal of the Computerized Medical Imaging Society*, **31**, 198.

Douglass, C.W. & Sheets, C.G. (2000) Patients' expectations for oral health care in the 21st century. *The Journal of the American Dental Association*, **131**, 3S–7S.

Dove, S.B. (2001) Radiographic diagnosis of dental caries. *Journal of Dental Education*, **65**, 985–990.

Farman, A.G., Levato, C.M., Gane, D., & Scarfe, W.C. (2008) In practice: how going digital will affect the dental office. *The Journal of the American Dental Association*, **139**(Suppl), 14S–19S.

FDA. (2012) The Canary System Gains 510(k) Clearance From FDA [Online]. Quantum Dental Technologies, Inc. Available: http://www.thecanarysystem.com/documents/2012-10-29TheCanarySystemGains510kClearancefromFDA.pdf [Accessed May 5, 2013].

Fisher, J. & Glick, M. (2012) A new model for caries classification and management: The FDI World Dental Federation Caries Matrix. *The Journal of the American Dental Association*, **143**, 546–551.

Gakenheimer, D., Farman, T., Farman, A., et al. (2005) Advancements in Automated Dental Caries Detection using DICOM Image Files (International Congress Series), pp. 1250–1255. Elsevier.

Gakenheimer, D.C. (2002) The efficacy of a computerized caries detector in intraoral digital radiography. *The Journal of the American Dental Association*, **133**, 883–890.

Gakenheimer, D.C. 2014 RE: Update on Logicon. Private communication to Price, J.B. [Accessed April 29, 2014]

Ganz, S. (2005) Presurgical planning with CT-derived fabrication of surgical guides. *Journal of Oral and Maxillofacial Surgery*, **63**, 59–71.

Gray, C., Redpath, T., & Smith, F. (1998) Low-field magnetic resonance imaging for implant dentistry. *Dentomaxillofacial Radiology*, **27**, 225.

Gray, C., Redpath, T., Smith, F., & Staff, R. (2003) Advanced imaging: magnetic resonance imaging in implant dentistry: a review. *Clinical Oral Implants Research*, **14**, 18–27.

Guerrero, M., Jacobs, R., Loubele, M., Schutyser, F., Suetens, P., & Van Steenberghe, D. (2006) State-of-the-art on cone beam CT imaging for preoperative planning of implant placement. *Clinical Oral Investigations*, **10**, 1–7.

Hall, E.J. & Giaccia, A.J. (2012) Radiobiology for the Radiologist. Lippincott Williams & Wilkins, a Wolters Kluwer business, Philadelphia.

Hernández-Alfaro, F. & Guijarro-Martínez, R. (2013) New protocol for three-dimensional surgical planning and CAD/CAM splint generation in orthognathic surgery: an in vitro and in vivo study. *International Journal of Oral and Maxillofacial Surgery*, **42**, 1547–1556.

Hildebolt, C.F., Couture, R.A., & Whiting, B.R. (2000) Dental photostimulable phosphor radiography. *Dental Clinics of North America*, **44**, 273–297.

Hopfgartner, A.J., Tymofiyeva, O., Ehses, P., et al. (2013) Dynamic MRI of the TMJ under physical load. *Dento Maxillo Facial Radiology*, **42**, 20120436.

Horner, K. (2009) Radiation Protection: Cone Beam CT For Dental And Maxillofacial Radiology Provisional Guidelines 2009. SedentextCT.

Huda, W., Rill, L.N., Benn, D.K., & Pettigrew, J.C. (1997) Comparison of a photostimulable phosphor system with film for dental radiology. *Oral Surgery, Oral Medicine, Oral Pathology, Oral Radiology, and Endodontics*, **83**, 725–731.

ICDAS. (2014) Leeds, UK: International Caries Detection and Assessment System. Available: http://www.icdas.org/home [Accessed May 2, 2014].

ICRP (1991) ICRP publication 60: 1990 recommendations of the International Commission on Radiological Protection. *Annals of the ICRP*, **21**, 1–201.

ICT (2013) The World in 2013: ICT Facts and Figures (ed B. Sanou). International Telecommunication Union. Geneva, Switzerland.

Ismail, A.I., Sohn, W., Tellez, M., et al. (2007) The international caries detection and assessment system (ICDAS): an integrated system for measuring dental caries. *Community Dentistry and Oral Epidemiology*, **35**, 170–178.

Jeon, R., Sivagurunathan, K., Garcia, J., Matvienko, A., Mandelis, A., & Abrams, S. (2010) Dental diagnostic clinical instrument. *Journal of Physics: Conference Series*, **214**, 012023.

Jeon, R.J., Matvienko, A., Mandelis, A., Abrams, S.H., Amaechi, B.T., & Kulkarni, G. (2007) Detection of interproximal demineralized lesions on human teeth in vitro using frequency-domain infrared photothermal radiometry and modulated luminescence. *Journal of biomedical optics*, **12**, 034028.

Kim, J., Mandelis, A., Matvienko, A., Abrams, S., & Amaechi, B. (2012) Detection of dental secondary caries using frequency-domain infrared photothermal radiometry (ptr) and modulated luminescence (LUM). *International Journal of Thermophysics*, **33**, 1778–1786.

Koenig, L. (2012) Diagnostic Imaging: Oral and Maxillofacial. Amirsys, Manitoba, Canada.

Lancaster, P., Carmichael, F., Britton, J., Craddock, H., Brettle, D., & Clerehugh, V. (2013) Surfing the spectrum - what is on the horizon? *British Dental Journal*, **215**, 401–409.

Langland, O.E., Sippy, F.H., & Langlais, R.P. (1984) Textbook of Dental Radiology. Charles C.Thomas, Springfield, IL.

Larheim, T.A. & Westesson, P.-L. (2006) Maxillofacial Imaging. Springer, Berlin, Germany.

Li, G., Sanderink, G., Berkhout, W., Syriopoulos, K., & Van Der Stelt, P. (2007) Detection of proximal caries in vitro using standard and task-specific enhanced images from a storage phosphor plate system. *Caries Research*, **41**, 231–234.

Ludlow, J. (2011) A manufacturer's role in reducing the dose of cone beam computed tomography examinations: effect of beam filtration. *Dentomaxillofacial Radiology*, **40**, 115.

Ludlow, J.B., Davies-Ludlow, L.E., & White, S.C. (2008) Patient risk related to common dental radiographic examinations: the impact of 2007 International Commission on Radiological Protection recommendations regarding dose calculation. *The Journal of the American Dental Association*, **139**, 1237–1243.

Ludlow, J.B. & Walker, C. (2013) Assessment of phantom dosimetry and image quality of i-CAT FLX cone-beam computed tomography. *American Journal of Orthodontics and Dentofacial Orthopedics*, **144**, 802–817.

Lussi, A., Hibst, R., & Paulus, R. (2004) DIAGNOdent: an optical method for caries detection. *Journal of Dental Research*, **83**, Spec No C: C80–C83.

Lussi, A., Imwinkelried, S., Pitts, N., Longbottom, C., & Reich, E. (1999) Performance and reproducibility of a laser fluorescence system for detection of occlusal caries in vitro. *Caries Research*, **33**, 261–266.

Mah, P., Reeves, T.E., & Mcdavid, W.D. (2010) Deriving Hounsfield units using grey levels in cone beam computed tomography. *Dentomaxillofacial Radiology*, **39**, 323–335.

Marinho, V., Higgins, J., Logan, S., & Sheiham, A. (2003) Fluoride mouthrinses for preventing dental caries in children and adolescents. *Cochrane Database of Systematic Reviews*, 1–3.

Marthaler, T. (2004) Changes in dental caries 1953–2003. *Caries Research*, **38**, 173–181.

Maryland, State of (2013) Regulatory Guidelines for Dental Radiation Machines. Issued by the Radiological Health Program, Air and Radiation Management Administration, Maryland Department of the Environment (ed.) *Code of Maryland Regulations 26.12.01.01.* 1800 Washington Boulevard, Baltimore, MD 21230: State of Maryland.

Matvienko, A., Amaechi, B., Ramalingam, K., *et al.* (2011) PTR-LUM-based detection of demineralization and remineralization of human teeth. *The Preliminary Program for IADR/AADR/CADR 89th General Session and Exhibition (March 16–19th, 2011)*. San Diego, CA.

McCoy, J.D. (1919) Dental and Oral Radiography: A Textbook For Students and Practitioners of Dentistry. C.V. Mosby Company, St. Louis, MO.

Mileman, P. & Van Den Hout, W. (2002) Comparing the accuracy of Dutch dentists and dental students in the radiographic diagnosis of dentinal caries. *Dentomaxillofacial Radiology*, **31**, 7–14.

Miles, D.A. (2012) Atlas of Cone Beam Imaging for Dental Applications. Quintessence Publishing.

Misch, C.E. (2008) Contemporary Implant Dentistry. St. Louis, MO, Mosby Elsevier.

Mouyen, F., Benz, C., Sonnabend, E., & Lodter, J.P. (1989) Presentation and physical evaluation of RadioVisioGraphy. *Oral Surgery, Oral Medicine, Oral Pathology*, **68**, 238–242.

Moyal, A.E. (2007) Nationwide Evaluation of X-ray Trends (NEXT): Tabulation and Graphical Summary of the 1999 Dental Radiography Survey 2nd edn. Conference of Radiation Control Program Directors, Inc., Frankfort, KY.

Mozzo, P., Procacci, C., Tacconi, A., Martini, P.T., & Andreis, I.A. (1998) A new volumetric CT machine for dental imaging based on the cone-beam technique: preliminary results. *European Radiology*, **8**, 1558–1564.

Mumford, J. (1956) Relationship between the electrical resistance of human teeth and the presence and extent of dental caries. *British Dental Journal*, **100**, 10.

NCRP. (2004) NCRP Report #145: Radiation Protection in Dentistry.National Council on Radiation Protection and Measurements,Bethesda, MD.

NCRP (2009) NCRP Report #160: Ionizing Radiation Exposure of the Population of the United States. National Council on Radiation Protection and Measurements,Bethesda, MD.

NCRP (2012) NCRP Report #172: Reference Levels and Achievable Doses in Medical and Dental Imaging: Recommendations for the United States. National Council on Radiation Protection and Measurements, Bethesda, MD.

NIH (2001) Diagnosis and management of dental caries throughout life. *2001 NIH Consensus Development Conference on Diagnosis and Management of Dental Caries Throughout Life.*National Institutes of Health, Washington DC.

Petersson, L., Lith, A., & Birkhed, D. (2005) Effect of school-based fluoride varnish programmes on approximal caries in adolescents from different caries risk areas. *Caries Research*, **39**, 273–279.

Pitts, N.B. (2009) Detection, Assessment, Diagnosis and Monitoring of Caries. Karger, Basle, Switzerland.

Pitts, N., Losb, P., Biesakb, P., *et al.* (2007) Ac-Impedance Spectroscopy technique for monitoring dental caries in human teeth. *Caries Research*, **41**, 321–322.

Pitts, N.B. (2010) How electrical caries detection and monitoring with cariescan can help deliver modern caries management. *Oral Health*, **100**, 34.

Plooij, J., Swennen, G., Rangel, F., *et al.* (2009) Evaluation of reproducibility and reliability of 3D soft tissue analysis using 3D stereophotogrammetry. *International Journal of Oral & Maxillofacial Surgery*, **38**, 267–273.

Pretty, I.A. (2006) Caries detection and diagnosis: novel technologies. *Journal of Dentistry*, **34**, 727–739.

Pretty, I.A. & Maupome, G. (2004) A closer look at diagnosis in clinical dental practice: part 5. Emerging technologies for caries detection and diagnosis. *Journal of Canadian Dental Association*, **70**(9), 540a–540i.

Price, J.B. (2013) A Review of Dental Caries Detection Technologies. Available: http://www.ineedce.com/coursereview.aspx?url=2424%2FPDF%2F1306cei_price_web.pdf&scid=15056 [Accessed July 9, 2013].

Reeves, T., Mah, P., & Mcdavid, W. (2012) Deriving Hounsfield units using grey levels in cone beam CT:

a clinical application. *Dentomaxillofacial Radiology*, **41**, 500–508.

Rogers, E.M. (2003) Diffusion of Innovations. Free Press, New York, NY.

Rothman, S.L.G. (1998) Dental Applications of Computerized Tomography. Quintessence Publishing Co.Inc, Chicago.

Russ, J.C. (2007) The Image Processing Handbook. CRC Press Taylor & Francis Group, Boca Raton, FL.

Rustemeyer, P., Streubühr, U., & Suttmoeller, J. (2004) Low-dose dental computed tomography: significant dose reduction without loss of image quality. *Acta Radiologica*, **45**, 847–853.

Sarment, D.P. (2014) Cone Beam Computed Tomography: Oral and Maxillofacial Diagnosis and Applications. Ames, IA, John Wiley & Sons Inc.

Sarment, D.P., Sukovic, P., & Clinthorne, N. (2003) Accuracy of implant placement with a stereolithographic surgical guide. *The International Journal of Oral & Maxillofacial Implants*, **18**, 571–577.

Schueler, B., Abbara, S., Bettmann, M., Hevezi, J., Madsen, M., Morin, R., Strauss, M. & Zhu, X. (2012) ACR Appropriateness Criteria Radiation Dose Assessment Introduction [Online]. American College of Radiology. Available: http://www.acr.org/%7E/media/A27A29133302408BB86888EAFD460A1F.pdf [Accessed September 9, 2012].

Schueler, B., Cody, D., Abbara, S., et al. (2013) ACR Appropriateness Criteria: Radiation Dose Assessment Introduction. American College of Radiology.

Sidhu, M., Goske, M., Coley, B., et al. (2009) Image gently, step lightly: increasing radiation dose awareness in pediatric interventions through an international social marketing campaign. *Journal of Vascular and Interventional Radiology*, **20**, 1115–1119.

Siegel, R., Ma, J., Zou, Z., & Jemal, A. (2014) Cancer statistics, 2014. *CA: A Cancer Journal for Clinicians*, **64**, 9–29.

Sivagurunathan, K., Abrams, S., Jeon, R., et al. (2010) Using PTR-LUM ("The Canary System") for in vivo detection of dental caries: clinical trial results. *Caries Research*, **44**, 171–247.

Swennen, G., Mollemans, W., De Clercq, C., et al. (2009a) A cone-beam computed tomography triple scan procedure to obtain a three-dimensional augmented virtual skull model appropriate for orthognathic surgery planning. *Journal of Craniofacial Surgery*, **20**, 297.

Swennen, G., Mommaerts, M.Y., Abeloos, J., et al. (2009b) A cone-beam CT based technique to augment the 3D virtual skull model with a detailed dental surface. *International Journal of Oral & Maxillofacial Surgery*, **38**, 48–57.

Tardieu, P.B. & Rosenfeld, A.L. (eds) (2009) The Art of Computer-Guided Implantology. Quintessence Publishing Co, Inc., Chicago, IL.

Tasali, N., Cubuk, R., Aricak, M., et al. (2012) Temporomandibular joint (TMJ) pain revisited with dynamic contrast-enhanced magnetic resonance imaging (DCE-MRI). *European Journal of Radiology*, **81**, 603–608.

Tracy, K.D., Dykstra, B.A., Gakenheimer, D.C., et al. (2011) Utility and effectiveness of computer-aided diagnosis of dental caries. *General Dentistry*, **59**, 136.

Tranaeus, S., Shi, X.Q., & Angmar-Månsson, B. (2005) Caries risk assessment: methods available to clinicians for caries detection. *Community Dentistry and Oral Epidemiology*, **33**, 265–273.

Tymofiyeva, O., Boldt, J., Rottner, K., Schmid, F., Richter, E.J., & Jakob, P.M. (2009) High-resolution 3D magnetic resonance imaging and quantification of carious lesions and dental pulp in vivo. *Magnetic Resonance Materials in Physics, Biology and Medicine*, **22**, 365–374.

Tyndall, D.A., Price, J.B., Tetradis, S., Ganz, S.D., Hildebolt, C., & Scarfe, W.C. (2012) Position statement of the American Academy of Oral and Maxillofacial Radiology on selection criteria for the use of radiology in dental implantology with emphasis on cone beam computed tomography. *Oral Surgery, Oral Medicine, Oral Pathology and Oral Radiology*, **113**, 817–826.

UNSCEAR. (2001) Hereditary effects of radiation: UNSCEAR 2001 report to the General Assembly, with scientific annex, The Committee.

Valentin, J. (2007) ICRP Publication 103: The 2007 Recommendations of the International Commission on Radiological Protection. *Annals of the ICRP*, **37**, 1–332.

Commonwealth of Virginia (2008) Commonwealth of Virginia Radiation Protection Regulatory Guide. Commonwealth of Virginia, Richmond,VA.

Weiger, M., Pruessmann, K.P., Bracher, A.K., et al. (2012) High-resolution ZTE imaging of human teeth. *NMR in Biomedicine*, **25**, 1144–1151.

Wenzel, A. (2006) A review of dentists' use of digital radiography and caries diagnosis with digital systems. *Dentomaxillofacial Radiology*, **35**, 307–314.

Wenzel, A., Haiter-Neto, F., & Gotfredsen, E. (2007) Influence of spatial resolution and bit depth on detection of small caries lesions with digital receptors. *Oral Surgery, Oral Medicine, Oral Pathology, Oral Radiology, and Endodontics*, **103**, 418–422.

Wenzel, A. & Møystad, A. (2010) Work flow with digital intraoral radiography: a systematic review. *Acta Odontologica Scandinavica*, **68**, 106–114.

White, S.C. & Pharoah, M.J. (2014) Oral Radiology: Principles and Interpretation. St. Louis, MO, Elsevier Mosby.

Zandoná, A.F., Santiago, E., Eckert, G., et al. (2012) The natural history of dental caries lesions a 4-year observational study. *Journal of Dental Research*, **91**, 841–846.

Zero, D.T. (1999) Dental caries process. *Dental Clinics of North America*, **43**, 635.

Zoller, J.E. & Neugebauer, J. (2008) Cone-beam Volumetric Imaging in Dental, Oral and Maxillofacial Medicine: Fundamentals, Diagnostics and Treatment Planning. Quintessence Publishing Co. Ltd., London, UK.

2 数字化印模

Gary D.Hack, Ira T.Bloom, Sebastian B.M.Patzelt

引言

电视机起初是由一系列真空管构成。它们像不同型号的电灯泡聚集在一起，点亮时电视机就开始启动、运转。与现在的标准对比，这些早期电视机的底架非常庞大，以便于容纳内部的大型电子设备。与之类似，在20世纪40年代和50年代的第一代计算机也非常庞大且不稳定，只能允许一个使用者进行一项工作。它包含19 000个真空管，却只相当于现在口袋计算机（Berkeley，1949）的计算能力。作为"发明之母"的必备品，晶体管出现在20世纪40年代末到50年代初。1958年，微芯片开始出现。这使得将电路和小型化晶体管放入一个小硅片内成为可能。微芯片诞生后，其他的就都成为了历史。

无论是否喜欢，我们都已经进入了数字化时代。我们从使用转盘拨号电话变为使用手机，电视机的厚度从18in减少到不足1in。此外，GPS系统取代了纸质地图，手写信也被电子邮件代替。计算机的力量突飞猛进，现在我们智能手机的计算能力已经比NASA第一次到月球的航天飞行时使用的所有计算机的能力都强（Kaku，2011）。现在的学生就在这样的数字化世界中成长起来。

数字化技术深刻地影响了口腔行业并有了显著的进展，如数字化模型扫描、口内数字化印模设备、锥形束CT、3D打印、激光烧结、切削设备（Beuer等，2008）。在不久的将来，传统印模制取技术将不再是必要的。就像现在的学生在成长过程中接触网络一样，新一代的牙医在学校中将会学习使用口内扫描仪来制取印模，取代个性化托盘和传统印模材料。

现实情况是，X 线胶片已经被数字化放射影像技术和锥形束 CT 取代。用以记录患者资料的摄影胶片也已经演变成数字存储卡。手写预约本已经被预约软件取代，牙科广告也从纸质发展为网络形式。数字化印模或光学扫描正逐渐取代传统印模。在美国大约有接近 16% 的全科牙医已经采用了这项技术，可以预见在不久的将来，牙医送到牙科技工室的将大部分是数字化印模（Christensen 和 Child，2011），并且在接下来的 5 ～ 10 年当中达到 100%。无论是否认识到这一点，牙医们现在所接受的数字化口腔来自于牙科技工室，在数字化新技术的推动下，牙科技工室将会发生巨大的变革。技师通过扫描模具、石膏模型和传统印模直接在电脑上进行修复体设计。牙科技工室正在逐渐淘汰蜡和蜡刀。美国大约 50% 的技工室都已经开展了更加一致、高效、花费更少的数字化技术，并且几乎所有你所期望的技工室产品都能通过数字化实现（Touchstone 等，2010；Van Noort，2012）。我们不仅要关注口腔医学的发展动向，其发展历史也很重要。数字化影像制取口腔印模不是什么新生事物。

本章节主要讨论数据的采集，也部分涉及数据的处理和加工。

历史回顾

在 20 世纪 70 年代初期，Francois Duret 医师提出了工业数字化技术如何用于口腔数字化印模的理念。他设想运用激光成像技术来制取牙齿的光学印模并切削修复体，这就是计算机辅助设计 / 计算机辅助加工（CAD/CAM）技术的雏形，数据采集后被传送到生产切削设备，来制作不同的口腔修复体。然而有趣的是，当时人们并不接受他的设想并认为非常荒谬。

1980 年，瑞士苏黎世的 Werner Mörmann 教授和 Marco Brandestini 医师开始口腔修复体的加工试验，从而推动 Duret 医师理念的进一步发展。到 1980 年 12 月，Mörmann 教授完成了第一例患者的口腔扫描。两年后，1982 年，第一台手持口内 3D 扫描仪出现。1983 年，成功制取了第一例嵌体光学印模；1985 年，第一代用于口内摄影的功能性 3D 相机上市——CEREC1（Sirona，Bensheim，Germany）。其采集单元被称为 RedCam（红外发光二极管作为光源；Mörmann 等，1987），于 2009 年被 BlueCam（蓝光发射二极管）所取代。目前，Omnicam 作为无粉、实时、全彩、高清晰度的视频扫描系统，是 CEREC 家族的最新设备。

过去 30 年，从 CEREC® （Sirona）开始，口腔 CAD/CAM 的发展已经集中到椅旁市场。其部分原因是 CAD/CAM 理念能够在同一天完成口腔治疗，为牙医及患者提供极大便利。

尽管牙齿扫描的理念还没有取代传统印模，但可以预见到牙齿数字化扫描会持续发展，直到最终成为主流方法（Miyazaki 等，2009）。CAD/CAM 的发展基于三个要素：数据获取、数据处理设计以及加工制造。我们不仅可以获得数字化印模，还可以使用诊室内切削设备在椅旁就完成天然牙和种植体的口内固定修复体的设计与切削。随着 CAD/CAM 技术的进一步发展，其封闭的文件格式转变为开放式文件系统，可以对接到多种制造技术，从而能够选择最适合的加工工序和材料（van Noort，2012）。

传统印模 vs 数字化印模

重要问题是，为什么要首先采用数字化印模技术？这个问题的答案类似于为什么要使用手机、电脑、数码摄影或者 GPS 的答案。这些科技让我们的生活更加简便、美好、高效。同样的，数字化印模可以让口腔医学更加简单、优质、高效，并且能够提高患者满意度（Seelbach 等，2013；Lee 和 Gallucci，2013；Yuzbasioglu 等，2014）。

传统印模制取的是牙预备体的阴模。仅通过阴模很难精确地评估牙预备体。当使用传统印模材料时，我们只能够精确评价印模本身的质量。边缘是否完全获取？印模材有没有空洞、撕裂或者拉伸？如果使用 Triple 托盘，会不会弯折或扭曲；如果使用全牙弓托盘，托盘黏接效果是否良好，或者印模材会不会与托盘分离？对于医师来说，除非将印模灌注成石膏模型，生成牙预备体的阳模，否则是很难评价预备体质量好坏的。

数字化印模制取改良了这一过程，能够实时评估预备体质量。对预备后的基牙进行扫描并在显示器上显示，能够避免传统印模的这些问题。牙医可以看到放大的高分辨率的口内实际图像，而不仅仅是阴模。这种可视化的进步能够使牙医在椅旁就能观察并评价预备体的精确细节。预备体的聚合度、边缘质量、倒凹、𬌗间距以及画线轨迹都可以用颜色标记，并可以根据需要直接修改，几秒内就可以重新制取新的数字化印模。实际上，牙医可以立刻得到工作反馈，避免再次预约以及重新取模，患者也可以避免再次麻醉、排龈以及重新制作临时冠。此外，有意思的是，在接近4000万份的传统印模中，有超过50%的印模没有获得完整的预备边缘，因此会影响到最终修复体的质量（Christensen，2005）。

现在所有的传统印模材料都有一定程度的尺寸变化，从而导致最终修复体的变形及不精确。数字化印模可以减少这种形变（收缩）的可能。空洞、撕裂和拉伸在传统印模中经常出现，然而数字化印模却不会出现这些问题。研究显示，数字化印模和传统印模的精确性差异具有临床意义（Leu等，2008；Holmes等，1989；Ender和Mehl，2011，2013，2015；Patzelt等，2014a）。

除了单独的扫描之外，在一些病例中，可能需要获得牙实体模型。因此，一些公司可以提供基于数字化印模的立体光刻（3D打印）或切削模型。数字化印模不需要灌注石膏模型（Hack等，2011），从而消除了由于石膏膨胀或者分割代型时可能出现的移动所额外导致的不精确的风险。相比之下，数字化印模的模型使用聚氨酯材料，通过分层打印或者切削技术制作。与石膏模型相比较，CAD/CAM模型的精度（约50μm）是临床可以接受的（Nizam，2006；Hack等，2011；Ender和Mehl，2011；Patzelt等，2014a；Leu等，2008；Holmes等，1989），并且位于模型与陶瓷修复体边缘误差可控范围之内（McClean和von Fraunhofer，1971）。

实体模型的自动加工，代型修整以及虚拟𬌗架都确保了CAD/CAM系统的精确性及可预测性。

计算机辅助印模的经济因素

数字化印模同样能够提高口腔诊所的工作效率和经济效益，其操作时间比传统印模大概要快20min（Patzelt等，2014b）。重新制取数字化印模只需要数秒，并且与重取传统印模所花费的时间与材料相比更加经济。此外，传统印模在送到技工室之前需要消毒，而数字化印模显然不需要；当然，扫描仪手柄还是需要消毒或者灭菌。数字化印模的储存更加经济简便，而且不需要任何实体空间。最后，数字化印模几乎不会引起患者恶心，因为不存在印模材流淌的问题。数字化印模能够在一次就诊过程中完成冠、桥、嵌体、高嵌体和贴面的修复，使其成为口腔诊所的得力营销工具。

尽管数字化印模有如此多的优点，但是仍有提高的空间。我们仍然需要排龈来获取龈下预备边缘，因为目前没有数字化印模系统能够透过组织、唾液和血液来获取图像。此外，虽然能够通过合理的工作流程逐渐收回成本，但是购买成本仍然较高。与传统印模类似，取模前要仔细评估患者的临床状况，并且需要考虑到目前并不是所有的临床状况都适合数字化印模（无牙颌）。

数字化采集设备

数字化采集系统主要分为两类。一种只能用于获取数字化数据——单独的印模系统；另一种数字化采集系统不仅获取数字化印模，还可以对修复体进行数字化设计，并在门诊椅旁进行同步切削——CAD/CAM 印模系统。

单独的印模系统

这些系统不能在椅旁设计或切削修复体。采集到的数字信息通过网络发送到经过授权的技工室，来处理和制作修复体。因此，首先需要对患者的预备基牙进行临时冠修复，然后患者再次就诊佩戴最终修复体。此类采集设备的代表是 iTero 系统（Align Technology Inc.，San Jose，California）、高清"臻印"冠齿扫描仪（3M，St. Paul，Minnesota）、TRIOS 扫描仪（3shape，Copenhagen，Denmark）。

CAD/CAM 印模系统

此类系统能够实现牙科的"one day or one appointment"。患者可以在一次就诊中就获得最终修复体。目前这类系统包括 PlanScan（Planmeca Oy，Helsinki，Finland）、CEREC 3D BlueCam、OmniCam（Sirona，Bensheim，Germany）以及 Carestream CS 3500(Carestream Dental，Atlanta，Georgia)(图 2.1，表 2.1)。

口腔医师应当调查和评估这些系统的优缺点，以便挑选出最符合自己专业需求及执业类型的系统。接下来对一些市面上的系统及其各自的规格参数进行总结。

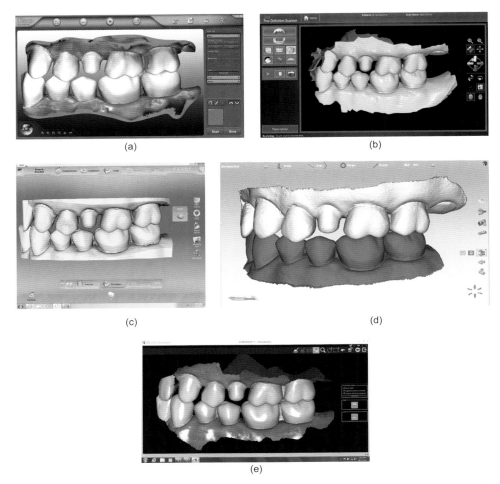

(a)

(b)

(c)

(d)

(e)

图 2.1　分别使用 iTero（a）、3M True Definition Scanner（b）、CEREC AC with Bluecam（c）、PlanScan（d），以及 CareStream CS 3500（e）采集的部分牙弓的数字化印模的截图

iTero

　　iTero 数字印模扫描仪使用平行共焦成像技术来采集牙齿表面、轮廓及周围牙龈组织的彩色 3D 数字化印模。扫描仪系统在每次牙列扫描时都能采集 350 万个数据点，能够获取冠、桥、嵌体及高嵌体的预备体印模。

　　在扫描过程中，系统能够根据患者情况为医师提供一系列的可视化及语音提示引导。在大约 15 ～ 20s 就能完成单个预备体颊、舌、近远中邻面的图像采集，然后从颊舌侧进行下一个邻近牙齿的扫描。

表 2.1 部分数字化印模系统对照表（厂商数据，时间敏感性评估）

		3M 高清"臻印"冠齿	CEREC Bluecam	CEREC OmniCam	Align iTero	PlanScan	3Shape trios
技术		连续视频数据采集	可视化蓝光	连续 3D 彩色采集	红激光与平行共焦成像	蓝激光	共焦显微镜
适应证	单冠	是	是	是	是	是	是
可用性	大跨度修复复合体	技工室制作	Emax 3 ~ 4 单位切削	Emax 3 ~ 4 单位切削	技工室制作	Emax 3 ~ 4 单位切削	技工室制作
	质量	约 200g	约 280g	约 313g	约 1.5kg	约 337g	约 1kg
	扫描头	14.4mm × 16.2mm	22mm × 17mm	16mm × 16mm	25mm × 25mm	30mm × 23mm	—
	喷粉	少量	是	否	否	否	否
	使用界面	触摸屏	菜单、滚球、脚踏	菜单、滚球、脚踏	菜单、鼠标、脚踏	图标、鼠标、脚踏	—
	新功能	—	—	色彩重现	语音合成器	印模扫描	阴影测量
连接	开放式数据	是	否	否	是	是	是
	椅旁 CAD/CAM	是	是	是	是	是	是
	技工室网络	是	是	是	是	是	是
	云存储	是	否	否	否	否	否
	开放式模型	是	是	是	是	是	是
	模型制作	SLA	切削 /SLA	切削 /SLA	切削	只有 Quad 模型	无模型方案
	种植印模	是	是	是	是	否	是
	CBCT 整合	否	仅限 Galileos	仅限 Galileos	是	是	否

iTero 系统只能用于制取数字化印模，没有专门配套的切削设备，但它的开放式平台能够对接设计软件及第三方切削设备。如果需要，能够获得切削的 iTero CAD/CAM 树脂（聚氨酯）模型。

3M 高清"臻印"冠齿扫描仪

3M 高清扫描仪（图 2.2）只是一个数字扫描系统；然而，类似于 iTero 扫描仪，其开放式平台能够连接经认证的设计软件及椅旁切削设备。与 iTero 系统的共焦成像不同，3M 系统采用一个蓝色 LED 灯和一个活跃的波前采样视频成像系统来获取数据，并创建一个虚拟模型。通过在牙齿表面不断移动相机进行摄像，生成虚拟模型。使用 3M 系统时，需要对目标区域进行适当隔离，并在牙齿上喷涂少量专门的氧化钛粉末。据报道，这种数字印模技术非常精确（Guth 等，2012；Patzelt 等，2014a；Patzelt 等，2014b）。在牙齿扫描并生成虚拟模型之后，将数据（约 70 ~ 80MB）发送给 3M 进行处理，几分钟内就能完成下载。如果需要，可以从厂商那里获取光刻立体成型的实体牙科模型（通常在 48 ~ 72h 之后）。

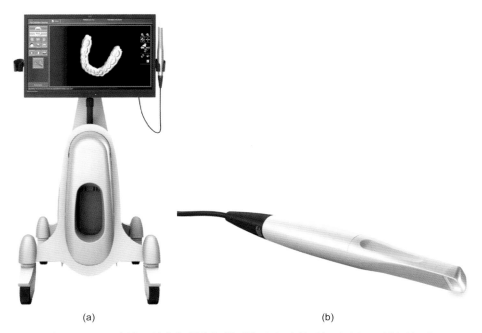

(a)   (b)

图 2.2 3M 高清"臻印"冠齿扫描系统（a）及其手柄（b）（3M 授权许可）

CEREC 系统

在目前存在的系统当中，这种 CAD/CAM 技术的历史最为悠久。CEREC 系统已经以一种或另一种形式存在了近三十年（Mörmann 等，1987）。2009 年，CEREC AC BlueCam 数字化印模系统上市，较之前的 RedCam 系统，进行了大量的改进，包括自动对焦及即时存储的图像采集系统，临床医师不必像使用 RedCam 系统时那样，通过点击按钮或踏板来获得图像。BlueCam 自动图像采集还能够防抖并且拥有更大景深。BlueCam 需要喷涂适量抗反射粉末来防止牙齿反光（da Costa 等，2010）。西诺德最新的数字化印模系统是于 2012 年夏季推出的 CEREC AC OmniCam（图 2.3）。BlueCam 通过不同单张

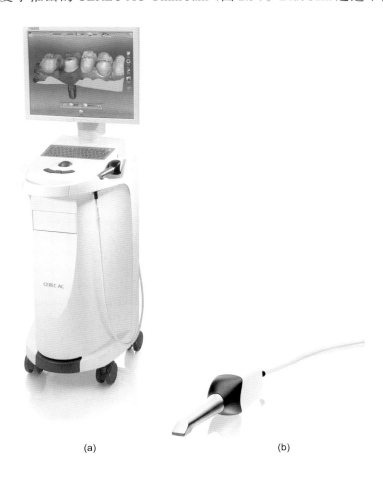

(a)   (b)

图 2.3　CEREC OmniCam 口内扫描仪（a）及其手柄（b）（由 Sirona Dental GmbH 授权许可）

图像的拼接来合成单色的黄石膏样的数字化模型；而 OmniCam 的图像采集不需喷粉，通过数字流形成全彩的数字化印模，并且与 BlueCam 类似，也可以用西诺德椅旁切削设备来设计和制作最终修复体。另外，数据可以通过 CEREC 网络接入点发送到技工室，进行模型或修复体制作（文件大小约 16 ～ 25MB）。

在技工室，可以使用立体光刻成型技术制作 CEREC 系统的模型。修复体设计完成后，可以使用多种材料进行切削，包括树脂的临时冠材料、二硅酸锂、长石瓷以及白榴石加强的玻璃陶瓷。如果配备有氧化锆烧结炉，还可以制作氧化锆单冠及多单位修复体。CEREC 软件功能强大，可以设计并切削单个嵌体、高嵌体、贴面、冠、固定局部义齿，可以用于临时及永久修复体，以及种植体基台。

PlanScan

Planmeca PlanScan 系统（由 E4D 技术驱动）的设计使用方式与西诺德的 CEREC 系统类似，也可以用于数字化印模系统和椅旁设计切削系统（图 2.4）。PlanScan 系统使用蓝激光及实时视频流技术来采集牙齿数据，无需喷粉。它

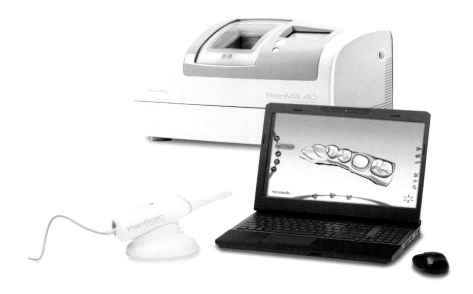

图 2.4　PlanScan 口内扫描系统及 PlanMill 切削设备和笔记本电脑（由 Planmeca-USA 授权许可）

可以精确采集不同通透度的软硬组织、口腔修复体、模型以及传统印模。可拆卸式扫描头以及内置的可加热反光镜可以不间断地处理患者，并且能够彻底消毒。扫描头有不同尺寸并且可以高压蒸汽消毒。PlanmecaPlanCAD 设计中心包括扫描软件、设计软件、鼠标以及笔记本电脑。数字化模型可以用于设计嵌体、高嵌体、冠、桥以及贴面。如果需要，可以将扫描数据发送到技工室进行处理、设计及修复体制作，或者可以在椅旁使用 PlanMill40 切削设备制作修复体。

CS3500 口内数字化印模扫描仪

CS3500 口内扫描仪（图 2.5）是最新的无粉口内扫描仪之一，可以用来扫描患者牙齿生成彩色 3D 图像。与 CEREC BlueCam 类似，它也是一种点击 - 对准系统。因此，使用者在采集图像过程中要保持手柄的稳定。此外，单张图像的充分重叠（与前一张影像重叠 ≥ 50%）是必需的。扫描仪可以通过 CS 修复软件来设计单冠、桥、嵌体、高嵌体以及贴面，并可以选择 carestream 切削设备（CS3000）或者将数据传送到技工室来进行设计与切削。而且，彩色 3D 图像可以很容易地描画边缘线，并轻松识别天然牙和修复体之间的差异。光线指引系统可以让使用者关注于患者口内来获取图像，而不是显示器。

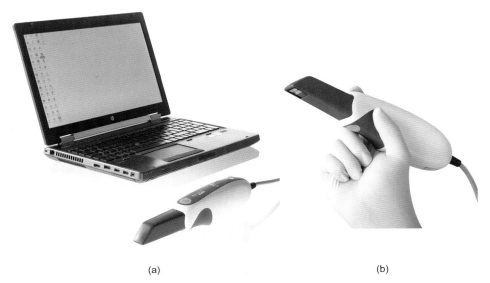

(a)　　　　　　　　　　　　　　　(b)

图 2.5　Carestream CS 3500 口内扫描系统（a）及其手柄（b）（由 Carestream 授权许可）

数字化印模技术

对于不同影像系统，应当按照厂商建议的流程来进行操作，但是其获取精确数字化印模的基本原理与传统印模一样。因此，如果我们不能看清待采集的结构，那么就不可能采集到真实数据。干燥对于需要喷粉的系统比不需要喷粉的系统来说更为重要。然而，止血对所有系统来说都非常关键，因为无论是数字化相机还是传统印模材料都不能容忍出血。

值得关注的是，已经有相关报道指出新技术的发展（如光学相干断层扫描）可以不需要组织位移就能采集口内数据，因为这项技术可以区分牙体组织和软组织（Kachalia 和 Geissberger，2010；Fasbinder 和 Poticny，2010）。

与传统印模一样，所有的影像系统都要求看到清晰的边缘。可以使用排龈线或软组织激光来止血及收缩牙龈组织。传统印模需要使用托盘，因此就无法使用橡皮障来隔离周围软组织（颊、舌等）创造干燥环境。棉卷、干燥角、吸唾装置以及优秀的牙医助理都是必需的。然而，对于数字化印模，使用橡皮障或其他设备如 Optradam 或 Optragate（Ivoclar Vivadent，Liechtenstein），以及 Isolite（Isolite Systems，Santa Barbara，California）都可以让流程更加顺畅。

就像传统印模技术一样，我们并不是只对单独一个牙齿进行图像（印模）采集，而是需要采集预备体周边各方向上至少一颗邻牙、一整个象限的牙齿或在某些病例中，甚至需要整个牙列。现在的所有系统都可以扫描对𬌗及颊侧牙列，从而获得尽可能接近患者真实口内情况的颌位关系数据。一些系统甚至能够在虚拟𬌗架上进行模拟运动。

计算机辅助印模的应用和局限

数字化印模技术可以应用于现在使用传统印模的大多数口腔领域。其中主要用于固定修复体，如冠、嵌体、高嵌体、贴面以及固定局部义齿。牙医可以使用数字化印模在椅旁实现一次就诊完成的修复体制作与切削。如果需要多次就诊，牙医也可以使用数字化印模在几分钟内完成临时修复体的设计与切削，随后将数字化印模数据通过网络传送到技工室，来设计和制作实体模型和 / 或修复体。

现在，数字化成像系统的效率很高，我们能够顺利地获取牙髓腔内的精确影像。这样，我们就能将数字成像应用到根管治疗后牙齿的修复当中。这种方法被称为"嵌体冠"，由陶瓷冠、核构成，作为一个单位进行整体切削（Biacchi 等，2013；Lander 和 Dietschi，2008）。

数字化印模技术的禁忌证较少，主要是由于摄像头太大或患者张口度不足而无法容纳摄像头。不同系统的摄像头的型号和重量都不同，但都向着更小尺寸的趋势发展。数字化印模的另一个禁忌证是患者不能配合，图像采集时需要患者保持局部静止。

未来的革新

口腔医学和口腔影像还有很长的路要走。越来越多的公司开始发展牙科成像系统，数字化平台的开放程度也越来越高。随着相机稳定性不断提高，成像技术也逐渐从单张图像点击对准迈向实时视频流演变。系统用户的体验越来越好，喷粉也不再是成像过程所必需的。作为世界上最大的传统印模制造商，3M 已经为数字化成像投资了数百万美元，来逐步取代传统印模。由于牙科专业在工业化 10～20 年之后才开始接受这种新技术变革（Rogers，2003），所以其转变需要一段时间。然而，趋势已经明确。统计预测显示，到2015 年，送到技工室的将绝大部分为数字化印模。这不包括牙医在门诊上设计与切削时所使用的数字化印模。西诺德的最新数据显示，全球每 7s 就有一个 CEREC 修复体被安装到患者口内。

想象力将会是数字化印模未来发展的唯一局限。目前，使用声呐技术采集成像的研究正在进行。无辐射的光学相干断层扫描（OCT）已在视光学中应用了一段时间，但其在口腔领域中的应用刚刚开始（Hsieh 等，2013）。OCT能够提供深达组织结构内 3mm 的实时图像，这使得成像系统的应用更加简便，因为消除了血液及软组织对印模的干扰。相机成像还是将来所必需的吗？锥形束技术已经联合数字化成像用于种植体的植入设计，以及种植体基台和修复体的设计切削。也许在未来，我们可以直接通过 3D 锥形束成像影像来设计和切削修复体。

过去 30 年间，从 CEREC 作为附加技术被引进以来，每年都有越来越多的系统在尝试进入牙科市场。还有其他技术，有的刚刚发布，有的即将进入蓬勃发展的 CAD/CAM 市场。目前，口腔 CAD/CAM 技术已成为主流的牙科程序，无论是单独成像系统，还是成像切削系统（Mörmann，2006）。

总结

当代口腔医学生处于数字化时代。对于新技术，上几代人接受起来可能会有困难，但年轻一代却习惯于并且渴望接受新技术。数字化技术正在以同样方式影响着口腔行业。无论我们是否喜欢它，数字化印模已经在这里了。患者喜欢数字化口腔，因为它将传统印模带来的不适降到了最低。此外，它最大程度上减少了椅旁及门诊时间，显著提升了诊所效率，减少了返工及修复体试戴时间，并且降低甚至消除了义齿加工费用。向数字化牙科转变提高了口腔治疗质量，提供了更好的患者体验，并且促进了口腔诊所的生产效率及经济效益（Davidowitz 和 Kotick，2011）。

研究表明，数字化印模至少与传统印模一样精确。重新取模也非常快速、简单、经济。数字化印模更容易储存，因为它们不占据空间，无需进行消毒。并且几乎不存在拉伸、空泡、撕裂、收缩等形变。

预言未来是很难的，但是趋势和发展可以带给我们正确的答案。科技正在呈指数发展，有很多新技术即将涌现。加工成本的不断降低确保这些技术的不断发展，如同最近引进的一系列新的数字化口内扫描仪那样。

参考文献

Berkeley, E.C. (1949) Giant Brains or Machines that Think. John Wiley & Sons, Inc., New York.

Beuer, F., Schweiger, J., & Edelhoff, D. (2008) Digital dentistry: an overview of recent developments for CAD/CAM generated restorations. *British Dental Journal*, **204**(9), 505–511.

Biacchi, G.R., Mello, B., & Basting, R.T. (2013) The endocrown: an alternative approach for restoring extensively damaged molars. *Journal of Esthetic and Restorative Dentistry*, **25**(6), 383–390.

Christensen, G.J., (2005) The state of fixed prosthodontics impressions: room for improvement. *Journal of the American Dental Association*. **136**, 343–346.

Christensen, G.J. & Child, P.L. Jr. (2011) Fixed prosthodontics: time to change the status quo. *Dent Today*. **30**(9) 66, 68, 70–73.

da Costa, J.B., Pelogia, F., Hagedorn, B., & Ferracane, J.L. (2010) Evolution of different methods of optical impression making on the marginal gap of onlays with CEREC 3D. *Operative Dentistry*, **35**(3), 324–329.

Davidowitz, G. & Kotick, P.G. (2011) The use of CAD/CAM in Dentistry. *Dental Clinics of North America*, **55**(3), 559–570.

Ender, A. & Mehl, A. (2011) Full arch scans: conventional versus digital impressions – an in-vitro study. *International Journal of Computerized Dentistry*, **14**(1), 11–21.

Ender, A. & Mehl, A. (2013) Accuracy of complete-arch dental impressions: A new method of measuring trueness and precision. *The Journal of Prosthetic Dentistry*, **109**(2), 121–128.

Ender, A. & Mehl, A. (2015) In-vitro evaluation of the accuracy of conventional and digital methods of obtaining full-arch dental impressions. *Quintessence International*, **46**(1), 9–17. DOI: 10.3290/j.qi.a32244.

Fasbinder, D.J. & Poticny, D.J. (2010) Accuracy of occlusal contacts for crowns with chairside

CAD/CAM techniques. *International Journal of Computerized Dentistry*, **13**(4), 303–316.

Guth, J.F., Keul, C., Stimmelmayr, M., Beuer, F., & Edelhoff, D. (2012) Accuracy of digital casts obtained by direct and indirect data capturing. *Clinical Oral Investigations*, **17**(4), 1201–1208.

Hack, G.D., Barns, D., & Depaola, L. (2011) In vitro evaluation of the ITero digital impression system. *ADA Professional Product Review*, **6**(2), 6–10.

Holmes, J.R., Bayne, S.C., Holland, G.A., & Sulik, W.D. (1989) Considerations in measurement of marginal fit. *Journal of Prosthetic Dentistry*, **62**(4), 405–408.

Hsieh, Y.S., Ho, Y.C., Lee, S.Y., *et al.* (2013) Dental optical coherence tomography. *Sensors (Basel, Switzerland)*, **13**(7), 8928–8949.

Kachalia, P.R. & Geissberger, M.J. (2010) Dentistry a la carte: in-office CAD/CAM technology. *Journal of the California Dental Association*, **38**(5), 323–330.

Kaku, M. (2011) Physics of the Future: How Science will Shape Human Destiny and our Daily Lives by the Year 2100 1st edn. Doubleday, New York.

Lander, E. & Dietschi, D. (2008) Endocrowns: a clinical report. *Quintessence International*, **39**(2), 99–106.

Lee, S.J. & Gallucci, G.O. (2013) Digital vs. conventional implant impressions: efficiency outcomes. *Clinical Oral Implants Research* , **24**(1), 111–115.

Leu, M.C., Parthiban, D., & Walker, M.P. (2008) Digital design and fabrication in dentistry. In: Bio-Materials and Prototyping Applications in Medicine (eds P. Bártolo & B. Bidanda), pp. 124–155. Springer, USA.

McClean, J.W. & von Fraunhofer, J.A. (1971) The estimation of cement film thickness by an in vivo technique. *British Dental Journal*, **131**(3), 107–111.

Mörmann, W.H. (2006) The evolution of the CERECC system. *Journal of the American Dental Association*, **137**, 7S–13S.

Mörmann, W.H., Brandestini, M., & Lutz, F. (1987) The Cerec system: computer-assisted preparation of direct inlays in one setting. *Quintessence International*, **38**(3), 457–470.

Miyazaki, T., Hotta, Y., Kunii, J., Kuriyama, S., & Tamaki, Y. (2009) A review of dental CAD/CAM: Current status and future perspectives from 20 years of experience. *Dental Materials Journal*, **28**(1), 44–56.

Nizam, A., Gopal, R.N., & Naing, L., *et al.* (2006) Dimensional accuracy of the shull casts produced by rapid prototyping technology using steriolithography apparatus. *Archives of Orofacial Sciences*, **1**, 60–66.

Patzelt, S.B., Emmanouilidi, A., Stampf, S., Strub, J.R., & Att, W. (2014a) Accuracy of full-arch scans using intraoral scanners. *The journal Clinical Oral Investigations*, **18**(6), 1687–1694.

Patzelt, S.B., Lamprinos, C., Stampf, S., & Att, W. (2014b) The time efficiency of intraoral scanners: An in vitro comparative study. *The Journal of the American Dental Association*, **145**(6), 542–551.

Rogers, E.M. (2003) Diffusion of Innovations 5th edn. Simon & Shuster Inc., New York.

Seelbach, P., Brueeckel, C., & Wöstmann, B. (2013) Accuracy of digital and conventional impression techniques and workflow. *The journal Clinical Oral Investigations*, **17**(7), 1759–1764.

Touchstone, A., Nieting, T., & Ulmer, N. (2010) Digital transition: the collaboration between dentists and laboratory technicians on CAD/CAM restorations. *The Journal of the American Dental Association*, **141**(2), 15S–19S.

Van Noort, R. (2012) The future of dental devices is digital. *Dental Materials*, **28**(1), 3–12.

Yuzbasioglu, E., Kurt, H., Turunc, R., & Bilir, H. (2014) Comparison of digital and conventional impression techniques: evaluation of patients' perception, treatment comfort, effectiveness, and clinical outcomes. *BMC Oral Health*, **14**, 10.

3 直接数字化制造

引言

随着医学影像、光学和激光扫描技术的改进，口腔及医学设计软件的发展，以及计算机制造技术的应用，口腔科学正经历着一场数字化的变革。过去 20 年，医学影像联合数字化制造已经成为医学模型制造的关键程序，并且在美国军方广泛应用于颅骨植入物的生产（Gronet 等，2003）。实际上目前，颅骨缺损的医学模型已经常规应用到美国军队医疗中，如颅骨成形和颅面部重建（Taft 等，2011）（图 3.1）。

市面上有许多数字化印模系统（见第 2 章）。它们提供了极高的扫描精度和易于操作的软件，并且能够与诊室或技工所中使用的 CAD/CAM 技术无缝对接。CAD/CAM 技术能够简化传统加工流程，最大程度上减少或淘汰传统印模及失蜡法铸造技术；从而降低了口腔修复体的制作时间。面对熟练的牙科技师的短缺问题，这种能够及时提供口腔修复体的替代方法无疑更具有吸引力。据美国劳工统计局（美国劳动部，2013）报道，牙科技师的就业前景在未来十年不会有太大变化，年平均工资约为 35 000 美元，增速低于 1%。随着 CAD/CAM 和其他

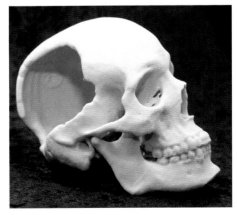

图 3.1 颅骨缺损的打印模型

直接数字化制造（DDM）技术的发展，传统的牙科技师应当学习更多的数字化知识。由于 CAD/CAM 技术逐渐取代传统工艺，其生产效率的增加应当能够弥补技师的短缺。

DDM 技术在口腔及医学领域中的应用以"扫描、设计、制造"这一数字化工作流程原则为基础（图 3.2）。流程模式的每一部分都依赖于截然不同的技术：扫描技术采集解剖结构，数字化软件完成设计，DDM 技术使设计实现为耐用的修复体或假体。所有这些技术都在不断发展，表现为新硬件的数量增加及每一步流程的改进或更新。

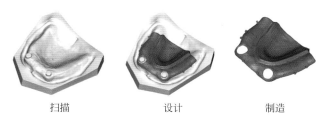

扫描　　　　　　　设计　　　　　　　制造

图 3.2　模型设计的图解说明，金属义齿基托经过设计后，通过直接数字化流程制作

扫描设备

第 2 章所讨论的口腔扫描设备不需要传统印模及模型灌注，使口腔修复体的制作成为真正的数字化流程。但是，仍有许多数字扫描技术需要依靠传统印模及模型来数字拷贝口腔解剖结构。但无论使用口内扫描还是印模或模型扫描，所获取的数字化口腔解剖文件都拥有足够的细节分辨率，能够通过各种各样的 DDM 方法来制作完美就位的修复体。扫描技术基于不同的光学或激光表面采集方法，对患者没有任何的辐射风险，也不会像传统医学影像技术那样难以达到所需的细节分辨率。

CT、MRI 及超声等传统医学影像是通过转化大量堆叠图层而生成的标准数字化格式（图 3.3）。医学数字影像和通信（DICOM）是医学影像数

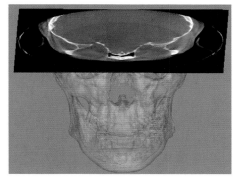

图 3.3　医学影像如 CT 扫描由能够堆叠构建成 3D 图像的大量轴向层面所构成

字化存储和检索的现行标准，DICOM 文件能够兼容大多数厂家的医学图像浏览器。

现有软件可以将 DICOM 图像转变为三维（3D）表面模型，从而可以对接 CAD 软件进行虚拟外科操作，手术导板设计，个性化固定配件及医疗配件设计，以及作为一种数字化制造的方法或模型。尽管这些图像的细节分辨率通常不能达到直接设计修复体的要求，但却能够提供足够分辨率的口内解剖影像，用于治疗计划制定及制作辅助治疗工具，如手术导板。转换成标准 3D 数字化格式的医学解剖影像和口内扫描技术可以与 CAD/CAM 应用完美融合。

数字化制造

CAD 软件设计的修复体通过 DDM 设备进行制造。这些设备通常分为两种类型，减材制造技术（SMT）和增材制造技术（AMT）。SMT 更为常用，它以传统的电脑数控（CNC）切削为基础（图 3.4），但是通常受到复杂几何形态的限制，不适合生产所有形状；然而，AMT 可以制作更多的复杂器官形态（图 3.5）。尽管以 SMT 为基础的电脑数控切削系统已经成为口腔领域中占主导地位的 DDM 技术，但是在将来，随着技术进步，AMT 将提供更加灵活的设计，制造，以及经济成本。

SMT 通常将模型转化成工具路径来指导切割工具及主轴。AMT 则通常将 3D 模型分割成规则平面，然后指导材料在每一个平面上的堆积、聚合或烧结。与 SMT 过程相比，AMT 对 3D 模型文件的完整性更为敏感。

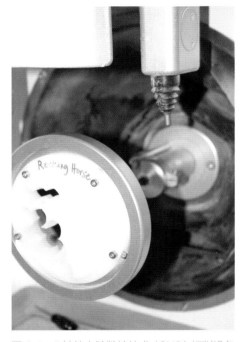

图 3.4　5 轴的电脑数控技术（CNC）切削设备

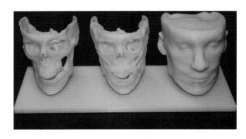

图 3.5　使用增材制造技术完美制作出不规则形状的器官

数字化工作流程的文件格式

目前，通常大多数的牙科 CAD/CAM 系统都是"封闭式"的；图像文件、CAD 软件、CAD 输出文件以及工具路径（切削加工刀具的移动指令）都只能应用于同一系统；因而，我们很难根据自己的喜好选择不同的成像系统、设计软件和数字化制造设备。但是随着新技术的涌现以及 CAD/CAM 技术在口腔领域的普及，人们对扫描仪、设计软件和制造设备之间的灵活性的需求也越来越高，必将迫使更多的开放选项（互联互通）出现。

系统互通依赖于在工作流程的初步"扫描"阶段就使用统一的文件格式。在医学影像领域已经广泛采用 DICOM 文件格式，其由美国电器制造商协会（NEMA）提出，用于存储所有的医学影像资料。MRI、CT、超声以及其他医学影像系统均使用这种文件格式来描述影像。

DICOM 能够将扫描仪、服务器、工作站、打印机和网络硬件整合到一套图像存储与传输系统。不同设备的 DICOM 一致性声明会清楚地标注所支持的 DICOM 级别。DICOM 格式广泛地应用于医院和医疗体制防护部门。然而，口腔行业尚未广泛接受这项标准，主要表现在锥体束 CT 扫描，口内扫描及牙科 CAD/CAM 系统仍然普遍使用各自的专利格式。

设计和制造阶段的互通主要依赖于图像输出，CAD 软件及 DDM 设备之间所使用的统一 3D 文件格式。现存的数字化文件格式有很多，如：.ply，.obj，.vrml，.amf；然而，最常用的数字化文件格式是 .stl（表面镶嵌格式）。STL 格式通过三角片面来构建部分或者整个的模拟外形（图 3.6）。

通常，三角片面越小，所生成的表面质量就越高。当将三角片面连接成封闭的表面时，便会生成物体的 3D 模型，如患者解剖结构或修复体设计。然后通过厂家专门的 DDM 应用软件将 3D 表面转换成设备代码，来指导 DDM 制造。

.stl 文件格式仅限于表面几何图形，能够适用于目前大多数的 DDM 设备。然而，能够在加工过程中实现美学和机械材料的更换，将是基于

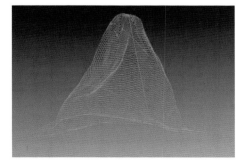

图 3.6 直接数字化制造中使用的 .stl 格式的牙齿网状结构

AMT 的 DDM 的未来发展方向。新的 3D 文件格式如：.amf（增材制造格式），正在不断发展，将实现 3D 的组织构型，美学特性及机械特性。未来的工作流程需要以支持增材运算信息的通用型 3D 文件格式为基础。

增材与减材制造技术的对比

如前所述，DDM 技术有两种基本方式：① SMT，通过机械切削、化学处理、电解或定向能来对大块坯料进行选择性移除；② AMT，对材料进行选择性地分层熔解或沉积。

减材制造技术

从牙科 CAD/CAM 系统面世开始，SMT 就一直是牙科制造的主导方法。各种牙科修复材料，从复合材料，到陶瓷、金属，都可以使用这些系统进行处理。通常，这些系统以高速 CNC 切削技术为基础，通过多个转轴上的一个或更多切刀的移动以及加工坯块的转动，来不断切削成型（图 3.7）。

切刀及加工材料的移动自由角度限定了加工部分的几何复杂程度。通常，SMT 切削设备有 3 ～ 5 个自由角度；对于悬空部位，一般需要 4 个或更多的自由角度。它们使用高速切刀，转速要远远高于传统切削设备，但是切削力仍然较小。因此，可以通过碎屑移除的热量缓冲来避免冷却，并且能最大程度上减少震动（Gunnink，1998）。切割工具的尺寸和转速决定着最小特征尺寸和表面质量。

CAD 文件中的 3D 几何模型用来建立工具路径以指导 SMT 设备。必须要设计固位柱或加工通道，以便在加工过程中把持住工件。下一步，生

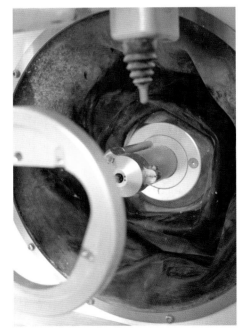

图 3.7　5 轴切削不仅包括切刀在 x、y、z 轴上的移动，还包括加工材料在不同轴向上的转动

成数字化文件，这决定了工具的选择：转轴的移动路径、加工件的移动及转轴速度（图3.8）。通常，由厂家的专门软件为SMT设备提供这一文件，并且限定专用坯块的材料和形状（"块状"或"圆盘状"）。根据使用的材料不同，还需要进行一些后处理操作，如蓝瓷修复体的烧结，或者一些美学处理，如染色、上釉或添加饰瓷。

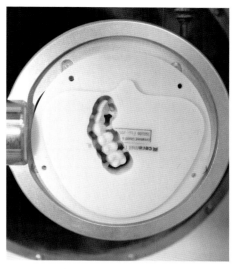

图3.8　切削时，为使加工件与坯料保持连接，需要设计把持结构

SMT的优势包括：

- 当表面光洁度及外形重要时，更适合使用SMT。

- 使用简单——材料去除过程并不复杂，失败率较低。

- 能够处理不准确的STL文件——系统对于立体几何的小干扰不是很敏感，甚至能够处理最小厚度的单个表面。

- 材料选择——可以加工任何材料。

- 精度确定——不同工具路径间的距离可以选择，一般从0.01 ~ 10mm或者更大。然而，分辨率越大，构建速度越慢。

- 花费——CNC切削设备甚至不足1000美金。

SMT的劣势包括：

- 不适合横断面制造——不能生成内部结构及封闭的中空结构。

- 旋转轴的限制——切削设备能容纳的转轴数量会限制技工精度及形状。基本的CNC设备使用3个可控轴：x、y、z。高级设备可能装备4轴（自转平台）或5轴，工具可以自转，从不同方向实现几何形状。

- 切刀磨耗——由于此项技术的特点，硬质材料会导致切刀迟钝及效率低下。牙科制造中，经常使用非烧结材料来增加切刀寿命。

增材制造技术

从立体光刻成型（SLA）获得专利以来（见下文），AMT技术已经上市接近30年了。SLA通过紫外光束集中照射不同薄层的感光树脂，可以形成任意复杂的三维几何形态。从那以后，"打印"薄层的过程发展成为不同的材料排列技术。AMT 有许多不同的名字：快速成型、分层制造技术（LMT）、电子制造、自由成型以及最常见的 3D 打印。然而，美国测试与材料协会（ASTM 国际）对这类加工过程采用了一个标准术语：增材制造（additive manufacturing，AM）。在 ASTM F2792-12a 中 AM 是描述增材制造（表 3.1）的标准术语。

表 3.1　AM 程序与材料

类型	程序 / 技术	材料
光固化	SLA（立体光刻成型）	紫外光固化树脂 蜡 陶瓷
材料喷印成型技术	MJM（多喷头成型技术）	紫外光固化树脂 蜡
黏合剂喷射	3DP（3D 打印）	复合材料 聚合物，陶瓷 金属
材料挤制成型技术	FDM（熔融沉积成型）	热塑塑料 蜡
粉体熔化成型技术	SLS（选择性激光烧结） SLM（选择性激光熔融） EBM（电子束熔炼）	热塑塑料 金属 金属 金属
薄片层叠	LOM（叠层实体制造成型）	纸 金属 热塑塑料
定向能量沉积	LMD/LENS（激光金属沉积 / 激光工程化净成形	金属

市面上大多数的 AM 加工是垂直堆叠（z 轴）连续层面的过程。材料在横断面沉积（x-y 平面）成层，进而不断堆积。根据这种方式，在层面堆叠过程经常需要额外的支持结构来对抗重力。在 AMT 设备完成堆层后，经常需要二次加工来完成加工过程。这些过程包括：去除支持结构、去除多余材料、预成形坯的固化，或注入加强材料。最终表面形态完成及美学处理过程也通常是必需的。

与传统制造业长期存在的 SMT 不同，AMT 不但能够灵活地生产更多组织形状还可以大幅度降低劳动力成本（Cozmei 和 Caloian，2012）；此外，一些设备还可以通过不同光聚合物的数字混合实现非均质材料的加工（Stratasys），最大可以混合两种基本聚合物，例如，不透明的牙齿和清晰的颌骨。AMT 的全部潜力还有待开发，目前还只是集中于一些专门领域，如医学模型、口腔修复体、定制零部件，以及与 CNC 程序联合制造不同的金属设备。

与 SMT 不同，AMT 有许多不同的制造技术；我们对其优缺点进行归纳。AMT 设备的优势包括：

- 设计自由——AMT 设计不受任何限制，包括中空和功能部件 / 快速原型。
- 生成复杂几何形态——一个生产周期中就可以进行复杂设计的制造，不同于 SMT，只能分段生产不同部分并进行组装。
- 使用简单——使用 .stl 文件进行制造设计，生产平台可以按指示轻松识别及操作，当加载完成后，点击 OK 就可以开始加工。

AMT 技术的劣势包括：

- 成本——市面上大多数 AMT 设备的最低成本超过 100 000 美元。一些小型设备可能降至 15 000 ～ 16 000 美元。
- 润饰——产品通常需要通过 CNC 或手工方法进行一些后处理及抛光，特别是金属 AMT。但是，随着加工设备分辨率的不断提高及粉末尺寸的不断改进，将最终达到切削加工的效果。
- 材料——AMT 需要使用专门材料。CNC 可以使用任何材料，只要能够耐受切削力量，而 AMT 能够使用的材料有限。
- 生产设计——尽管设计非常自由，但 AMT 对 STL 文件的不一致性非常敏感，包括开放的三角片面，因此需要严密的设计。另外，文件操作软件费用昂贵。

材料挤制成型技术

材料挤制成型属于 ASTM 的 AM 程序分类，通过喷嘴将液态材料挤出，然后选择性地分层沉积到平台。挤制设备的商品名为熔融沉积成型（FDM ™）打印机，其通用名为液态树脂（FFF）打印机（图 3.9）。

材料通常呈固态丝状，经过类似于喷胶枪的加热喷嘴处理，沉积后固

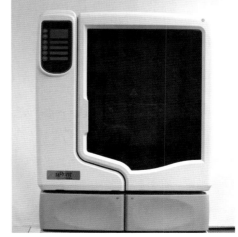

图 3.9 来自 Stratasys 的 Uprint 沉积成型设备

化。这项工艺适用于任何能够沉积后迅速固化的液态材料。材料挤制成型中所使用的热塑树脂的层厚通常为 0.25mm（0.010in）；然而，部分特定材料的层厚可以达到 0.04mm（0.0016in）。可用材料包括热塑树脂，蜡及一些低共熔金属。在口腔专业，可以使用蜡丝来制作可摘或固定义齿的支架，目前有完整的系统用于铸造蜡型的制作。

除了挤压成丝的 FFF 打印外，还有一些系统将液态材料储存在墨盒中，然后以类似方式通过喷嘴挤出沉积。Envisiontec 3D-Bioplotter™就使用这种方式，可以使用多种材料，如使用陶瓷糊剂制作多孔骨支架，使用可作为细胞支架的生物可吸收聚合物进行器官打印（van Noort，2012）。3D-Bioplotter™的分辨率达到几微米，从而可以生成理想的显微结构，能够促进细胞在多孔结构中的富集（Zein 等，2002）。通过使用微型注射孔生成的结构可以很好地引导血管长入支架材料内（Muller 等，2010）。

材料挤制设备较其他 AM 方式相对简单。根据工件需求，通过伺服马达调动一个或更多喷嘴。喷嘴首先水平向移动沉积一层材料，然后在此基础上垂直加高形成下一层材料，过程不断重复。可以通过调整喷嘴，选择性地将材料沉积到所需位置；并且可以调动多个喷嘴在一层中使用多种材料。因为材料呈液态沉积，所以必须要对悬空部位进行支撑，可以使用可拆卸结构或辅助支撑材料，通常在制造结束后以溶解方式去除。大多数家庭使用的FFF 设备都使用单个喷嘴进行热塑树脂的打印（图 3.10）。

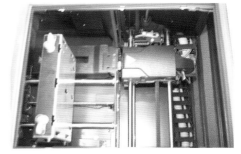

图 3.10　经典的熔融沉积成型设备的喷嘴及平台分布

粉体熔化成型技术

粉体熔化成型系统使用粉末类材料，通过熔融或烧结成为固态形状。由于其 AMT 过程可以自由成型且使用相似材料，这种方式非常适合用于制作个性化医疗零件及口腔固定和可摘修复体。

选择性激光熔融

选择性激光熔融（SLM），其商品名也被称为 DMLS，是一种激光粉末熔融程序。在这一 AMT 过程中，金属粉末经大功率激光一层一层地焊接在一起。可能会出现所有焊接的相关问题，如收缩、扭曲、裂纹、残余应力及表面硬化。为了控制这些复杂因素，需要在保护性气体中进行加工。使用细颗粒粉末，并精细调控激光束的照射策略。此外，完成阶段需要进行热处理以减小残余应力。通常，残余应力区域包括加工部件顶端及底端两个大的拉应力区，以及两者之间大面积的中间压应力区。决定残余应力分布量级及形态的最重要因素包括材料特性，样品和基底的高度、激光照射方法及加热条件（Mercelis 和 Kruth，2006）。周围尚未熔解的粉末通常会支撑溶解的金属层，然而，由于在制造过程中会产生局部内应力，所以必须使用固位材料防止局部变形。

为了获得细腻的细节分辨率以及最大程度上减少垂直表面上的台阶，需要使用小的层厚及小的激光束直径。SLM 中使用光纤激光器通常大于 100W，激光束直径范围为 0.2 ～ 0.4μm，层厚范围为 30μm。此过程中使用的商用金属粉末晶粒大小通常为 20 ～ 50μm（Gebhards 等，2010）。SLM 可以成功用于多种金属，包括：不锈钢合金、镍合金、钴铬、铝，和钛。理想的SLM 参数可以使钛的局部加工密度达到 99.98%。其力量和强度，腐蚀特性，以及加工精度能够完全满足医学或口腔专业的要求。虽然表面粗糙度分析显示 SLM 还存在一定局限，但是足以高效地制作高精度的口腔修复支架（Vandenbrouchke 和 Kruth，2007）。

电子束熔炼

电子束熔炼是一种快速成型技术，将同质材料一层一层地构建成致密组件。首先将导电性金属粉末加热到接近熔点温度，随后使用电子束对粉末的最顶层进行光栅扫描，选择性地将颗粒熔融成理想的横断面形状；过程不断重复，直到组件完成。因为加工过程需要在真空中进行，所以 EBM 适合加工高度易氧化材料，如钛。并且由于加工温度很高，通常为 700 ～ 1000℃，因此最终加工件几乎没有残余应力；所以，不需要进行后续热处理。熔融速度达到 80cm³/h，最小层厚为 0.05mm（0.0020in），容限性能：±0.2mm；构建速度明显快于 SLM，但却牺牲了部分细节分辨率。完成一层金属粉末的熔融及固化后，重复完成后面的层数，直到加工完成。这种增材工艺为新的设计构想和减重方案打开了一扇大门（Hiemenz，2009）。这种固体自由成型的制作方式将金属粉末直接加工成具有目标形态的完全致密的金属部件。EBM 设备从 3D CAD 模型上读取数据,并将金属粉末连续堆叠成层。这些层面通过电脑控制的电子束熔融在一起,从而完成加工部件。加工部件从一块未烧结的金属中成型,通常不需要太多的支撑。并且这一过程在真空下进行,适合于生产高度易氧化反应的金属材料,如钛(图 3.11)。

加工部件是由粉末形式的最终材料融合形成的纯合金,没有充填剂;因此,不需要额外的热处理来获得完全的机械性能。而选择性激光烧结 SLS 和 DMLS 则需要加工后的热处理,相比较而言,EBM 通常具有更优秀的构建速度,因为其能量密度和扫描方式更高(图 3.12)。

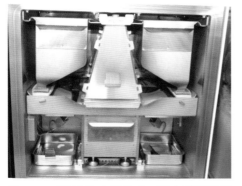

图 3.11　EBM 的内部构成,粉末储存在隔热板两边的供料仓中,然后粉末随供料平台到达无氧室,在此接受光束照射,熔融粉末

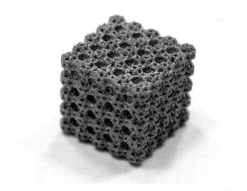

图 3.12　钛构成的 3D 立方体,一种不能通过切削加工实现的形状

选择性的热烧结

选择性热烧结(SHS)AMT 于 2011 年出现。与 SLS 类似,但使用一种热敏打印头来替代激光,在粉末床表面来回机械扫描。由于粉末床的温度已经保持在一个较高温度,所以热敏打印头只需将温度提升到稍高于粉末的熔融温度,就能选择性地融化黏接。与其他 AMT 一样,设计 3D 模型并分层(最薄 1mm),打印机将塑料粉末沿着构建仓铺成薄薄一层,然后选择性地熔解材料并形成一层贯穿构建仓的横截面,整个过程持续重复至 3D 外形全部完成。SHS 不需要支持结构,因为每个横截面都被未熔融粉末所包绕,为下一层材料提供了足够的支持力。完成的部件必须从粉末床移走,多余的未熔融粉末也必须清除。

SHS 只限于使用一种白色热塑材料；目前没有金属可用于这项工艺。未使用的粉末可以 100% 回收利用，并且不需要额外的支撑材料。

选择性的激光烧结

SLS 技术是一种加量式分层制造技术，通过高能激光束熔解小颗粒塑料、金属（直接金属激光烧结）、陶瓷或玻璃粉末，形成所需的 3D 外形。通过扫描 3D 设计模型的横断面，在粉末床表面选择性激光烧结粉末材料。每扫描一层横截面，粉末床就会形成一层新的烧结层，过程不断重复直至部件完成。与 EBM 过程非常相似，粉末温度被提高到接近材料的熔点，以最大程度上减少材料颗粒熔融所需的能量。由于最终部件的密度主要依赖于激光能量峰值，而不是激光持续时间，所以 SLS 设备通常使用脉冲式激光。与 SLM 和 EBM 技术相反，金属粉末不是完全熔化，较精炼材料的孔隙率较大且机械强度较低。SLS 设备在粉床上预加热金属粉末至稍低于熔点的温度，从而使激光在相关区域更容易达到熔点温度。

与 EBM 类似，SLS 不需要支持结构，因为加工部件周围被未烧结粉末所包绕，从而能够生成以前所不能实现的几何形状。但是，SLS 部件内部有非常大的残留应力。通常，残余应力区域包括部件顶端及底端两个大的拉应力区，以及两者之间大面积的中间压应力区。决定残余应力分布量级及形态的最重要因素包括材料特性、样品和基底的高度、激光照射方法及加热条件（Mercelis 和 Kruth，2006）。

理想的 SLS 参数可以使钛的局部加工密度达到 99.98%。其力量和强度、腐蚀特性以及加工精度能够完全满足医学或口腔专业的要求。虽然表面粗糙度分析显示 SLM 还存在一定局限，但是足以高效地制作高精度的口腔修复支架（Vandenbrouchke 和 Kruth，2007）。

黏合剂喷射

石膏 3D 打印

石膏 3D 打印（PP）是另外一种由喷墨式 3D 打印系统构成的方法。类似于喷墨方式，打印机将粉末（塑料或树脂）和液体黏合剂平铺到加工部件的横截面，每次形成一个层面。不断重复直到每一层都打印完成。这项技术能够打印全彩，悬突及弹性部件。不需要支持结构，因为有粉末床的支撑。加工部件的相对强度较差；然而，粉末黏合的打印强度可以通过蜡，氰基丙烯酸盐黏合剂封闭，或树脂渗透来加强（图 3.13）。

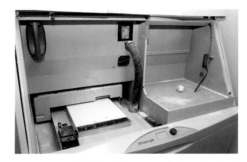

图 3.13　黏合剂喷射 3D 打印机的打印仓及清洁仓

薄片层叠

叠层实体制造成型（LOM）

涂有黏合剂的纸、塑料或金属层压制品被先后黏合在一起，并使用切刀或者激光切割成型。最初的工作流程如下：将薄层材料用热压辊热压成片材，激光器根据模型设计将片材切割成所需轮廓，并将无轮廓区切割成小方网格以便在成型之后能剔除废料。激光切割完成后，升降工作台带动已成型的工件下降，与带状片材分离；供料机构转动收料轴和供料轴，带动片材移动，使新层移到加工区域；升降工作台上升到加工平面，热压辊热压，再在新层上切割截面轮廓。如此反复直至零件的所有截面切割、黏合完，得到完整的三维实体零件。

最近，这一过程被 MCORE 改良；他们开发了一种黏合剂配料系统，在每一材料层沉积数以千计的微小黏合点。而在废弃区域使用较少的黏合点，这样可以更容易地去除废料。不像原来程序那样使用难以清理的大面积黏合剂（图3.14）。LOM 成本较低，因为原材料都是现成可用的，纸质模型有仿木纹特征，因此可以进行打磨及密封，据报道其尺寸精度要低于 SLA 和 SLS。

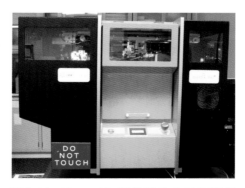

图 3.14　Mcore Iris 彩色薄片分层打印机使用空白纸和彩色纸

光固化

立体光刻成型

Charles Hull 于 1986 年提出"立体光刻成型"（SLA），并将这一方法申请专利用于制作固态物体，液槽中盛满液态光固化树脂，聚焦后的紫外光束（激光）在液面上逐层扫描打印薄层紫外光固化材料（图 3.15）。成型过程是一个复杂的自动化程序，开始时，工作平台在液面下的一个指定深度，聚焦后的光斑在液面上根据加工部件横截面的扫描数据逐点扫描固化。当一层扫描完成后，SLA 的升降平台下降一层的高度，通常为 0.05 ～ 0.15mm（0.002 ～ 0.006in）。随后，刮板在已经成型的层面上又涂满一层新的树脂并刮平，然后再进行下一层的扫描，新的一层树脂按照接下来的部件横截面形态进行固化，并牢固地黏合在前一层上。如此反复形成一个完整的 3D 部件。当构建完成后，将部件浸入含有溶剂的部件清洗液中清除多余的树脂，随后在紫外线箱中进行最终固化（图 3.16）。

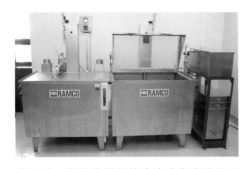

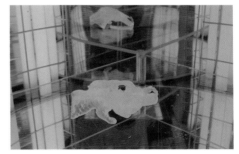

图 3.15　需要使用部件清洗液来清除 SLA 加工件的残余光敏树脂

图 3.16　使用光固化设备进行后期光固化处理

SLA 需要使用支持结构，帮助加工部件附着在升降台上，抵抗重力引起的形变以及刮板重新涂布树脂时产生的侧向力。支持结构在准备 SLA 设备的 3D CAD 模型时自动生成，也可能会手动处理。支持结构必须要从最终产品上移除，这与其他成本更低的快速成型技术不同（图 3.17）。

数字光学处理

与 SLA 非常相似，数字光学处理通过将液态树脂暴露在数字光学处理

（DLP）投影仪的光源下，逐层固化树脂直至物体最终成形，并将剩余液体树脂清除。这是最近许多家用设备的关注焦点。

材料喷印成型技术

Polyjet 3D 打印

Polyjet 3D 打印的工作原理与喷墨打印机十分类似，不同的是喷头喷射的不是墨水而是光敏聚合物，当光敏聚合材料被喷射到工作台上后，UV 紫外线

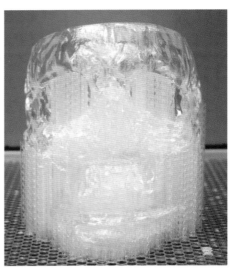

图 3.17 带有支持结构的颅骨模型

灯将沿着喷头工作的方向发射出 UV 紫外线对光敏聚合材料进行固化，每次完成一层的构建，直至整个 3D 工件打印完成（图 3.18）。完全固化的模型可以立即处理使用，不需要后期固化。除了选定的模型材料，3D 打印机也喷射凝胶样的支持材料，用以支撑悬空的或者复杂的几何形态，并且可以轻易地用水手动去除。

Polyjet 3D 打印技术用于快速成型有很多优势，包括出众的品质和速度，高精度，以及非常广泛的材料选择。基于 Polyjet 技术的 Stratus 公司的 Objet Conned 3D 打印机是唯一能够在同一项打印任务及同一个 3D 打印模型上混合使用不同 3D 打印材料的增材制造系统（图 3.19）。

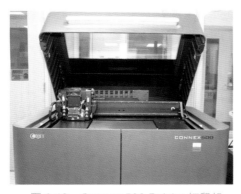

图 3.18 Connex 500 Polyjet 打印机

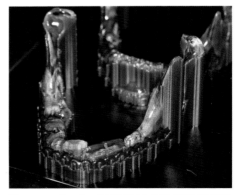

图 3.19 Polyjet 打印机制成的透明模型及黑色支撑材料

数字化制造在医学及口腔领域中的应用

过去的几十年中，数字化制造在患者的口腔及医学中的应用更加普遍。增材制造公司如 Materialise（Leuven，Belgium）开发的软件发展的软件（Mimics）专门用于医疗行业，将 DICOM 文件转换为所需的 3D 文件，从而用于医学解剖模型的设计，虚拟手术治疗设计，模型、导板及医疗器械的数字化制造。2000 年初，美国军方开始使用 FDM 和 SLA 等数字化制造技术来满足受伤士兵的器官重建需求。数字方法将手工制造时间缩减至 1/4，同时手术时间也减少一半（Taft 等，2011）。

除了军方的应用，数字化模型也已经被广泛接受应用于口腔颌面部的手术治疗设计；为血管缺损提供良好可视化的血管模型；神经外科方面，脊髓、臀部和骨盆模型可以用矫形手术前的重建演示；带有血管和瓣膜的心脏模型为心脏病专家提供更多的帮助（Esses 等，2011）。通过 DICOM 扫描数据制作的数字化模型，对其精度的研究支持其用于定制式切割导板、位置导板和重建平面板的制作（Roser 等，2010；Taft 等，2011）（图 3.20）。

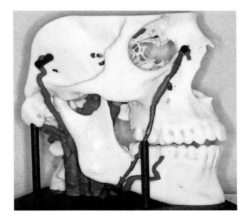

图 3.20　通过 CT 及黏合剂喷射打印机差别制作的不同颜色的血管模型

DDM 的未来

尽管切削系统已经在牙科 CAD/CAM 技术中占据了主导地位，但是增材制造技术能更加高效及经济地为口腔专业直接生产固定及可摘义齿的支架以及颌面部重建的个性化固位装置。随着越来越多定制材料的出现，牙科修复材料也从传统的金属及烤瓷材料逐渐转变为其他的高生物相容性材料、高强度聚合物、全瓷及共熔金属。

DDM 技术将来会重新定义口腔行业的操作，随着数字化扫描技术、虚拟设计、口腔修复体的数字化加工的发展，必将会影响传统方法，如牙体预备、印模及个性化口腔修复体的制作，减少治疗时间及最终的花费。牙科技师也会从传统的技术"工匠"转变为更精通计算机的技术人员，明显提高效率，并且使用更高级材料提供始终如一的高品质。尽管我们不能放弃医学及口腔专业的传统原则，但是为了患者，口腔及医疗专业人员要面临掌握这些先进的技术挑战。

参考文献

Cozmei, C. & Caloian, F. (2012) Additive manufacturing flickering at the beginning of existence. *Procedia Economics and Finance*, **3**, 457–462.

Esses, S.J., Berman, P., & Bloom, A.I., *et al.* (2011) Clinical applications of physical 3D models derived from MDCT data and created by rapid prototyping. *AJR. American Journal of Roentgenology*, **196**, W683–W688.

Gebhards, A., Schmidt, F.M., & Hotter, J.S., *et al.* (2010) Additive Manufacturing by selective laser melting the realizer desktop machine and its application for the dental industry. *Physics Procedia*, **5**, 543–549.

Gronet, P.M., Waskewicz, G.A., & Richardson, C. (2003) Preformed acrylic cranial implants using fused deposition modeling: a clinical report. *The Journal of Prosthetic Dentistry*, **90**, 429–433.

Gunnink, J.W. (1998) Multi-axis high speed milling, how to speed up prototyping and tooling processes by using STL technology, *TCT'98 Proceedings*, 43–65.

Hiemenz, J. (2009) Electrom beam melting. *Advanced Materials and Processes*, **165**, 45–46.

Mercelis, P. & Kruth, J. (2006) Residual stresses in selective laser sintering and selective laser melting. *Rapid Prototyping Journal*, **12**, 254–265.

Muller, D., Chim, H., & Bader, A., *et al.* (2010) Vascular guidance: microstructural scaffold patterning for inductive neovascularization. *Stem Cells International*, **2011**, 547247.

Roser, S.M., Ramachandra, S., & Blair, H., *et al.* (2010) The accuracy of virtual surgical planning in free fibula mandibular reconstruction: comparison of planned and final results. *Journal of Oral and Maxillofacial Surgery*, **68**, 2824–2832.

Taft, R.M., Kondor, S., & Grant, G.T. (2011) Accuracy of rapid prototype models for head and neck reconstruction. *The Journal of Prosthetic Dentistry*, **106**, 399–408.

United States Department of Labor (2013) Dental Laboratory Technicians. In: Occupational Outlook Handbook, p. 429. United States Department of Labor.

van Noort, R. (2012) The future of dental devices is digital. *Dental Materials*, **28**, 3–12.

Vandenbrouchke, B. & Kruth, J.P. (2007) Selective laser melting of biocompatible metals for rapid manufacturing of medical parts. *Rapid Prototyping Journal*, **13**, 196–2013.

Zein, I., Hutmacher, D.W., & Tan, K.C., *et al.* (2002) Fused deposition modeling of novel scaffold architectures for tissue engineering applications. *Biomaterials*, **23**, 1169–1185.

4 牙体缺损的数字化应用

Dennis J. Fasbinder, Gisele F. Neiva

引言

CAD/CAM 牙科技术最常用于制作天然牙或种植牙的永久修复体。如前面章节所述，CAD/CAM 工作流程包括 3 步。第一步使用口内扫描头在电脑系统中记录患者口内几何形态，形成数字化印模。第二步，计算机软件设计修复体外形。第三步，设计完成后，使用切削设备制作修复体（Beuer 等，2008）。

牙科诊室中使用的电脑系统大概可以分成两类。首先是数字化印模系统，作为 CAD/CAM 程序的第一步，用于精确地记录患者的口内状况（见第 2 章）。然后将数字文件传送到牙科技工室进行修复体制作。

第二类是椅旁数字化系统。这些系统也依赖于数字化印模，并且能够进行修复体的设计与切削，通常在一次就诊中就可以在牙科诊室完成 CAD/CAM 的所有三步流程。这为患者提供了极大的便利，因为不需要临时修复体或二次就诊来佩戴最终修复体。

传统印模材料和技术是制作间接修复体所必需的。数字化印模系统同样也可以在患者就诊时复制其口内状况，并且能够避免一系列影响修复体效果的消极因素，例如印模材料和石膏模型的体积变化、扭曲变形、磨损或开裂以及运输过程中可能出现的问题。数字化印模不容易出现精度问题，因为记录文件通过电子传送到牙科技工室，高效且不会丧失精度（关于数字化印模的更多信息请见第 2 章）。

病例选择

在病例的治疗设计方面，数字化系统与传统印模材料技术没有什么不同。根据临床状况选择修复体的类型是首先需要考虑的事情，而不是选择制作修复体的印模程序。例如，选择使用黏接固位的烤瓷修复体时，应当考虑龈下边缘的位置，避免黏合剂的残留，而不是考虑该用传统印模或数字化印模。如果能够使用牙科手机进行牙体预备，通常也会有足够的空间来容纳口内扫描头。印模材料和 / 或托盘的物理接触刺激可能会引起患者严重的呕吐反射。然而，数字化印模在牙列记录过程中不会实际接触软或硬组织，从而减少呕吐反射的发生。

数字化修复体的牙体预备

牙科计算机系统依靠对牙预备体的数字化记录来制作修复体。数字化印模并不比传统印模更能决定修复体的类型，只是复制患者口内状况的方式不同。

特定类型修复体的牙预备原则通常取决于所使用的修复材料。例如，金属冠所需的𬌗面预备量要小于全瓷冠，因为需要足够厚度来维持陶瓷的强度。然而，有许多牙体预备方法能够提高记录的便利性及数字化印模的精确性。

口内扫描仪属于视线相机，能够记录相机直接看到的东西。当相机镜头平行于牙齿表面，并且视窗垂直于牙齿表面时，能够使牙齿最大面积暴露在镜头之下，从而记录最多的数据。如果相机镜头更加垂直于牙齿表面，并且视窗角度更加平行时，那么会使更少的牙齿表面暴露在相机的直接视线之下。口内扫描仪的特点能够影响牙预备体的记录便利性。全瓷修复体的边缘设计需要充足的材料来确保其强度，通常采用斜面肩台或者深凹型肩台，口内扫描仪更容易识别这些边缘设计，因为这些边缘与牙预备体𬌗面接近平行，能够从咬合方向最大程度上记录牙齿数据。金属修复体的边缘也需要充足的金属来建立良好的边缘封闭，并防止形变，通常使用刀状边缘设计，这些边缘设计与牙预备体𬌗面更接近于垂直，口内扫描仪必须向颊侧或舌侧旋转更大的角度来增加牙齿扫描面积，以保证对这些更薄边缘设计的扫描路径，而牙齿邻面以及软组织轮廓可能会成为其限制因素。

在嵌体或高嵌体的牙体预备中，邻面箱状洞型边缘相对于邻牙的位置要有利于修复体黏接后的边缘清洁。通常使用探针尖端来评估邻面箱状洞型边缘的密合程度。对于数字化印模，邻面箱状洞型边缘必须要明显地离开邻牙，以便口内扫描仪能够区分两者。当邻牙根方接近牙预备体，或者牙邻面预备时间过长引起邻牙过度移位时，这一点特别重要。

牙体预备中经常会因为先前较大的充填物或龋坏而产生显著的倒凹，在传统取模前必须要封闭倒凹以防止印模变形。然而对于数字化印模，这并不是问题，通过转动调整扫描头可以精确地记录整个倒凹，不会影响数字化印模的精度，并且容易进行数字化设计及处理。

数字化印模的临床指导

很显然，最终修复体的精度只能和牙预备体的复制精度一致。最终修复体的边缘密合以及内部贴合都与牙预备体的印模精度直接相关，这对于数字化印模和传统印模都是一样的。对于印模的精确制取，有许多重要的原则，也同时适应于数字化及传统印模。窝洞预备时必须隔湿，排龈以显露预备体边缘，并且要精确记录能够影响最终修复体的所有牙列及软组织区域。

不管多么简单高效，现在都不可能透过唾液、血液及软组织进行数字化扫描，与传统印模材料一样，数字化扫描仍然对水分及软组织干扰非常敏感。水分，例如唾液或血液，会使牙预备体表面变得模糊，妨碍牙齿及软组织的精确记录。同样的，不充分的排龈也会阻挡边缘区域。数字相机只能记录充分隔离的可见区域。对口内扫描环境的仔细处理能够确保获得精确的数字文件，这对于修复体的密合非常重要。

传统印模时需要充分排龈，以确保边缘处有充足的印模材料，防止从口内取出印模时材料撕裂，并且颈部软组织必须退缩至少 1mm，超过预备边缘，确保边缘区域充分可见，能够使用印模材料准确复制。数字化印模则相对有优势，只需软组织退缩到足以看见边缘区域即可。对于数字扫描仪，可能只需要 150μm 的范围就足以区分软组织，记录边缘区域。基于这一点，二极管激光可以作为数字化印模的辅助设备用于软组织退缩，能够抑制出血，创造干燥的边缘区域（图 4.1）。

数字化印模的一个关键因素是设计数据与实际数据之间的误差。很明显，精确的数字化印模需要收集口内

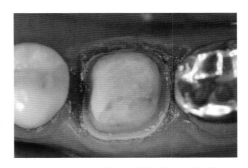

图 4.1　二极管激光排龈的牙预备体

状况的实际数据，而不是推算或估计的数据。传统印模也是一样，被复制到石膏模型上的局部非关键区域的皱褶、撕裂、空洞或气泡并不是口内的实际状况，应被认为是估算数据，只要不影响最终修复体，这些估算数据在传统印模中是可以接受的。但是如果有影响，那么就需要重新取模，现在没有任何技术能够修改印模或者石膏模型。对于数字化印模，同样需要评估关键或者非关键区域的估算数据是否对最终修复体有影响，可以在电脑屏幕上放大及旋转虚拟模型来检查有无数据的扭曲或缺失，特别是能够在虚拟模型上添加缺失的扫描数据，从而避免重新制取整个数字印模，这相对于重取传统印模更加高效。

数字化印模的工作流程

市面上不同系统的数字化印模流程并不相同，主要在于相机和软件引导程序的差异。牙预备完成，排龈及隔湿后，在牙预备体上喷涂适量氧化钛粉末，以提高扫描速度及精度（信息框4.1）。扫描过程不需要一次完成，而是可以重叠记录，软件会将重叠部分合成一个虚拟模型。通常可以先扫描牙预备体及邻牙，评估扫描精度后，再继续扫描任何缺失的数据以及剩余的牙列。对𬌗模型需要单独扫描。

记录患者的咬合关系对于将来修复体的咬合精度非常关键。对于数字化印模，最常用的方法是首先分别扫描上下颌虚拟模型，然后引导患者咬至最大牙尖交错位，软件通过牙列的颊面扫描图像来匹配上下颌虚拟模型，从而确定咬合的垂直距离。目前，没有数字化印模系统能够记录牙列的侧方或前伸运动，但已经有许多系统软件有希望在将来实现这一功能。有研究报道，使用活跃的波前采样数字化印模系统进行颊侧扫描确定的咬合垂直距离的精度与石膏工作模型无明显差异（Poticny 和 Fasbinder，2011）。

生成虚拟模型后，可以从多个视图对其进行评估。一方面可以在显示屏上以更高的放大倍率对预备体进行观察，以评估发送到技工室的预备体边缘是否精确。另外可以定量评估牙预备体到对𬌗牙列的咬合间隙，从而提供充足的修复空间，避免戴牙时过度调改修复体（图4.2）。

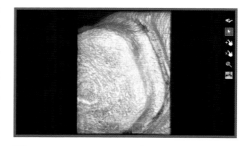

图 4.2　True Definition 数字化印模系统软件显示冠预备体边缘的高倍影像

信息框 4.1 数字化印模流程（True Definition/3M ESPE）

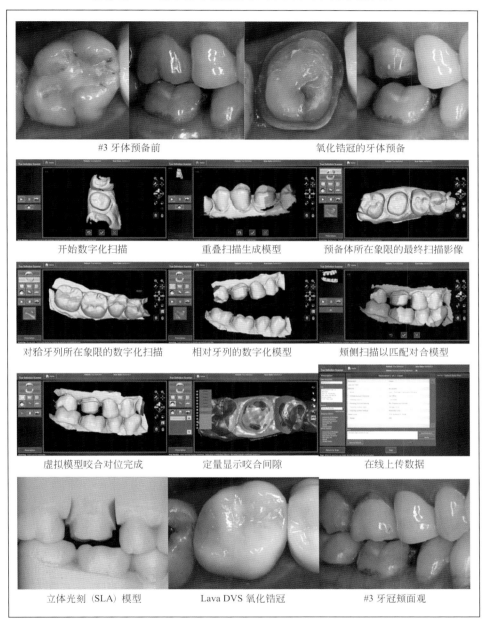

口内数字化印模通常储存为立体光刻文件（.stl 文件）。扫描完成后，在系统软件上生成相应文件并在线发送到技工所。牙科技师下载文件后可以选择多种方式来使用这些数据文件。一个选择是将数据发送到加工中心制作树

脂或聚氨酯模型，然后在模型上进行常规义齿制作，如金属冠或金属烤瓷冠。另一个选择是将这些数据导入 CAD/CAM 软件进行修复体基底或整个修复体的图形设计，并根据修复体类型决定是否需要工作模型，如若制作氧化锆饰瓷冠，则需要工作模型（Fasbinder，2009）。

数字化印模的精度

许多研究表明数字化印模精度至少与传统印模一致。一项研究通过制取全牙列的传统印模与数字化印模，对两种模型的精度进行比较（Ogledzki 等，2011）。使用 Lava COS 及聚醚印模材料分别对试验模型进行扫描及取模，重复 3 次，并生成工作模型，使用商业图形分析软件测量工作模型的精度，结果显示两种取模方法所制取的工作模型的精度没有显著差异。另一项研究对使用传统单相聚醚材料及 CEREC AC BlueCam 和 Lava COS 数字化印模系统所制取的全牙列模型进行比较，结果显示两者的精度没有显著差异（Ender 和 Mehl，2011）。还有一项体外研究分别使用 Lava COS，CEREC AC 和 iTero 口内扫描系统以及两种不同的传统印模技术来制作全瓷冠，并比较其精度（Seelbach 等，2013），冠边缘平均密合度为 Lava COS：（48 ± 25）μm，CEREC AC：（30 ± 17）μm，iTero：（41 ± 16）μm，一步法硅橡胶取模：（33 ± 19）μm，两步法硅橡胶取模：（60 ± 30）μm；冠内部平均密合度为，Lava COS：（29 ± 7）μm，CEREC AC：（88 ± 20）μm，iTero：（50 ± 2）μm，一步法硅橡胶取模：（36 ± 5）μm，两步法硅橡胶取模：（35 ± 7）μm。结果显示，使用任何一种技术所制作的冠边缘及内部密合度均没有显著差异。

还有一些研究报道，数字化印模的精度要高于传统印模。一项研究对使用数字化及传统印模所制取的牙冠的密合度进行了比较（Syrek 等，2010），共选择 20 位患者，对每位患者的相同牙预备体分别使用 Lava COS 系统及硅橡胶进行数字化及传统印模，并分别制作氧化锆冠。结果显示数字化印模方式制作的冠边缘密合度（49μm）要显著优于传统印模（71μm）。还有一项研究对 Lava COS 数字印模系统制作的 Lava DVS 氧化锆冠以及 CEREC AC 数字印模系统制作的 Vita 快速分层牙冠的精度进行了比较（Brawek 等，2013），共 14 位患者，分别使用上述两种数字化印模技术制作后牙牙冠，并且使用复制法来测量其临床密合度。结果显示，Lava COS 的冠密合度［（51 ± 38）μm］要显著优于 CEREC［（83 ± 51）μm］；但是，这种差异没有相关临床意义，因为临床阈值的可接受的范围为 100 ～ 120μm。

有临床研究证实，Lava COS 及 True Defnition 这两种口内扫描数字化印模系统的精度一致（Ender 和 Mehl，2011；Kugel 等，2008；Ogledzki 等，2011）。另外一项临床研究使用 Lava COS 数字印模系统扫描了 37 个冠预备体，制作氧化锆冠，并通过硅橡胶复制法测量其冠边缘及内部密合精度（Scotti 等，2011）。结果显示，冠边缘平均间隙为（48.65 ± 29.45）μm，轴壁平均间隙为（112.03 ± 54.45）μm，前后牙区域的牙冠之间均没有显著差异。还有一项随机对照研究通过传统印模及 Lava COS 数字化印模分别手工及数字化制作 25 颗氧化锆全瓷冠，并使用复制技术对冠边缘及内部密合精度进行了比较（Fasbinder 等，2012b）。结果显示，两种类型氧化锆冠的内部密合度没有显著差异；然而，数字化牙冠的边缘密合度［（51.45 ± 18.59）μm］要优于传统牙冠［（78.62 ± 24.62）μm］。

椅旁 CAD/CAM 系统

CEREC OmniCam（Sirona Dental Systems）和 E4D Dentist（Planmeca E4D Technologies）是目前市面上的两种全程椅旁 CAD/CAM 系统（Levine，2009；Mormann，2006）。椅旁 CAD/CAM 系统除了拥有精确的数字化印模，还包括用于修复体设计的计算机设计软件和修复体制作的切削系统，能够制作嵌体、高嵌体、贴面以及天然牙冠和种植牙冠，也可以在诊室内制作小跨度的固定局部义齿以及临时修复体。

有些牙医可能会不适应在电脑上设计修复体，特别是对于那些习惯于依赖在技工所加工修复体的牙医。为此，CEREC OmniCam 的 CEREC Connect 系统以及 E4D Dentists 系统的 E4D Sky 网络都能提供单独的数字化印模功能，可以在技工所完成修复体制作。

椅旁 CAD/CAM 临床操作流程

不管是 CEREC OmniCam 还是 E4D 椅旁系统，其修复体制作流程基本一致，主要差别在于各自系统的相机、软件及切削设备是相互独立的。在完成牙体预备、排龈、隔湿后，使用相机扫描牙预备体及相邻牙齿（信息框 4.2）。通过扫描最大牙尖交错位的牙列颊侧形态来确定咬合关系。随后通过软件在

信息框 4.2　椅旁 CAD/CAM 工作流程（CEREC OmniCam/Sirona Dental）

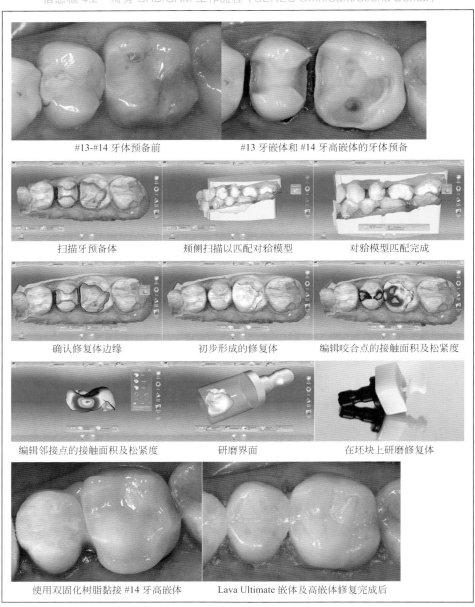

#13-#14 牙体预备前	#13 牙嵌体和 #14 牙高嵌体的牙体预备
扫描牙预备体	颊侧扫描以匹配对颌模型
	对颌模型匹配完成
确认修复体边缘	初步形成的修复体
	编辑咬合点的接触面积及松紧度
编辑邻接点的接触面积及松紧度	研磨界面
	在坯块上研磨修复体
使用双固化树脂黏接 #14 牙高嵌体	Lava Ultimate 嵌体及高嵌体修复完成后

虚拟模型上描记预备体边缘位置，确定修复体范围，然后根据牙预备体，相邻牙及对颌牙的扫描数据在模型上设计修复体。软件还包括许多评估及编辑工具，可以根据病例的特殊情况及医师要求重新设计修复体，如邻接点的面积及松紧度，咬合接触点的面积及松紧度，以及修复体外形。将修复体的最

终设计发送到切削设备，使用所需的修复材料坯块进行切削制作。使用超细金刚砂磨头及抛光工具对修复体进行最终的轮廓修整及抛光。修复体试戴完成后，选择合适的黏合剂黏接。

椅旁 CAD/CAM 系统的精确性

有超过 25 年的实验室和临床研究证实 CEREC 椅旁 CAD/CAM 修复体的精确性（Martin 和 Jedynakiewicz，2000；Estafan 等，2003）。一项体外研究对 CEREC 椅旁 CAD/CAM 及传统技师工艺制作的牙冠边缘精度进行比较（Ellingsen 和 Fasbinder，2002），结果显示两者没有显著差异。CEREC 瓷冠以及复合树脂冠的边缘间隙分别为（64.5±24.7）μm 及（66.0±14.1）μm。另一项研究评估了不同肩台设计的 CEREC 3 系统 CAD/CAM 复合树脂冠的边缘密合度，结果显示，刀状肩台的边缘误差为（105±34）μm，凹面肩台为（94±27）μm，直角肩台为（91±22）μm（Tsitrou 等，2007）。还有一项研究报道了牙预备体聚合度和软件设定的黏合剂补偿空间对 CEREC 牙冠边缘密合度的影响，结果显示，根据黏合剂补偿空间设定的不同，冠边缘间隙平均变化范围为 53～67μm，然而预备体聚合度对其没有影响（Nakamura 等，2003）。

E4D 系统最近刚应用于椅旁 CAD/CAM 修复体的制作，目前对于其冠边缘及内部密合度的研究较少。一项研究对 62 位牙医在 typodont 模拟𬌗架上完成的牙预备体进行评估，并使用 E4D 制作牙冠，对冠边缘密合度进行测评（Renne 等，2012）。使用复制法及视觉检查法，按照瓷修复体的通用标准将每个牙预备体归类为好、中、差三个等级。结果显示，牙预备体的质量显著影响冠边缘密合精度（$P<0.05$）。理想的牙预备体的冠边缘平均密合度为 38.5μm，中等牙预备体的冠边缘平均密合度为 58.3μm，不良牙预备体的冠边缘平均密合度为 90.1μm。另一项体外研究对 E4D 制作的 e.Max CAD 牙冠的边缘及内部密合度进行测量，结果显示，颊侧冠边缘密合度的平均范围为（79.32±63.18）μm，舌侧为（50.39±34.98）μm。

椅旁修复材料

椅旁 CAD/CAM 修复体是一体式的。这意味着整个修复体由一种材料构成，而不是双层结构，没有冠基底及饰瓷层。一体式修复体有许多特性，其修复材料致密均质，没有孔隙，最大程度上提高了其物理性能，并且以特定的块状外形置于 CAD/CAM 切削设备的切削轴上。目前的切削系统一般使用湿磨法在坯块上按照软件设计来成型或研磨所需的修复体。在完成牙齿预备，图像扫描及设计后，就可以进行材料的切削。对于某些修复材料，切削后处理是一步重要操作。

椅旁 CAD/CAM 的修复材料有许多种类（Fasbinder，2010；Fasbinder 等，2012a）（表 4.1）。每种材料都有各自的特性，用于不同的临床状况。修复体的临床效果很大程度上取决于所选的修复材料。美学陶瓷材料含有玻璃成分，具有良好的通透性及中等的挠曲强度。Vitablocs Mark Ⅱ（Vident）和 CEREC Blocs（Sirona Dental Systems）都是长石质玻璃陶瓷，纹理细腻，质地均一，平均颗粒尺寸为 4μm。小颗粒尺寸确保了修复体的高光洁度并能最大程度上降低对殆牙列的磨耗。IPS Empress CAD（Ivoclar）是一种含有 35% ～ 45% 白榴石的强化玻璃陶瓷，类似于 IPS Empress 1，但颗粒尺寸更加细小，为 1 ～ 5μm。这些材料的玻璃成分可以使其进行氢氟酸酸蚀，硅烷偶联剂处理，并且使用树脂黏合剂黏接。黏合剂是这些材料长期成功的关键，因为强度不足，所以不能使用普通的黏合剂，如树脂改良玻璃离子或传统的玻璃离子黏合剂。黏合剂不仅为这些修复体提供黏接固位还能提高其临床强度，抵抗折裂。

表 4.1　椅旁 CAD/CAM 修复材料

材料	品牌	表面处理
白榴石强化黏接陶瓷	IPS EmpressCAD（Ivoclar）	60s 氢氟酸酸蚀；硅烷偶联剂处理
长石质黏接陶瓷	Vita Mark Ⅱ（Vident）Sirona Blocs（Sirona）	60s 氢氟酸酸蚀；硅烷偶联剂处理
高强度二硅酸锂陶瓷	IPS emaxCAD（Ivoclar）	20s 氢氟酸酸蚀；硅烷偶联剂处理
混合陶瓷	Enamic（Vident）	60s 氢氟酸酸蚀；硅烷偶联剂处理
纳米陶瓷	Lava Ultimate（3M ESPE）	30 ～ 50μm 二氧化硅空气喷砂；硅烷偶联剂处理
复合树脂	Paradigm MZ100（3M ESPE）	30 ～ 50μm 二氧化硅空气喷砂；硅烷偶联剂处理
丙烯酸临时材料	TelloCAD（Ivoclar）Vita CAD-Temp（Vident）	30 ～ 50μm 二氧化硅空气喷砂；硅烷偶联剂处理

注：除了 Vita 材料仅用于 CEREC 系统，其他所有材料均适用于 E4D 和 CEREC 系统。

相对于美学陶瓷材料，IPS e.Max CAD（Ivoclar）具有很高的挠曲强度及断裂韧性，含有 40% 体积分数的 0.2 ～ 1.0μm 的硅酸锂晶体。这些部分晶体结构的存在使材料坯块相对较软，易于切削，能够避免金刚砂磨头的过度磨耗及材料损伤。但切削完成后，需要在真空瓷炉中进行烧结，以完成二硅酸锂的晶体化。烧结完成后，玻璃陶瓷的晶粒尺寸更加细小，约 1.5μm，并且玻璃基质的晶体体积达到 70%。

最近推出的纳米陶瓷及混合陶瓷兼具复合树脂材料的操作便利性及陶瓷材料的强度及光洁度。Lava Ultimate（3M ESPE）含有 20nm 的二氧化硅颗粒，4 ～ 11nm 的氧化锆颗粒，所有这些凝集的二氧化硅及氧化锆纳米颗粒团都镶嵌在高度交联的聚合物基质中，陶瓷填料的比例约为 80%。Vita Enamic（Vident）由双网络结构组成，陶瓷及聚合物相互浸润交织。厂家宣称，这种材料兼具陶瓷及复合树脂的优点，强度及弹性俱佳；并且与纯牙科陶瓷相比，其聚合物网络能够降低脆性，防断裂性能优秀。

市面上有两种复合树脂块也能用于椅旁 CAD/CAM 系统。一种用于最终修复体，另一种用于长期的临时修复体。Paradigm MZ100（3M/ESPE）是一种复合树脂块，基于 Z100 合成化学技术，并通过专门处理实现最大程度的交联（Rusin，2001）。Paradigm MZ100 的氧化锆 - 二氧化硅填料质量达到 85%，平均颗粒尺寸为 0.6μm，其放射线阻射，且拥有 6 种颜色，适合用于最终修复体。CAD/CAM 临时树脂材料可用于椅旁制作的长期使用的牙冠及固定桥。CAD/CAM 加工避免了传统自固化或光固化丙烯酸树脂的空气抑制层以及聚合收缩。Vita CAD-Temp blocks（Vident）是一种高度交联的微细填料复合树脂，树脂块尺寸达到 40 ～ 50mm，用于多单位固定桥修复。Telio CAD(Ivoclar)是一种可研磨的交联聚甲基丙烯酸甲酯（PMMA）树脂块，用于临时冠及固定桥。除了该树脂块，Telio 系统还包括自固化复合材料，脱敏剂及黏合剂。拥有 40mm 和 55mm 两种尺寸及 6 种颜色。

临床使用寿命

椅旁 CAD/CAM 修复体的临床存活率是重要的临床评价指标。长期的临床随机对照研究被认为是最能够提供正确的临床研究证据的实验设计。这些研究中所使用的随机分配程序能够最大程度上减少偏差，因此能够平衡我们已知或未知的干扰因素，确保患者治疗的平均分配。除此之外，回顾性研究能够在较短时间内从过去的资料中搜集大量数据，而不用随时间跟踪患者

（修复体）。但是这些研究不能标准化，因此会产生大量偏差及固有偏倚。不管研究类型是什么，最常用的修复体临床评价方法是美国公共卫生署（USPHS）标准以及其改良版本。其中对修复体的许多特征进行评估及跟踪，包括颜色匹配、边缘变色、解剖外形、边缘抛光、边缘密合、表面光洁度、继发龋坏以及天然牙或修复体的折裂。

少数椅旁 CAD/CAM 修复体也会出现术后敏感；然而，大多数的临床研究报道这些敏感症状较为温和，在窝洞预备的可接受范围内，通常无需治疗，观察一段时间后会逐渐缓解。不可复性牙髓炎则极少发生，通常与术前牙齿的过度损伤有关。同样，椅旁 CAD/CAM 修复体的边缘继发龋坏也鲜有报道，这可能与这些研究中严格的适应证把控有关，所选择的患者通常只需要制作较大的修复体，其他条件都很稳定。因此，文献中的研究数据主要集中于修复体的表面变化，例如解剖外形的恢复、表面光洁度质量、材料破碎或断裂的早期表现以及修复体的边缘特性，如增加边缘检测及边缘变色的随访。

目前有大量关于 CEREC 修复体长期临床表现的文章，但其他椅旁系统的临床证据却非常缺乏。这是由于 CEREC 系统早在 20 世纪 90 年代就开始上市，而其他系统最近才被引进。关于软件早期版本临床应用的综述及研究主要集中发表在 1991 ～ 2006 年（Fasbinder，2006）。一篇系统综述回顾了 29 项临床研究的 2862 个 CEREC 瓷嵌体，结果显示，4.2 年随访后的存活率为 97.4%（Martin 和 Jedynakiewicz，1999）。最常见的并发症为崩瓷，其他较为少见的并发症包括牙齿折断、黏合剂脱落及术后敏感。另一篇重点关注于存活率的近期系统综述总结了 16 项长期临床试验的评估数据（Wittneben 等，2009），总共 1957 颗单牙 CAD/CAM 修复体，超过 3 年的功能性随访，48% 的修复体进行前瞻性分析，52% 为回顾性分析，平均暴露时间为 7.9 年。每 100 个修复体每年的失败率为 1.75%（95% CI 1.22% ～ 2.52%），5 年后的存活率为 91.6%。最常见的失败并发症为修复体或天然牙的折断。此外，长石质陶瓷修复体的 5 年存活率最高，相反，玻璃陶瓷修复体的 5 年存活率最低。

在 CEREC 文献中，许多研究都有关于 CAD/CAM 制作的长石质陶瓷修复体或 Vitablocs Mark Ⅱ 修复体。Posselt 和 Kerschbaum 回顾了私人诊所中 794 位患者的 2328 颗嵌体及高嵌体，结果显示，9 年后有 35 个失败的修复体，Kaplan–Meier 生存概率为 5 年 97.4%，9 年 94.5%（Posselt 和 Kerschbaum，2003）。另一项研究调查了私人诊所中 108 位患者的 200 个 Vitablocs Mark Ⅱ

修复体，结果显示，10 年后的 Kaplan–Meier 生存概率为 90.4%（Otto 和 De Nisco，2002）。该研究的随访报道显示，17 年后的成功率为 88.7%（Otto 和 Schneider，2008）。从 1991～2006 年，一系列文章报道了 1011 颗 CEREC 修复体的临床状况，随访时间最长达到 18 年（Reiss 和 Walther，1991；Reiss 和 Walther，2000；Reiss，2006）。5 年后，存活概率为 95%，7 年后为 91.6%。第 10 年的存活概率为 90%，然而在第 16.7 年降至 84.9%。Federlin 及其同事（Federlin 等，2006）通过左右半口随机配对设计，对 29 个 Vitabloc Mark Ⅱ CEREC 高嵌体及铸造金属高嵌体进行 2～3 年的随访，数据显示，2 年后只出现一例陶瓷高嵌体折裂及 2 例轻度崩瓷，3 年后的失败率升至 6.9%，但是 Vitabloc Mark Ⅱ 和金属铸造嵌体的存活率没有显著差异，只是在边缘密合度方面差异明显，但作者认为椅旁陶瓷高嵌体符合美国验收指南协会关于后牙齿色修复材料的标准（10% 的失败率）（Federlin 等，2006；Federlin 等，2007）。另一项临床研究也得出相近的生存率，60 名牙科学生经过包含 15h 的交互式计算机 CEREC 课程的指导及培训后，制作了 60 个 Vitabloc Mark Ⅱ CEREC 嵌体，2 年后出现 4 个失败病例（失败率为 6.7%），包括：2 例需要根管治疗的牙齿（最初的 6 个月内），1 例高嵌体折断，1 例嵌体的边缘密合不良。此外，没有出现继发龋坏，没有显著的颜色匹配，表面纹理及解剖外形的变化。另外，这项研究及其类似研究还发现一个常见问题，就是随着时间推移，边缘匹配及颜色的差异会逐渐明显，但并没有统计学意义（Wrbas 等，2007）。而另有研究报道，经验不足的牙科学生使用 Vitablocs Mark Ⅱ 制作 20 个 CEREC 嵌体冠的失败率略高，失败病例出现在第 12 个月（天然牙和修复体折断）及第 18 个月（局部瓷层厚度不足），失败率为 10%。并且随着观察时间延长，边缘变色及间隙也在不断增加。CEREC 嵌体冠在第 13 个月的 Kaplan–Meier 存活率为 96%，2 年后为 90%（Bernhart 等，2010）。相反，另一项长期研究结果则不同，该研究对 310 个 CEREC 高嵌体的长期表现进行评估，所有的修复体均由同一位牙医制作，并尽可能保证修复体边缘位于釉质范围，经过 8 年随访，对 286 个高嵌体进行评估，存活率达到 99.3%，仅有的两个失败修复体出现在一位咬合功能紊乱患者的上颌前磨牙（Arnetzl 和 Arnetzl，2012）。还有一项随机对照临床试验对 Vitabloc Mark Ⅱ 高嵌体的临床表现进行评价，所有修复体由一位 4 年级的牙科学生完成，使用自黏接树脂水门汀黏合（RelyX Unicem，3M ESPE）（Schenke 等，2012）。该研究同时也对选择性釉质酸蚀进行评估，在每位患者中，一个高嵌体采用自酸蚀技术进行黏接，另一个则采用选择性酸蚀。结果显示，2年后，修复体边缘密合度及颜色均发生显著变化，但是两个黏接组之间却没有统计学差异。作者结论认为选择性釉质黏接对结果没有显著影响（每组各有一个高嵌体的黏合剂脱落；自酸蚀组中两个高嵌体折断）。还有两项长期研究指出，随时间延长，失败修复体会以缓慢的速度不断出现。在第一个研究中，没有统一修复体的类型，因为研究目的是总体评估椅旁全瓷修复体（Roggendorf 等，2012）。因此，包含多种修复体设计，如高嵌体，冠（常规冠、回切冠、种植冠及嵌体冠）以及贴面，并且使用两种不同的 CAD/CAM 坯料（Vitablocs Mark Ⅱ 和 ProCAD）。7年的随访中，对原来78个修复体中的59个按照改良的 USPHS 标准进行评估。总共有8个失败病例，7年的存活率为86.9%，年失败率为1.9%。修复体种类及材料类型对其没有显著影响。第二个长期随机临床研究对80个嵌体的长期表现进行评估，这些嵌体由复合材料（Paradigm MZ100，3M ESPE）或长石质陶瓷（Vitablocs Mark Ⅱ）切削而来，全酸蚀后（Fasbinder 等，2013b）使用双固化树脂黏合剂（RelyX ARC，3M ESPE）进行黏接。10年后，有71个嵌体参与评估，结果显示，两种材料嵌体之间的边缘密合度没有显著差异；然而，两种材料嵌体都因为黏合剂的磨耗而出现边缘密合度的显著降低。复合材料组的折断数更少，Paradigm MZ100 与 Vitablocs Mark Ⅱ 的存活率分别为95%和87.5%。考虑到观察时间的长度，复合材料嵌体的年失败率为0.5%，而瓷嵌体为1.25%，因此，CAD/CAM 嵌体会随着时间延长不断出现失败病例，但失败率较低。

一些发表的临床研究专门关注于白榴石强化的 CAD/CAM 修复体。Guess 等在一项前瞻性临床调查中对 IPS e.Max Press 及 ProCAD 制作的磨牙高嵌体进行评估（Guess 等，2009），结果显示，ProCAD 高嵌体在第3年的 Kaplan–Meier 生存概率为97%，而 IPS e.Max Press 高嵌体为100%。只有一例 ProCAD 高嵌体发生折断，作者结论认为，咬合边缘树脂黏合剂的磨耗问题是影响修复体长期成功的关键因素。另一项随机临床研究对采用自酸蚀，自黏接树脂进行黏接的白榴石及长石质 CEREC 高嵌体进行对比，结果显示，两种材料在第3年的临床表现没有显著差异（Fasbinder 等，2011），在第5年随访时，结果仍然如此（Fasbinder 等，2013a）。若按照 USPHS 标准，在第5年时，这两种材料的边缘密合度与基线数值没有显著差异（图4.3～图4.7）。

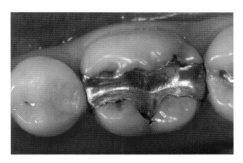

图 4.3 #30 牙的术前观

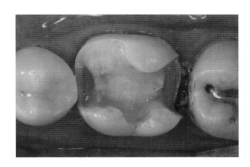

图 4.4 #30 牙椅旁 CAD/CAM 高嵌体预备完成

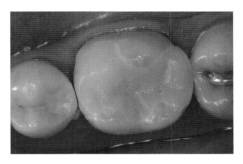

图 4.5 牙体预备当天即刻佩戴白榴石椅旁陶瓷高嵌体（Paradigm C）

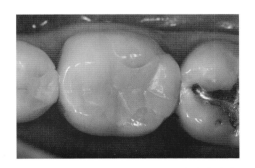

图 4.6 #30 牙佩戴白榴石椅旁陶瓷高嵌体 3 年后随访（Paradigm C）

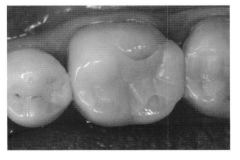

图 4.7 #30 牙佩戴白榴石椅旁陶瓷高嵌体 5 年后随访（Paradigm C）

如果为了探测修复体边缘磨损的早期趋势，则要使用一套更具有辨识力的标准。Alpha-1 表示不能探测到修复体边缘，Alpha-2 表示能够探测到修复体边缘，但少于咬合边缘的 50%，Alpha-3 表示修复体边缘明显，超过咬合边缘的 50%。使用这套更具辨识力的标准之后，就会发现两种材料的局部裂隙随时间逐渐增大，第 5 年数据和基线数据之间有显著的差异。关于

IPS e.Max CAD 的临床研究较少。Guess 及其同事在前面提到的一项关于 IPS e.Max Press 和 ProCAD 磨牙高嵌体的研究中报道，IPS e.Max Press 高嵌体在第 3 年的 Kaplan–Meier 生存概率为 100%（Guess 等，2009）。Reich 及其同事对椅旁 CAD/CAM e.max CAD 牙冠进行临床研究（Reich 等，2010），34 位患者总计 41 个 e.Max CAD 全冠，两年后，1 个牙冠出现继发龋坏，两个牙需要根管治疗。一项正在进行中的长期研究对 100 个 IPS e.Max CAD 全冠进行评估（Fasbinder 等，2010；Fasbinder 等，2012a），第一批 62 个牙冠使用自酸蚀黏合剂及树脂水门汀或者自黏接树脂黏合剂进行黏接。第二批 38 个牙冠随后使用一种新型的自酸蚀自固化黏合剂进行黏接。每个全冠都使用同一套 CEREC 系统制作。2 年后没有出现牙冠失败（100% 存活率），并且没有崩瓷或折裂。5 年的数据正在收集当中，将继续观察这些趋势（图 4.8 ～图 4.11）。

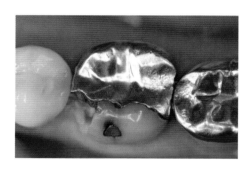

图 4.8　#19 牙的术前观

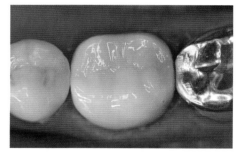

图 4.9　口内即刻戴入椅旁 CAD/CAM 二硅酸锂全冠（IPS e.MaxCAD）

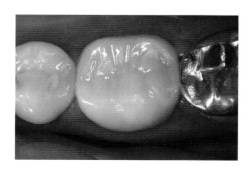

图 4.10　#19 椅旁 CAD/CAM 二硅酸锂全冠（IPS e.MaxCAD）修复后 3 年随访

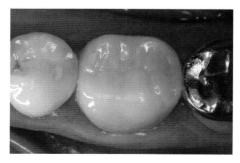

图 4.11　#19 椅旁 CAD/CAM 二硅酸锂全冠（IPS e.MaxCAD）修复后 5 年随访

总结

总之，目前的临床证据显示，CAD/CAM 修复体的临床表现理想，并且有良好的可预期性。只要仔细地运用黏接技术，修复体的黏接固位就不是问题。术后的敏感及继发龋坏也鲜有发生。边缘密合性在最开始的时候没有问题，然而，随着时间延长以及黏合剂的磨耗，边缘不连续及变色的问题也会逐渐显现。根据美国验收指南协会标准，尽管随着时间延长，会出现材料崩脱及折裂，但均位于可接受范围。

计算机技术的临床应用是口腔医学近年来最显著的进展。实验室及临床证据证实了数字化流程的精度。许多临床研究也报道了这些修复体的临床成功及耐久性。计算机系统不断发展，临床应用范围逐渐扩大至多单位的修复体及种植体。成功的数字化印模也离不开传统印模中的技术，如排龈、隔湿，这将确保图像采集及数据记录的精确性。

参考文献

Arnetzl, G.V. & Arnetzl, G. (2012) Reliability of nonretentive all-ceramic CAD/CAM overlays. *International Journal of Computerized Dentistry*, **15**, 185−197.

Bernhart, J., Bräuning, A., & Altenburger, M.J., et al. (2010) Cerec3D endocrowns−two-year clinical examination of CAD/CAM crowns for restoring endodontically treated molars. *International Journal of Computerized Dentistry*, **13**, 141−154.

Beuer, F., Schweiger, J., & Edelhoff, D. (2008) Digital dentistry: an overview of recent developments for CAD/CAM generated restorations. *British Dental Journal*, **204**, 505−511.

Brawek, P.K., Wolfart, S., & Endres, L., et al. (2013) The clinical accuracy of single crowns exclusively fabricated by digital workflow−the comparison of two systems. *Clinical Oral Investigations*, **17**, 2119−2125.

Ellingsen, L.A. & Fasbinder, D.J. (2002) In vitro evaluation of CAD/CAM ceramic crowns. *Journal of Dental Research*, (Special Issue A), 2640.

Ender, A. & Mehl, A. (2011) Full arch scans: conventional versus digital impressions--an in-vitro study. *International Journal of Computerized Dentistry*, **14**, 11−21.

Estafan, D., Dussetschleger, F., & Agosta, C., et al. (2003) Scanning electron microscope evaluation of CEREC II and CEREC III inlays. *General Dentistry*, **51**, 450−454.

Fasbinder, D.J. (2006) Clinical performance of chairside CAD/CAM restorations. *The Journal of the American Dental Association*, **137**(Suppl), 22S−31S.

Fasbinder, D.J. (2009) Digital workflow for the LAVA COS system. *Insite Dentistry*, 114−117.

Fasbinder, D.J. (2010) Materials for chairside CAD/CAM restorations. *Compend Contin Educ Dent*, **31**, 702−4.706, 708

Fasbinder, D.J., Dennison, J.B., & Heys, D., et al. (2010) A clinical evaluation of chairside lithium disilicate CAD/CAM crowns: a two-year report. *The Journal of the American Dental Association*, **141**(Suppl 2), 10S−14S.

Fasbinder, D.J., Dennison, J.B., & Heys, D., et al. (2012a) Clinical evaluation of lithium disilicate chairside CAD/CAM crowns at 4 years. *Journal of Dental Research*, **91**, 645.

Fasbinder, D.J., Neiva, G.F., & Dennison, J., et al. (2011) Clinical evaluation of CAD/CAM-generated ceramic onlays. *Journal of Dental Research*, **90**, 378.

Fasbinder, D.J., Neiva, G.F., & Dennison, J.B., et al. (2013a) Clinical evaluation of CAD/CAM-generated ceramic onlays: 5-year report. *Journal of Dental Research*, **92**, 177.

Fasbinder, D.J. (2012b) Evaluation of zirconia crowns made from conventional and digital impressions. *Journal of Dental Research*, **91**, 644.

Fasbinder, D.J., Neiva, G.F., & Dennison, J.B., et al. (2013b) Clinical performance of CAD/CAM-generated composite inlays after 10 years. *Journal of Cosmetic Dentistry*, **28**, 135−144.

Federlin, M., Männer, T., & Hiller, K., et al. (2006) Two-year clinical performance of cast gold vs ceramic partial crowns. *Clinical Oral Investigations*, **10**, 126−133.

Federlin, M., Wagner, J., & Männer, K., et al. (2007) Three-year clinical performance of cast gold vs ceramic partial crowns. *Clinical Oral Investigations*, **11**,

345–352.

Guess, P.C., Strub, J.R., & Steinhart, N., et al. (2009) All-ceramic partial coverage restorations--midterm results of a 5-year prospective clinical splitmouth study. Journal of Dentistry, 37, 627–637.

Kugel, G., Chaimattayompol, N., & Perry, R., et al. (2008) Comparison of digital vs. conventional impression systems for marginal accuracy. Journal of Dental Research, 87, 1119.

Levine, N. (2009) To the sky and beyond. Dental Products Report, 116.

Martin, N. & Jedynakiewicz, N.M. (1999) Clinical performance of CEREC ceramic inlays: a systematic review. Dental Materials, 15, 54–61.

Martin, N. & Jedynakiewicz, N.M. (2000) Interface dimensions of CEREC-2 MOD inlays. Dental Materials, 16, 68–74.

Mormann, W.H. (2006) The evolution of the CEREC system. The Journal of the American Dental Association, 137(Suppl), 7S–13S.

Nakamura, T., Dei, N., & Kojima, T., et al. (2003) Marginal and internal fit of Cerec 3 CAD/CAM all-ceramic crowns. The International Journal of Prosthodontics, 16, 244–248.

Ogledzki, M., Wenzel, K., & Doherty, E., et al. (2011) Accuracy of 3M-Brontes stereolithography models compared to plaster models. Journal of Dental Research, 90, 1060.

Otto, T. & De Nisco, S. (2002) Computer-aided direct ceramic restorations: a 10-year prospective clinical study of Cerec CAD/CAM inlays and onlays. The International Journal of Prosthodontics, 15, 122–128.

Otto, T. & Schneider, D. (2008) Long-term clinical results of chairside Cerec CAD/CAM inlays and onlays: a case series. The International Journal of Prosthodontics, 21, 53–59.

Plourde, J., Harsono, M., & Fox, L., et al. (2011) Marginal and internal fit of E4D CAD/CAM all-ceramic crowns. Journal of Dental Research, 90, 638.

Posselt, A. & Kerschbaum, T. (2003) Longevity of 2328 chairside Cerec inlays and onlays. International Journal of Computerized Dentistry, 6, 231–248.

Poticny, D. & Fasbinder, D.J. (2011) Accuracy of digital model articulation. Journal of Dental Research, 90, 131.

Reich, S., Fischer, S., & Sobotta, B., et al. (2010) A preliminary study on the short-term efficacy of chairside computer-aided design/computer-assisted manufacturing- generated posterior lithium disilicate crowns. The International Journal of Prosthodontics, 23, 214–216.

Reiss, B. (2006) Clinical results of Cerec inlays in a dental practice over a period of 18 years. International Journal of Computerized Dentistry, 9, 11–22.

Reiss, B. & Walther, W. (1991) Survival analysis and clinical evaluation of CEREC restorations in a private practice. In: International Symposium on Computer Restorations, p. 214. Quintessence, Berlin.

Reiss, B. & Walther, W. (2000) Clinical long-term results and 10-year Kaplan-Meier analysis of Cerec restorations. International Journal of Computerized Dentistry, 3, 9–23.

Renne, W., McGill, S.T., & Forshee, K.V., et al. (2012) Predicting marginal fit of CAD/CAM crowns based on the presence or absence of common preparation errors. The Journal of Prosthetic Dentistry, 108, 310–315.

Roggendorf, M.J., Kunzi, B., & Ebert, J., et al. (2012) Seven-year clinical performance of CEREC-2 all-ceramic CAD/CAM restorations placed within deeply destroyed teeth. Clinical Oral Investigations, 16, 1413–1424.

Rusin, R.P. (2001) Properties and applications of a new composite block for CAD/CAM. The Compendium of Continuing Education in Dentistry, 22, 35–41.

Schenke, F., Federlin, M., & Hiller, K.A., et al. (2012) Controlled, prospective, randomized, clinical evaluation of partial ceramic crowns inserted with RelyX Unicem with or without selective enamel etching. Results after 2 years. Clinical Oral Investigations, 16, 451–461.

Scotti, R., Cardelli, P., & Baldissara, P., et al. (2011) Clinical fitting of CAD/CAM zirconia single crowns generated from digital intraoral impressions based on active wavefront sampling. The Journal of Dentistry, In Press.

Seelbach, P., Brueckel, C., & Wostmann, B. (2013) Accuracy of digital and conventional impression techniques and workflow. Clinical Oral Investigations, 17, 1759–1764.

Syrek, A., Reich, G., & Ranftl, D., et al. (2010) Clinical evaluation of all-ceramic crowns fabricated from intraoral digital impressions based on the principle of active wavefront sampling. Journal of Dentistry, 38, 553–559.

Tsitrou, E.A., Northeast, S.E., & van Noort, R. (2007) Evaluation of the marginal fit of three margin designs of resin composite crowns using CAD/CAM. Journal of Dentistry, 35, 68–73.

Wittneben, J.G., Wright, R.F., & Weber, H.P., et al. (2009) A systematic review of the clinical performance of CAD/CAM single-tooth restorations. The International Journal of Prosthodontics, 22, 466–471.

Wrbas, K.T., Hein, N., & Schirrmeister, J.F., et al. (2007) Two-year clinical evaluation of Cerec 3D ceramic inlays inserted by undergraduate dental students. Quintessence International, 38, 575–581.

5 数字化口腔固定修复

Julie Holloway

引言

CAD/CAM 技术的发展已远远超过其最初刚引进时简单的口内扫描及修复体切削功能。切削设备现在已经能够切削复杂的内部及外部几何形状，从而将 CAD/CAM 技术的应用范围从简单的嵌体/高嵌体扩大到整个口腔固定修复学的范畴。随着多轴切削设备引入到口腔领域，专门用于 CAD/CAM 全冠修复体及多单位修复体的高强度材料也指日可待。此外，口内扫描仪的分辨率及操作便利性也不断提高，因此在几分钟内就能完成整个牙列的扫描，而不仅仅是几颗牙齿。

对熟练掌握传统技术的牙医来说，向数字化技术转变会增加设备、软件及培训学习的成本。但数字化流程所带来的效率提升将会弥补这些花费，对执业牙医及牙科技师来说都是这样。此外，执业牙医也将有更多的选择，将这些先进技术融入实践流程中来（图 5.1）。

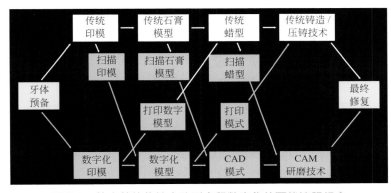

图 5.1　从完整的传统方法到全程数字化的可能流程组合

口内扫描数据能够制成实体模型或者生成数字化模型来进行修复体的计算机辅助设计（图 5.2）。最终的单冠修复体可以直接从陶瓷或合金中切削而成，而更复杂的多单位修复体可以通过切削预烧结或熔模材料进行间接制作（图 5.3）。对于牙科技师，CAD/CAM 技术能够使设计及制作程序更加规范。各种各样的材料和技术使得牙医和技师能够根据每位患者的功能及美学需求来选择最合适的方法和材料。

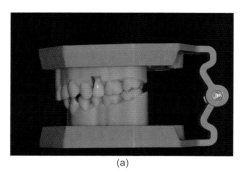 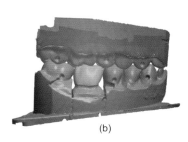

(a)   (b)

图 5.2 （a）戴有 CAD/CAM 瓷冠的打印树脂模型（David G. Gratton 医师惠赠）；（b）带有虚拟冠设计的数字化模型

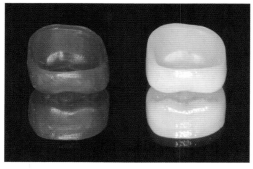

图 5.3 用于传统铸造技术的 CAD/CAM 蜡型及 CAD/CAM 全氧化锆冠

用于口腔固定修复体制作的 CAD/CAM 材料

用于固定修复体制作的材料可以按照许多不同方式进行分类：强度、成分、用途、制作方法。CAD/CAM 材料按应用基本上分为三类：代型材料、熔模材料和修复体材料。

代型材料

用于固定修复体制作的代型必须符合以下要求：

- 必须精确复制牙预备体的几何形态。
- 必须没有气泡及形变。
- 必须包含整个牙预备体，位于终止线根方 0.5 ～ 1.0mm。
- 必须保证预备体边缘充分可视。

通常将石膏灌入牙预备体的弹性印模来制作最终代型。具有价格低，制作快速简便，尺寸精确的优点。然而，石膏代型的抗磨损能力较差，并且在调制石膏时要仔细，避免空气进入形成的气泡。也可通过数字化印模来制作代型，其优势在于能够进行数字化处理、储存，并且能够轻松地实现牙医及技师共享（图 5.4）。如果想要将数字化印模转变为实体代型，目前有两种方法：树脂的计算机辅助切削或打印。两种方法制作的代型均有良好的强度及耐磨性。

熔模材料

铸造合金和压铸全瓷固定修复体的熔模通常用蜡来制作。蜡是一种脆弱的材料，容易因操作或温度变化引起形变。熔模制作也可以通过数字化数据的计算机设计、蜡块（图 5.5）或树脂块的切削以及树脂打印来实现。大的坯块还允许在同一切削任务内切削多个熔模（图 5.6）。CAD/CAM 树脂熔模具有良好的强度，并且对温度变化不敏感，可以用来制作大而复杂的支架，防止连接处的微小形变影响整个支架的精度。它们也可以用于制作压铸陶瓷贴面基底的 CAD/CAM 熔模。

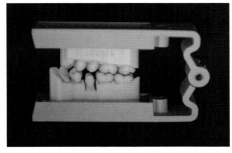

图 5.4 固定修复体的打印树脂代型（David G. Gratton 医师惠赠）

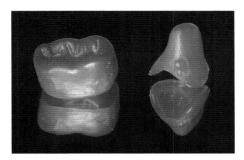

图 5.5 切削的蜡型，全冠（左）和基底冠（右）

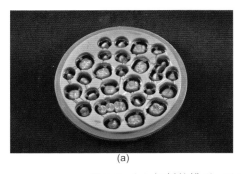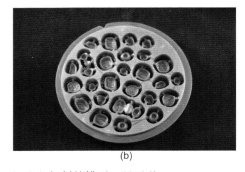

图 5.6 （a）切削的蜡型，殆面观；（b）切削的蜡型，凹面观

修复体材料

全程 CAD/CAM 固定修复体由商业坯块材料切削而成。与牙科技师手工制作的修复体相比，这些坯块在控制条件下制作，提高了材料的均质性，减少了气泡及杂质，降低了材料脆性。用于最终修复体制作的 CAD/CAM 材料种类包括：

- 复合树脂。
- 复合树脂 / 陶瓷混合材料。
- 陶瓷。
- 玻璃陶瓷。
- 合金。

CAD/CAM 固定修复材料的加工过程可以分为硬切削和软切削。硬切削是指从已经最终微结构成形的材料块中切削修复体，切削完成后，最终修复体仅需抛光和上釉即可黏接。软切削加工的为坯料，需要进一步热处理来生成最终微结构及机械特性。通常需要技工的支持来进行热处理，染色以及添加饰瓷。

硬切削

硬切削材料都处于其最终状态，无需额外的热处理来达到其最终硬度和强度。通常用于制作全冠修复体，切削后只需要进行抛光和 / 或染色及上釉。硬切削材料的类型包括复合树脂，复合树脂 / 陶瓷混合材料以及一些陶瓷材料。这些材料最常通过牙科切削设备来制作单一单位修复体（图 5.7），见第 3 章。

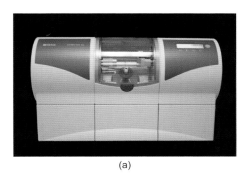
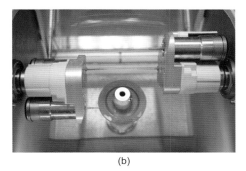

(a)　　　　　　　　　　　　(b)

图 5.7　（a）牙科切削设备；（b）牙科切削设备的切削舱

复合树脂

复合树脂材料由无机颗粒填料加强，质地较软，易于切削。然而，其缺点包括：耐磨性差，边缘微渗漏，与陶瓷材料相比颜色的长期稳定性差。而用于硬切削的新型 CAD/CAM 复合树脂具有更高的强度，上述缺点也得以改进。这些材料价格更低，限用于最终的单颗全冠修复体或长期的临时修复体。最近出现的"树脂纳米陶瓷"引起人们关注（Koller 等，2012），厂家提供 10 年的抗折裂保证。

陶瓷材料

用于诊室硬切削设备的陶瓷材料通常含有较高的玻璃基质成分，使其更加通透易于切削，但同时脆性较高，承受的负荷较低，并且薄弱区域（边缘）在切削过程中容易折裂，因此在黏接前需要仔细检查有无裂缝。切削完成后需要抛光或上釉，以降低其表面粗糙度。目前，用于诊室硬切削设备（图 5.8）的材料按照晶体组成可以分为：

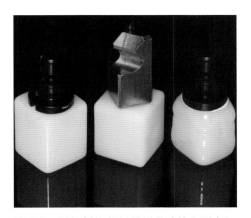

- 长石质陶瓷。
- 白榴石陶瓷。
- 氧化锆增强型硅酸锂。

图 5.8　硬切削修复材料样品（从左到右）：复合树脂、白榴石强化陶瓷、氧化锆强化型硅酸锂陶瓷

用于全冠修复体的长石质（图5.9）及白榴石陶瓷的强度最低（约140MPa），仅限于前牙修复。它们含有较高的玻璃成分，通透性与天然牙接近，因此可用于瓷贴面修复。这些材料可以经过酸蚀及硅烷处理后使用树脂黏合剂黏接到牙齿结构（釉质）。

最近，出现一种新型牙科陶瓷材料，"氧化锆加强型硅酸锂"，在其硅酸锂玻璃陶瓷中分布有10%的氧化锆微粒（图5.10）。根据厂家宣称的材料特性，它们可以在切削后直接黏接，也可以经过热强化处理后进行黏接，其切削状态具有高通透性，但强度较低（约200MPa），经过热处理其强度可以提升到370MPa(Larson,2013）。还需要更多的数据来研究这中材料的特性及临床表现。

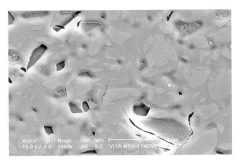 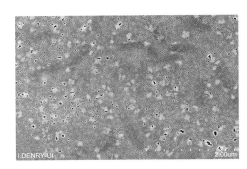

图5.9 长石质陶瓷的微观形态，可见晶体周边的大量玻璃基质（Courtesy Dr. Isabelle Denry）　图5.10 新型"氧化锆加强型硅酸锂"陶瓷的微观形态（Courtesy Dr. Isabelle Denry）

对于氧化锆陶瓷（zirconia）的加工，可以直接切削致密的烧结材料，但最通常还是在较软的预烧结阶段进行切削。在氧化锆材料刚引进到牙科领域时，采用的是完全烧结材料的硬切削；然而，这需要更强大的切削设备。硬切削的支持者认为其修复体边缘更加精确，因为烧结收缩已经提前发生。反对者则认为硬切削会引起材料裂纹或破碎，从而导致修复体失败。此外，硬质材料也会导致工具磨损问题，这也是硬切削逐渐减少，软切削逐渐兴起的原因。在这里只是从历史角度提到牙科氧化锆硬切削技术。随着更先进的切削设备的出现，如旋转超声加工设备（压电式超声振动加速旋转金刚石切削），硬切削将会重获繁荣。

合金材料

硬切削合金通常在技工所进行加工，在大合金块中切削牙冠或固定桥

（FDP）支架（图5.11）。钛及钛合金块通常用来切削制作种植基台及上部结构；然而，较少用于全冠或固定桥。但CAD/CAM切削技术的应用使得钛及钴铬合金重焕生机，因为它解决了贱金属合金铸造困难以及边缘精密度的问题。与金合金相比，贱金属更加便宜，密度低但强度高，能够常规添加饰瓷。考虑到黄金的价格，贱金属的需要量也逐渐增加。贵金属不常用于切削制作，因为金属块的成本很高，切削碎屑也不能回收使用。制作合金修复体的其他方法包括：电火花加工（一种在石墨代型上的火花蚀刻形式）以及一种新型的粉末冶金技术，指切削压缩的钴铬合金粉末块后进行烧结，其过程与软切削类似（Fasbinder等，2010）。

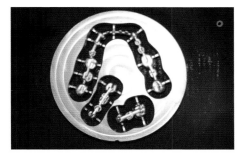

图5.11　带有切削FDPs的合金块（David G. Gratton医师惠赠）

软切削

软切削材料的最终状态通常不易于使用金刚石钻头进行切削，因此需要在其最终致密成型前进行切削。牙科技师使用自动切削能够制作多种修复体，而且不需要使用金刚石钻头（图5.12）。软质的预烧结坯料或半结晶坯块在切削后进行热处理以最终烧结或结晶。预烧结坯体在烧结过程中发生明显的收缩（约20%），而半结晶材料在结晶过程中则不会发生。由于不透光性，有些材料还需要进行饰瓷以达到理想的美学效果。根据晶体结构不同，这些材料可以分为：

- 二硅酸锂玻璃陶瓷。
- 氧化镁铝陶瓷。
- 氧化铝陶瓷。
- 氧化锆陶瓷。

半结晶的蓝色二硅酸锂玻璃陶瓷（硅酸盐）（图5.13）经切削后进行热处理以完成结晶过程（二氧化硅），强度提高近3倍（约360MPa）（图5.14）。二硅酸锂玻璃陶瓷可分为高透性和低透性（图5.15），足以满足前牙区全冠修复的要求，并且其强度也足够用于后牙修复体（第二磨牙可能除外）。此外，还有一种可用于三单位FDP的瓷块，根据厂家建议，最远中的基牙应位于磨牙区前方（Ivoclar Vivadent）。

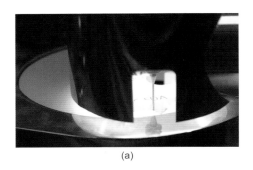

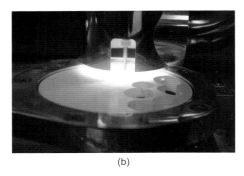

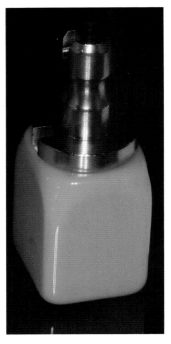

图 5.12 （a）技工室切削设备；（b）预烧结氧化锆的软切削

图 5.13 半结晶的蓝色二硅酸锂瓷块

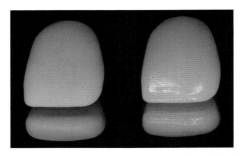

图 5.14 蓝色二硅酸锂的切削牙冠（左）和最终结晶的牙冠（右）

　　在氧化镁铝陶瓷（inceram spinell）的预烧结阶段进行基底冠的切削制作，经高温烧结，将低熔玻璃渗透入多孔隙基底冠中，随后常规饰瓷。这种软切削材料的强度最低（约 280MPa），只能用于制作前牙区全冠修复体的基底冠。玻璃渗透使其通透性接近二硅酸锂陶瓷（图 5.16）。此种材料的优点在于能够配合饰瓷形成丰富的色彩。并且可以使用 Panavia 21 黏合剂将其黏合到牙体组织上。

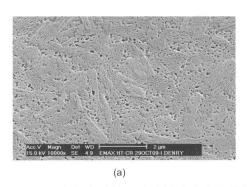
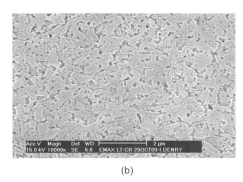

(a) (b)

图 5.15　（a）高透性二硅酸锂玻璃陶瓷的微观形态，可见晶体大且稀疏（感谢 Isabelle Denry 医师惠赠）；（b）低透性二硅酸锂玻璃陶瓷的微观形态，可见晶体小而致密（感谢 Isabelle Denry 医师惠赠）

氧化铝陶瓷（alumina）有多种加工方式：

玻璃渗透型氧化铝，将预烧结的基底冠经高温烧结，将低熔性玻璃渗入多孔隙基底冠，然后常规饰瓷（inceram alumina）。

致密烧结型氧化铝，将铝粉均匀地机械压紧在增大的数字化代型上，烧结后常规饰瓷（procera alumina），或者使用预烧结瓷块制作增大的数字化修复体或基底冠，然后常规饰瓷。

氧化铝基底瓷通透性很差，因此必须添加美学饰瓷（图 5.16 右），其强度很高（约 600MPa），并且可以配合饰瓷实现丰富的色彩效果。

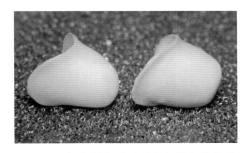

图 5.16　氧化镁铝陶瓷（左）及氧化铝陶瓷（右）基底冠，可见通透性不同

软切削的氧化锆陶瓷正逐渐兴起，其加工方式也分为两种：

- 切削制作增大的数字化耐火代型，将氧化锆粉均匀地机械压紧在代型上，烧结后常规饰瓷（procera zirconia）。
- 从预烧结瓷块中切削增大的数字化修复体或基底冠。

代型或修复体的切削体积要适当增大以补偿烧结收缩（图 5.17）。这种补偿只能通过数控数据来保证收缩均匀和体积控制。氧化锆透光性差，通常为白垩色瓷块（图 5.18）。

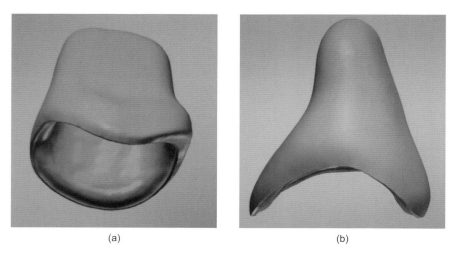

(a)   (b)

图 5.17 （a）用于软切削氧化锆的增大的数字化基底冠；（b）用于软切削氧化锆的增大的数字化基底冠

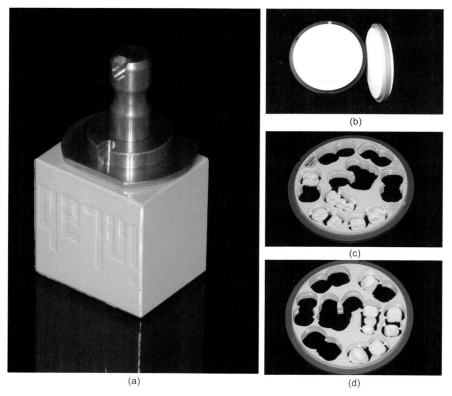

(a)   (d)

图 5.18 （a）小的预烧结氧化锆瓷块；（b）用于技工室多单位制作的大的预烧结氧化锆瓷块；（c）切削的预烧结氧化锆修复体，合面观；（d）切削的预烧结氧化锆修复体，凹面观

依照设计的外形，修复体或基底冠切削完成后，通过浸润或涂刷染色剂来实现颜色变化（图 5.19），随后在高温炉中烧结数小时（图 5.20）。

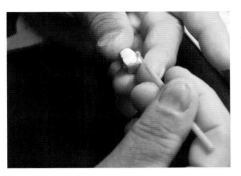

图 5.19　氧化锆坯料预烧结上色

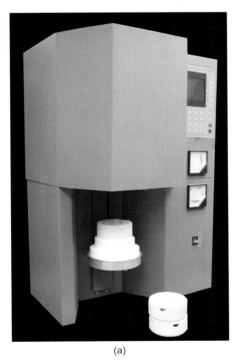

(a)

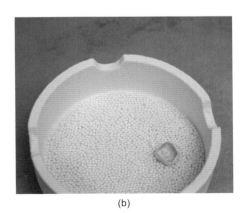

(b)

图 5.20　（a）用于烧结氧化锆修复体的高温炉；（b）上色的氧化锆修复体坯体在烤箱托盘中等待烧结

氧化锆在烧结过程中收缩且更加致密，由于没有玻璃成分，因此其透光性很差（图 5.21）。不同材料成分和 / 或烧结温度的变化会影响牙科氧化锆陶瓷的通透性。根据可选择的不同通透性，目前不需要添加美学饰瓷的氧化锆材料可以应用于后牙全冠修复。由于省去了饰瓷步骤，从而也解决了氧化锆饰瓷冠崩瓷率高的问题，因此发展通透性更好的全锆冠就更有意义，全锆冠减少了加工步骤，不需要添加饰瓷。

总之，有许多材料可以通过数字化流程制作修复体，而不需要传统的加工工艺。这些材料的强度及美学特性不同，因此掌握它们的应用范围是临床长期成功所必需的（图 5.22 ）。

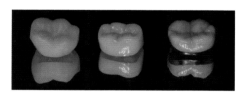
图 5.21 CAD/CAM 陶瓷牙冠（从左到右：二硅酸锂单体陶瓷、低透性氧化锆饰瓷冠、传统的金属烤瓷冠）

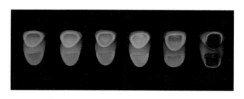
图 5.22 CAD/CAM 陶瓷牙冠（从左到右：二硅酸锂单体陶瓷、氧化铝饰瓷冠、低透性氧化锆饰瓷冠、高透性氧化锆饰瓷冠、传统的金属烤瓷冠）

临时修复体

临时冠或局部固定修复体是口腔修复治疗的重要组成部分。传统工艺制作的最终修复体从牙齿预备完成到戴入最终修复体通常至少需要两周时间。临时冠在修复过程中是必需的，能够维持患者舒适度，美观及牙髓健康。目前，简单的临时修复体可以与牙齿预备同一天完成，不需要后期制作。但并不是所有的临床状况都适合这种当天完成 CAD/CAM 临时修复体，有些情况下还得需要技工室后期制作的临时修复义齿，例如，大范围咬合重建、评估咬合变化对颞下颌关节紊乱病的影响、改变咬合垂直距离，桥体及种植位点愈合期的过渡。这些临时修复义齿能够显著提高患者舒适度，并为永久修复提供反馈。

口腔临时修复指的是"在有限时间内佩戴的口腔固定或可摘修复义齿，能够恢复美观，稳定并具有一定功能，将来被口腔最终修复义齿所替代"（ Rosenstiel 等，2006 ）。患者在最初听到"临时"这个词的时候，可能会有如此印象：临时修复义齿没有什么价值或是为最终治疗目标服务。然而，如果去除临时义齿，患者可能会出现疼痛，咀嚼困难，及美观问题。即使患者没有任何的前期症状，将来也可能会出现邻牙及对合牙移位，牙髓病变等问题，甚至会妨碍最终修复。如果没有跟患者沟通临时修复的目的，可能会影响治疗效率及质量。另外，如果医师没有重视临时固定修复体，则可能会导致不必要的修理、重新黏接、不必要的根管治疗、牙龈炎症，所有这些都会妨碍最终修复进程。

临时修复体必须满足三个要求：生物相容、机械性能和美观。临时修复体的生物相容主要表现在保护牙髓免受热干扰及细菌侵袭，易于清洁维持牙龈健康，咬合协调稳定。牙医必须实现以上三个要求。如果临时冠不能充分覆盖牙预备体的牙本质小管，那么在备牙过程中受到刺激的牙髓可能会出现牙髓炎并需要根管治疗。冠边缘及轴面若侵犯牙龈则会引起出血或妨碍菌斑清除，导致牙龈炎症，影响传统印模的制取。咬合接触需要达到动态及静态的协调接触，防止对𬌗牙伸长，否则会导致最终修复体的过度调磨，降低临床操作便利性及抗折裂性能。不恰当的邻接点位置、面积及松紧度同样会导致修复体邻面的过度调改。临时义齿必须要有足够的机械性能，以满足所有的生物学及美学需求，并保护牙预备体。

传统临时冠通常在椅旁使用自凝或光固化树脂制作，包括两部分：内表面成型和外表面成型。通常，内表面形态来自于牙预备体本身或者牙预备体模型，内表面（凹面）形态与牙预备体的几何形态匹配，使临时冠在牙预备体上就位。外部形态则分为个性化制作及预制成型。个性化外部成型包括：牙预备前的牙齿外形（印模或真空成形／硅胶模型）、术前评估模型（作为诊断蜡型的印模或真空成形材料）。市面上的预成冠材料包括各种预成树脂及金属，仅限于单个修复体。内部及外部外形之间的空腔由自固化或光固化树脂所填满，以制作临时冠。

临时冠的制作方法有三种：直接法、间接法和直接／间接联合法。直接法是直接在患者的牙预备体上堆积临时冠。直接法有很多缺点：边缘不密合，患者需要忍受树脂聚合过程所产生的热和化学刺激。间接法使用模型或者数字化代型来替代牙预备体，此法可以避免直接法的缺点。然而，需要花费时间来取模及灌注石膏。间接／直接法首先使用诊断蜡型来制作修复体外壳，随后直接在患者口内重衬。联合法的好处在于最耗时的部分在患者预约前已经完成，只需要在患者口内行外壳重衬即可（图 5.23）。直接／间接联合法的优点是在患者就诊前就完成主要准备工作，只需将修复体外壳在患者口内重衬即可（图 5.24）。

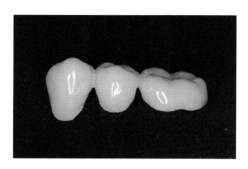

图 5.23　间接 / 直接联合技术——需要重衬的修复体外壳，牙预备前抛光

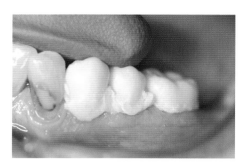

图 5.24　直接 / 间接联合技术——修复科外壳直接在患者口内重衬

使用数字化工作流程时，内表面外形包括牙预备后的 3D 虚拟图像以及牙预备前的 3D 虚拟图像，也可以使用术前的诊断蜡型扫描图像或计算机生成的修复体外形。牙预备时就可以将数字化信息发送到切削设备，然后从树脂块中 [（聚）甲基丙烯酸甲酯（PMMA）或复合树脂] 切削内外表面形态，从而不需要内外表面形态代型以及树脂充填（图 5.25）。切削树脂块的残余自由单体含量只有大约 1%，从而降低了化学物质对患者的损害。因此，临时冠的数字化制造是一种完全的间接方法。

临时修复体必须在牙预备时制作完成，数字化技术能够制作大面积的多单位复合树脂或 PMMA 修复体。将术前评估（诊断蜡型）和 / 或诊断性牙体预备发送到牙科技工所，使用数字软件设计临时修复体的牙龈边缘及外形，切削制作修复体外壳，然后牙体预备完成后在患者口内重衬。当设计多单位修复体时，牙医可能会需要技工所切削设备的帮助，因为诊室内切削设备太小，不能制作超过 5 个单位的多单位修复体。此外，牙医还要问清楚合适的重衬材料，这样切削材料与重衬材料之间就不会发生分层、脱落和裂纹。

可以使用单色或多层色的树脂块

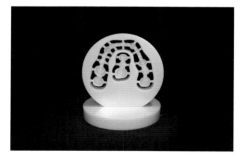

图 5.25　切削的临时多单位修复体殆面观（David G. Gratton 医师惠赠）

来切削修复体。当使用单色块时，牙冠及固定修复体均没有颜色渐变（图5.26）。所有切削材料在黏接前都要高度抛光。由于切削树脂块为复合成分，因此可以使用匹配材料对其颜色及性能进行调整。

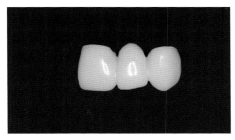

图 5.26　CAD/CAM 临时修复体——颜色单一，不利于前牙区临时修复

匹配材料的颜色长期稳定性非常重要。请注意，诊室内的切削系统通常需要额外的软件和 / 或改良的水槽或冷却填料系统来避免聚合物研磨碎屑对冷却润滑系统的堵塞。

并不是所有临床情况都能在牙体预备当天就能进行最终修复，因此就凸显了 CAD/CAM 临时修复体的许多优势。这类复合材料具有充足的机械特性、耐磨性、颜色稳定性以及黏接性，适合制作长期临时修复体（表 5.1）。

表 5.1　固定和临时修复体的材料及其特性

成分	强度	研磨方式	全冠	热处理	应用	酸蚀
丙烯酸聚合物	80MPa	硬	是	N/A	临时	N/A
复合树脂	140MPa	硬	是	N/A	临时	N/A
长石质陶瓷	150MPa	硬	是	不	单冠，前牙	是
白榴石陶瓷	160MPa	硬	是	不	单冠，前牙	是
氧化锆强化二硅酸锂	210MPa 或 370MPa	软	是	不，但可以	单冠	是
二硅酸锂	360MPa	硬	是	是	单冠及多单位（后牙区 4 单位）	是
玻璃渗透型 $MgAl_2O_4$	280MPa	软	不	需要玻璃渗透及饰瓷	单冠，前牙	轻度
玻璃渗透型 Al_2O_3	600MPa	软	不	需要玻璃渗透及饰瓷	单冠及多单位（前牙 FDP，最多 3 单位）	不
3Y-TZP	800 ～ 1200MPa	软	不	颜色预烧结，可能需要饰瓷	单冠及多单位（可达 16 单位的 FDP）	不

单一单位陶瓷修复体

椅旁

全冠修复体硬切削材料含有较高的玻璃成分，通透性较好。但是椅旁切削材料玻璃成分含量高也意味着晶体成分较少，强度受到影响。这类材料通常强度较低，有些只建议用于前牙修复体。椅旁全冠的陶瓷材料以其通透性能够达到中等程度的美观，但内部结构成分缺少多样性，只能通过抛光使切削表面达到可接受的光滑度（图 5.27）。改良瓷块具有牙釉质 / 牙本质的层次梯度，但用于前牙区时仍需要外染色（图 5.28）。这些材料的另一个优势是可以通过酸蚀、硅烷处理与牙齿黏接，这也稍微增加了其抗折强度，并且对于主要依靠黏接固位的传统修复体（嵌体，高嵌体，和贴面）或短预备体来说也有一定优势。它们代表了目前最脆弱的 CAD/CAM 材料，因此用于后牙时一定要谨慎。修复体制作完全由口腔医师完成，需要严格遵循厂家的处理措施，如，避免空气喷砂，以及彻底抛光。

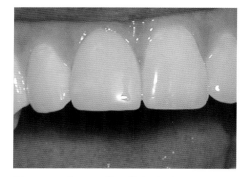

图 5.27　前牙区单牙的切削全瓷冠修复，尽管比色及抛光良好，但由于缺乏颜色的渐变，效果并不理想

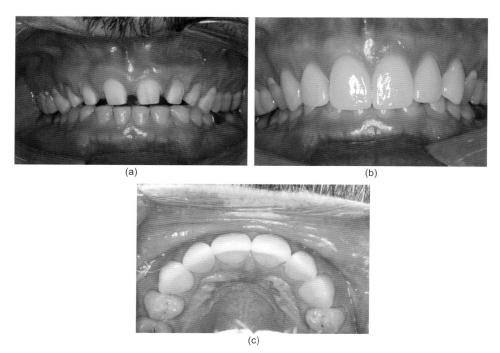

(a)

(b)

(c)

图 5.28　（a）传统的牙预备体；（b）通过表面染色和上釉提高了单色陶瓷修复体的表现力；（c）牙冠舌侧没有染色，显示出大多数单色瓷块的原有颜色

技工所制作

这些材料强度较高，适合单一单位及多单位固定桥等。但强度增加的同时也伴有不通透性的增加。一些材料只能用于制作基底冠，然后添加更加通透、美观性更好的饰瓷。最近，随着陶瓷通透性的增加，其美观效果足以用于后牙区全冠的修复（图 5.29）。表 5.1 列出了关于单一单位修复体不同陶瓷材料的厂家建议。

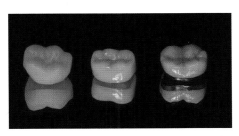

图 5.29　后牙修复体：二硅酸锂（左）、氧化锆全冠（中）、传统的金属烤瓷冠（右）

多单位复杂修复体的陶瓷材料

全瓷固定桥的临床表现曾一度不稳定，其失败主要包括：饰瓷折裂、连接体折断或者贯穿陶瓷材料的基牙折断。直到最近，现代化的材料和制造技术才使材料有足够的强度用于复杂多单位修复体。其中许多材料的透光性都较差，只能制作基底冠，需要添加更加通透的低强度饰瓷，这需要牙科技师的支持并花费额外的制作时间（图 5.30）。最常见的失败是崩瓷，考虑到冷却过程中热量扩散不均会导致应力堆积，技工所通过改良工艺来降低氧化锆修复体崩瓷的发生率。连接体折裂的原因包括临床因素及技工因素，分别为咬合间隙不足及连接体表面不恰当调磨导致的制造缺陷。Beams 法则指出，如果固定桥连接体的宽度减少为原来的 1/2，那么其抗形变能力就会降低 1/2。然而，如果高度减少为原来的 1/2，那么其强度将降为原来的 1/8。这个法则还适应于牙列缺损的长度（固定桥的形变），固定桥的形变与其长度的立方成正比。

- 1 单位桥体所承受的力量为 1 × M-D 距离。
- 2 单位桥体所承受的力量为 8 × M-D 距离。
- 3 单位桥体所承受的力量为 27 × M-D 距离。

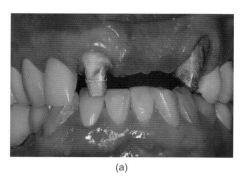
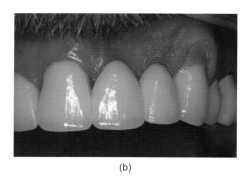

(a)   (b)

图 5.30　（a）缺牙区基牙预备体较高，为连接体面积及外形提供充足空间；（b）前牙 4 单位饰瓷氧化锆 FDP，使用牙龈瓷提高美学效果

　　脆性材料如陶瓷具有很高的弹性模量，也就是说在达到强度极限之前材料不会发生弯曲。因此将 Beams 法则用于全瓷固定桥时，关注点不是形变，而是能够引起断裂的应力集中。当制作固定桥时，厂家会根据材料性能（表 5.1 和图 5.31）建议连接体的尺寸。大多数牙科材料厂商将氧化锆限定在后牙三单位修复体，基牙近远中间距不超过 25mm（图 5.32）。这些指导建议会减少连接体这一薄弱区的应力集中。实际上，之前的显微镜切片显示全瓷桥体的失败通常都源自于连接区域的应力集中。

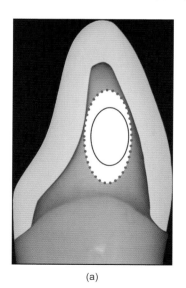
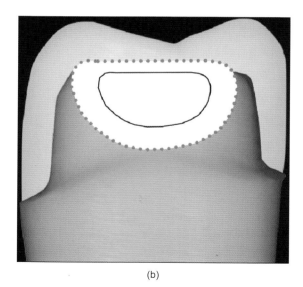

(a)   (b)

图 5.31　（a）和（b）连接体的位置和横截面区域——虚线表示大多数全瓷连接体的尺寸需求，而更小的实线区域则为传统的金属连接体

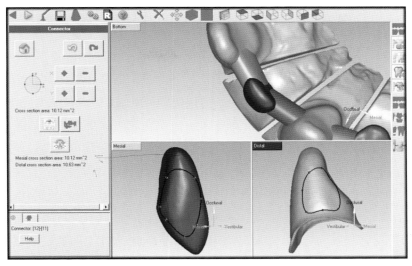

图 5.32　全瓷（氧化锆）连接体的电脑设计（David G. Gratton 医师惠赠）

连接体组织面的曲率半径过小会增加应力集中引起的折断（Rekow 等，2011）（图 5.33）。可以很容易地看到，有限的咬合空间侵占了连接体的体积，此种情况下不建议尝试全瓷材料。

最近，氧化锆的通透性不断提高，足够用于后牙区的全冠修复。这类全冠修复体可以有更大的连接体范围，因为不需要回切及添加饰瓷（图 5.34）。表 5.1 列出了不同陶瓷材料在临床应用的厂家建议，包括多单位修复体。

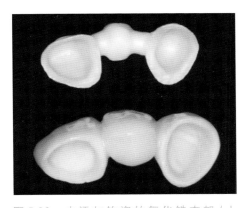

图 5.33　未添加饰瓷的氧化锆支架（上方）。由于对𬌗切牙的咬合接触，连接体的尺寸及位置被迫偏唇侧。下方为饰瓷完成的 3 单位氧化锆固定桥

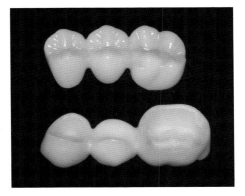

图 5.34　后牙区 3 单位氧化锆全冠固定桥。连接体的尺寸为最低要求，组织面为圆形

牙体预备设计

CAD/CAM 全瓷冠与其他方法制作的全瓷冠的牙体预备要求差异甚微。陶瓷材料本身的强度和透光性决定了基牙磨除量。通常，整体材料所需的牙齿预备量要小于分层制作材料。一个基本原则是，修复体的厚度应当均匀。与金属烤瓷冠相比，全瓷冠通常需要在𬌗面及切端磨除更多的牙体组织以抵抗折裂，并且内部线角要圆钝［图 5.35（a）、（b）］。修复体内线角过于锐利也会导致应力集中和折裂。大多数椅旁切削陶瓷材料的建议厚度为：轴面的最低厚度 =1.0mm；牙尖的最低厚度 =1.5mm（前牙），2.0mm（后牙）；窝沟处的最低厚度 =1.5 ～ 2.0mm。分层切削有利于确保充足的磨除量，自限性磨头能够帮助获得均匀一致的切削。切缘及𬌗面通常需要 2mm 以上的瓷层厚度才能保证修复体的美观和强度［图 5.35（c）］。不同陶瓷系统的牙体预备要求差别不大，都必须要求轴面有一定的聚合度，边缘光滑，内线角及牙尖 / 切缘圆钝。

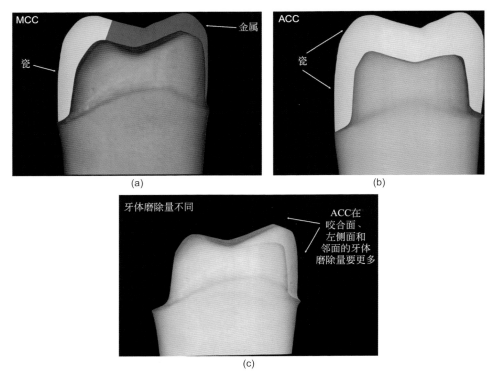

图 5.35 （a）金属合面设计的金属烤瓷冠（MCC）的磨牙磨除量；（b）全瓷冠（ACC）的磨牙磨除量；（c）牙体磨除量差异：因为强度需要，后牙需要磨除更多的牙体组织

边缘设计

相对于烤瓷冠的牙体预备，全瓷修复体需要均匀的 1mm 宽度的圆形或深凹型肩台边缘设计，因此需要更大的牙磨除量（图 5.36）。为了保证修复体厚度均匀及强度足够，相对于金属烤瓷冠，全瓷冠必须要加大邻面及舌侧的牙预备量。肩台内部应当圆钝以降低牙体和陶瓷材料应力，但外部洞缘角必须为 90°（Donovan，2008）。如果龈轴内线角和传统金属烤瓷冠的牙体预备一样尖锐，那么扫描设备就不能精确地捕获其影像（Donovan，2008）。有报道指出，增加牙预备体的内聚度（锥形）能够提高氧化锆冠的内部及边缘适合度（Beuer 等，2008）。全瓷修复体不建议采用刃状、窄凹状及斜面肩台，会因为缺少支持瓷层而导致折裂。另外，若车针过细，则会生成少量的肩台无基釉，从而影响数字化印模的精度并阻碍冠就位，导致边缘不密合。

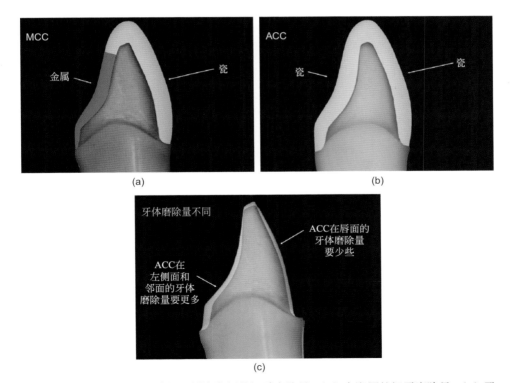

图 5.36　（a）金属舌面设计的金属烤瓷冠的切牙磨除量；（b）全瓷冠的切牙磨除量；（c）牙体磨除量差异：ACC 的舌侧及邻面需要磨除更多的牙体组织，而唇侧则略微减少

牙体预备时切削工艺方面的考虑

不论何种切削系统，用于凹面切削的磨头通常会影响基牙预备的方式，而仅用于合面预备的磨头则对基牙预备的影响很小。由于椅旁切削系统的规模限制，在基牙预备时必须要考虑到切削磨头的几何形态。凹面切削磨头的长度决定了研磨深度，即修复体边缘最低点到凹面最深处的测量长度。对于大多数磨牙预备体，如果注意𬌗面牙尖的预备，磨头的直径通常并不重要。但对于更加细长的前牙预备体来说，情况就有所不同。一些切削磨头的直径呈梯度变化，往往在中部变得更宽。因此，当基牙预备体较高且轴面平行时，如下颌切牙，其修复体在切削过程中往往会为了达到切削深度而不经意地损伤冠边缘。因此，对于较高的基牙预备体，内聚角度最小应为6°或更大。此外，如果切缘过薄甚至小于切削磨头尖端直径，则会导致牙冠内部过度切削（图5.37），形成修复体的薄弱部位。不同切削系统的磨头尺寸不同，一些系统包含多种尺寸的磨头，能够更加精确地切削较薄切缘的内部凹面形态。

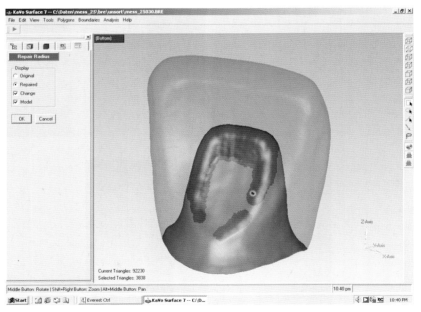

图 5.37　由于磨头的直径问题，锐而薄的牙体预备会导致过度切削（David G. Gratton 医师惠赠）

为形成理想的数字化印模，牙体预备必须与牙长轴相一致。违背这个原则会导致边缘间隙及不均匀的轴向切削，牙医将很难矫正牙齿的位置。此外，这还会使数字化印模的就位方向与其他牙齿不同，导致 CAD 设计效果不佳，和 / 或额外的编辑设计。

单个修复体的设计

全瓷冠的设计要基于修复体的制作材料。对于整体式全冠的陶瓷材料，牙体预备及修复体外部形态都会决定其设计。局部材料不足会降低修复体的强度，尤其在负重区域，如咬合面。因此，我们要严格遵循牙体预备原则。相同成分的切削陶瓷的强度要比热压陶瓷低 10%，这是因为切削过程会产生细小的裂纹。边缘崩裂仍然是一个需要关注的问题，这会影响修复体的边缘精确度及密合性。

饰瓷冠的全瓷基底通常设计为覆盖牙预备体的均匀厚度的基底。然而，在口内负重区域，如冠边缘等位置的无支撑饰瓷通常会发生崩裂。崩瓷导致的邻接点丧失会引起食物嵌塞和基牙移位，必须重新制作修复体。一些学者认为全瓷基底冠的设计与金属烤瓷基底冠类似，需要考虑饰瓷的厚度均匀而不是基底。但全瓷基底冠与金属烤瓷基底冠的设计原则是否一致仍存在争议。

多单位修复体的设计

在氧化锆应用于口腔领域之前，全瓷多单位修复的长期修复效果一直不稳定。连接体折裂的问题一直存在，其原因可能为这些脆性材料的尺寸达不到要求，也可能是由于连接体的形状过于尖锐或者技师加工过程中产生的裂纹。对于大多数陶瓷材料来说，若严格按照要求达到连接体的所需尺寸，其强度足够用于多单位修复体。大多数陶瓷材料厂商都会提供指导说明（前牙、后牙）、连接体尺寸、桥体数量，并且不建议采用后牙区的悬臂梁设计。

随着高强度材料的不断发展，牙体预备量也更倾向于保守。但和其他的间接修复体一样，CAD/CAM 修复体的预期效果主要依赖于合理的牙体预备设计，精确的印模（无论使用弹性材料还是光学数字化印模）和丰富的修复体设计知识。所有这些因素共同决定了修复体是否能够达到医师满意和患者预期，以及维持长期的口腔健康。

寿命与预后

不考虑修复体的生产方式，全瓷修复体失败的最常见原因是修复体的折裂。许多报道指出，切削全瓷修复体的折裂率较低，但其参考标准为临床使用时长。与其他陶瓷修复体一样，瓷折裂及牙齿折裂是其最主要的失败原因（Wittneben 等，2009）。通透性好的陶瓷的强度要低于通透性差的陶瓷（Denry，2013），这意味着能够满足所有应用的理想陶瓷还是不太现实。另一个影响 CAD/CAM 修复体预后的因素是修复体边缘不密合。边缘精确性的影响因素包括：数字化印模的误差、虚拟修复体设计的误差、机械切削过程的局限以及切削过程中的材料碎裂（图 5.38）。研究发现，边缘间隙的范围为 53 ～ 67μm，并且基牙预备锥度越大，修复体边缘间隙越明显（Nakamura 等，2003；Santos 等，2013）。

单个 CAD/CAM 牙冠的临床评估通常根据修复材料分类。文献中关于市面上第一代材料的研究大多集中于其临床使用寿命。长石质瓷块是市面上首批用于椅旁切削的牙冠材料。一项研究对长石质全瓷冠及尖晶石全瓷冠进行比较，结果发现二者在 4 年后的存活率没有显著差异（Wassermann 等，2006）。另一种具有类似特性的材料为白榴石陶瓷，其 11 年的总体存活率为 95.2%；前牙区牙冠的存活率为 98.9%，后牙区为 84.4%（Della Bona 和 Kelly，2008）。后牙区域存活率低的可能原因为咀嚼负重大，牙冠高度短，以及应力疲劳（图 5.39）。

目前常用于 CAD/CAM 修复体制作的二硅酸锂材料在 20 世纪末才上市。一项关于二硅酸锂机械加工牙冠 2 年生存率的研究显示，没有出现牙冠折裂或表面破碎。三个采用自酸蚀、

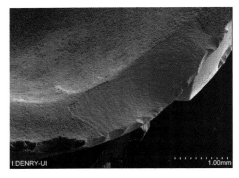

图 5.38 白榴石强化陶瓷边缘的较大缺口（绿色标识）（显微照片由 Isabelle Denry 医师惠赠）

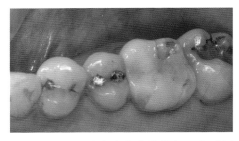

图 5.39 长石质陶瓷高嵌体恢复近中舌侧功能尖

双固化黏合剂的牙冠出现边缘变色。所有其他数据显示，牙冠在这两年内无明显变化（Fasbinder 等，2010）。

抛光的氧化锆全冠比上釉的或饰瓷基底冠的透光性更好。全锆冠抛光可能会减少修复体本身的磨耗，但是会增加对殆牙的磨耗（Beuer 等，2012）。

这些材料的晶相结构、加工方式以及负重（前牙或后牙）不同，但大多数临床研究报道其生存率超过 90%。只有少数系统能够成功地制作磨牙修复体，并且其他临床因素如咬合面充足的材料厚度及黏合剂类型，比材料本身的考虑要更加重要（Strub 和 Malament，2013）。

损坏

陶瓷修复体的损坏可能发生在切削过程，技师加工过程、运送阶段以及功能阶段。陶瓷裂纹会严重损害牙科修复体的强度及临床存活率。旋转切削设备通过细致磨除材料表面来制作修复体，切削过程经常会造成材料表面的崩裂损伤（图 5.40）。这些小的裂纹会造成应力集中，从而引起材料的破碎，最终导致修复体失败（图 5.41）。

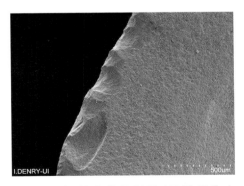

图 5.40　切削造成的崩裂（显微照片由 Isabelle Denry 医师惠赠）

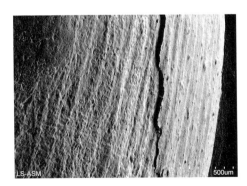

图 5.41　边缘切削造成的破裂（显微照片由 Isabelle Denry 医师惠赠）

加工过程中，牙科技师必须要制作能够满足广泛临床需求的修复体。在修复体调试过程中，上釉前会进行空气喷砂，这可能会造成损伤，其后果可能不会立刻显现，但是会危及氧化锆或氧化铝冠修复体的疲劳强度。在疲劳状态下，喷砂导致的裂纹可能会引起修复体破裂（Denry，2013）。

口腔局部固定修复体

一项临床研究对后牙固定桥进行了5年的随访观察，结果只出现一例氧化锆基底冠的折裂，这表明全瓷固定桥有广泛的应用前景。然而，由于其他并发症的存在，总体存活率仅为73.9%，如继发龋坏（21.7%）和饰面瓷崩裂（15.2%）（Della Bona和Kelly，2008）。最新关于氧化锆固定桥生存率和并发症的系统性回顾研究得出结论临床并发症主要包括饰瓷崩瓷 (图5.42)、基台损坏和修复体损坏 (Raigrodski等,2012a)。全锆固定桥的临床生存率目前还不清楚，但全牙弓的种植修复体还是非常具有前景的。

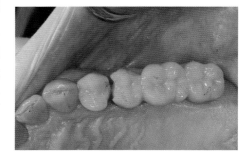

图 5.42 破裂的氧化锆饰瓷修复体（David G. Gratton 医师惠赠）

咬合

精度

临床经验提示传统技术制作的冠修复体咬合面会受到多种因素影响。即使进行细致的印模、颌位记录以及理想的技工加工，在修复体试戴时仍然会经常有一定的咬合误差。相对于传统工艺，CAD/CAM修复体的咬合精度甚至受到更多因素的影响。最近的研究显示，数字化印模能够精确地复制牙齿（Patzelt等，2014）。然而，即使在控制良好的研究环境下，数字化蜡型步骤及研磨过程也会引起咬合误差。根据咬合接触点的数目、位置、范围及形状不同，数字蜡型和切削牙冠之间的差异能够达到25%（图5.43）。获取患者下颌运动的动态数据并将其融合到牙冠设计中来，能够减少可能的干扰因素以及静态接触点的数量。对于容易在口内调磨的材料，这并不是大问题。然而，对于特别坚硬的材料如氧

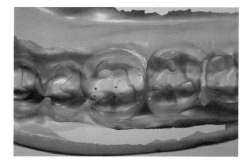

图 5.43 全瓷冠的数字化模型，颜色点代表咬合接触点

化锆就比较困难，而且需要后期的抛光。

咬合力

了解咀嚼力量的强度能够帮助医师根据特定的临床状况选择合适的材料。在正常的 0.25 ～ 0.33s 持续时间的咀嚼状态下，咬合力范围为 2 ～ 40lb（9 ～ 180N）(Larson，2009a；Larson，2009b)。青年人后牙区的最大咬合力可以达到 115 ～ 120lb（516 ～ 532N)(Larson，2009a；Larson，2009b)。一些因素也会增加患者的咬合力，甚至超过这些平均记录值，如：男性、低下颌角、异常功能习惯等。逻辑上，越往后咬合力量越大，第二磨牙承担了 55% 的最大咬合力，前牙区承担了全部力量的 20%（Larson，2012)。这也是后牙区全瓷修复失败不断增加的原因。当后牙缺失，最大合力不能分散到多颗牙齿之上时，传递到每颗牙齿上的咬合力将可能会增大 10 倍。表 5.2 展示了人类咬合力的范围和大小（Gibbs 等，1981；Larson，2012；Laurell 和 Lundgren，1984；Lundgren 和 Laurell，1986)。

表 5.2　口内咬合力的范围和强度

口腔区域	平均咬合力
切牙	112.7 ～ 149N
尖牙 / 前磨牙	22.6 ～ 582.5N
磨牙	387.3 ～ 1647.5N

单一单位修复体

当咬合力传导至单牙修复体时，修复体内的压力和基牙自身压力会受多个因素影响而放大。基牙 MOD 洞型的预备会减弱剩余牙体结构的强度，负重状态下会引起基牙颊舌侧轴壁产生 0.15μm/N 的形变（Larson，2012)。全冠修复体的斜面或牙尖会承受更高的咬合力，因此建议保持咬合接触点的数目而不是咬合接触面积，这将减少牙齿根尖区的应力（Larson，2012)。然而，点接触可能会增加全冠修复体内部的应力，例如全瓷 CAD/CAM 修复体在负重位点处的折裂。当提到咬合力与面积的关系时，如每平方英寸磅数、每平方厘米千克数或每平方米牛顿数时，我们通常用帕斯卡来表示。因此，很明显可以看到，极大的咬合力施加在非常小的区域，从而导致修复体内部的应力迅速增加（图 5.44)。增加咬合接触面积会产生"雪鞋效应"，咬合力可以分散至更多的修复牙冠上，这样就可以有效减少修复体内部应力并降低折裂的风险。然而，许多天然牙需要通过纠正才能达到这种接触方式和水平负重，以及增加牙周支持组织。此外，许多变量因素如牙预备体形态，材料与牙体组织间的黏合力，以及循环负载（疲劳）的不利影响都会干扰我们对口内不同区域修复体是否具有充足强

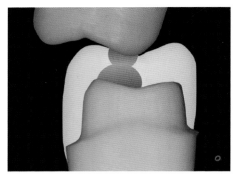

图 5.44 咬合负重下的压力集中（红色）

度的判断。实验测试能为医师提供材料强度范围的指导参数，但是想要精确地复制咀嚼状态下的循环负重或者偶然咬到硬物时产生的咬合应力却非常困难。如果陶瓷的"安全系数"为 5，那就意味着材料只能够承受 5 倍的平均负荷压力，这就表示大多数陶瓷材料仅适用于前牙。不幸的是，似乎没有临床证据能够证实全瓷冠适合于磨牙，当第二磨牙面预备空间有限时，通常选择 CAD/CAM 的金属修复体。如果能够严格遵循原则并确保充足的牙体预备量，全锆冠可能最终会被证明适合用于后牙区域，但需要长期的临床调查来确定这种材料的长期稳定性。

多单位修复体

使用 CAD/CAM 制作 FDPs 是相对较新的技术，主要材料为氧化锆。多单位氧化锆修复体的失败常由于饰瓷崩裂或连接体折断。而全锆冠则可能会解决饰面崩裂问题并能够增加连接体的横截面积以防止折断。需要特别关注连接体的尺寸及其龈端形态。为了保证连接体区域的自洁要求，应当采用圆凹形的连接体表面设计，避免锐角。一旦修复体切削烧结完成后，应避免调磨连接体，以降低折裂可能（图 5.45）。

对颌牙的磨损

当使用陶瓷材料恢复咬合面时，我们要关注对颌牙或修复体的磨损。

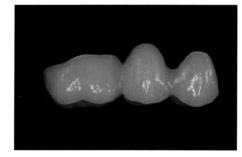

图 5.45 正确的连接体龈端形态（右）和不正确会导致折裂的尖锐形态（左）

当一些低强度陶瓷材料通过玻璃上釉的方法增强自身的强度并能减少对颌牙的磨损，那么对殆牙一定是氧化锆材料。研究表明，高度抛光氧化锆的耐磨性要高于上釉的或者染色后上釉的氧化锆以及传统的烤瓷冠（Janyavula等，2013）。

美学局限性

金属烤瓷仍是最常用于全冠和多单位修复体的材料，但是也会导致金属边缘暴露及牙龈变色等美学并发症。经典的金属烤瓷全冠不仅需要磨除较多的牙体预备量，还需要熟练的技师来实现美学要求。而高强度全瓷材料不但可以获得理想的美学效果还能降低牙齿预备量。

随着一体式全瓷修复体从技工加工逐渐向椅旁CAD/CAM转变，新的美学挑战也随之而来。对于大多数椅旁硬切削CAD/CAM修复体来说，黏合前及黏合后的表面抛光是唯一需要的处理，这与颜色无关，只是增加表面光泽度。由于缺少颜色的层次变化，只能在后牙区域和一些冠内修复体才能达到可接受的效果，而在前牙区则不能达到天然牙的效果。因为这类修复体都是从一个整体瓷块中切削而来，颜色单一，不能用于前牙美学区，尽管新一代瓷块的包含有类釉质及牙本质层，但效果也不尽如人意。只有少数的患者，在天然牙没有自身美学特点的情况下才会考虑以上修复材料（图5.46）。对大多数患者而言，机械加工后的单一色彩很难满足美学的要求。大多数的单一色调的CAD/CAM修复体都需要个性化染色才能确保修复体与天然牙的颜色相匹配。一项研究对层次分明的传统金属烤瓷冠和仅经过染色上釉的高透性全瓷冠的美观性进行比较，患者及评估者均没有发现显著差异

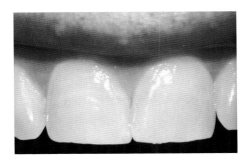

图5.46 几乎没有色彩变化的天然牙

（Herrguth等，2005）。对于那些固有层次结构特征不是很分明的天然牙来说，经染色的单一材料也是可以接受的。医师只需要选择合适的色度及通透性即可（图5.47）。

当牙齿的固有色彩复杂且必须与邻近天然牙匹配时，就将非常具有挑战性（图5.48）。单一色调的材料即使经过表面染色也仍然很难满足美学要求。

当面临如此复杂的美学修复状况时，医师就必须和技师紧密合作。需要切削基底冠而不是全冠修复体，以便于口腔技师继续堆加瓷层和染色，以尽可能模拟邻近牙体组织的颜色形态。技术精湛的技师完全可以通过在美学区域的堆瓷来实现最终的美学效果和艺术美感。

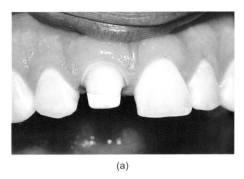 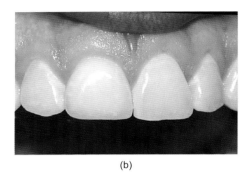

(a)   (b)

图 5.47 （a）几乎没有色彩变化的天然牙，牙预备中含有一个氧化锆桩；（b）经染色上釉的一体式二硅酸锂全冠修复体

色素沉着的牙齿也相当考验医师与技师的能力。牙齿创伤后含铁血黄素沉着在牙面上，即使是全冠修复体也很难满足相关的美学要求。这种情况下，不能使用高透性的单色陶瓷材料（图 5.49），而应选择不透光的基底瓷材料，这样就可以有效地遮挡暗色牙体组织并为釉质层和牙本质瓷提供未染色的背景。色素沉着牙齿的牙体预备必须达到 1.2 ～ 1.4mm，修复体边缘要达到龈下以防止色素沉着部分在龈缘处的暴露（图 5.50）。在需要遮盖不能拆除的金属桩核时，也会选择不通透材料。

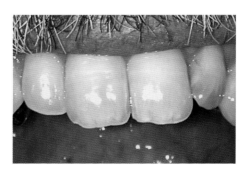 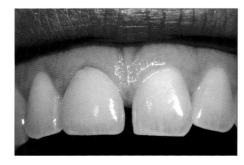

图 5.48 固有特征明显的天然牙   图 5.49 全瓷冠不能遮盖变色的牙预备体，整体冠不能模拟天然牙切缘的层次特征

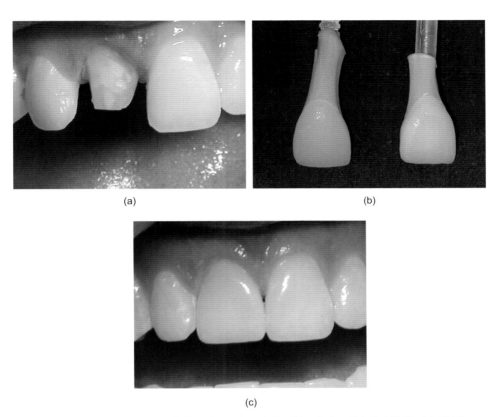

图 5.50 （a）轻度变色的牙预备体，邻牙的通透性不佳；（b）不同通透性的两个牙冠：二硅酸锂（左）和饰瓷氧化锆（右），即使两者的色阶相同，通透性的差异也很明显；（c）由于邻牙的影调较高，所以选择氧化锆作为最终修复体材料

　　我们还应当认识到，前牙单个修复体的颜色与邻牙的匹配程度会随时间不断下降，这主要是由于邻牙的颜色及通透性的改变，而不是因为修复体的变化。

功能局限性

　　根据牙位及美学要求正确地选择修复材料将会很大程度上影响修复体的预后。我们必须了解咬合力的大小，从而选择足以承受咬合力的材料。口内传感器的应用可以让我们更加了解咀嚼机制，为修复体的生物力学研究提供参考价值。由于人体解剖和生理结构的巨大差异，研究者们发现最大咬合力值的变化范围也较大。颅面部形态、年龄、性别、牙周支持组织、颞下颌关节紊乱及疼痛的症状和体征以及口腔的健康状况等因素均会影响咬合力的大小。据报道，前牙区的咬合力约 108 ～ 299N，后牙区是其两倍甚至更多，达到 216 ～ 847N（Fasbinder 等，2010；Lundgren 和 Laurell，1986）。咀嚼肌大小与咬合力密切相关，短面型人群拥有更厚的咀嚼肌，会比正常面型或长面型的患者产生更强大的咬合力（Koc 等，2010）。因为前牙区通常采用低强度的高透性材料，当磨牙症、咬合关系不良或上前牙腭 1/3 预备困难及形态复杂时都应当适当地限制前牙区的功能。

Korber 及其同事从多项研究结果中得出结论认为，后牙 FDPs 应当有足够的强度来承受平均 500N 的负荷（Korber 等，1982）。然而随着时间推移，修复体会受到多种因素导致的损伤。如循环疲劳负重、口内环境引起的应力侵蚀疲劳，这些因素使我们很难评估某个材料是否具有足够的支持力以抵抗应力疲劳。即使牙体预备量及连接体设计均满足修复体厚度及几何形态的需求，目前，前牙单侧多单位修复体的材料选择是最具挑战性的，因为既要有足够的透光性与邻牙的美学效果相匹配，又要保证其强度而使用透光性较差的材料。口腔医师参照厂家建议来选择强度合适的材料，对于短面型或关节紊乱的患者要格外谨慎。表 5.1 详细概括了众多材料的特性，并从美学及抗折裂性能方面给出了指导建议。

总结

固定修复体的制作模式已经发生转变。数字化印模、用于诊断和制定治疗计划的可控数据、CAD/CAM 修复体制作正在逐渐地转变医师与患者的交流方式。新材料正在逐渐代替传统的花费高且美学效果差的合金固定修复体。目前，最高强度的材料可以胜任高应力环境下的应用，包括 FDPs。然而，它们出现时间相对较短，仍旧缺乏长期的临床实践和研究的支持。口腔固定修复学技术的高度融合也使得口腔医师不需要全部依赖 CAD/CAM 工作流程，可以对患者治疗的某些方面选择性地使用数字化技术，而对于其他方面则使用传统的材料和方法。这可以使医师逐渐地向数字化方式转变，包括方法、设备、培训及治疗手段。

参考文献

Beuer, F., Edelhoff, D., & Gernet, W., et al. (2008) Effect of preparation angles on the precision of zirconia crown copings fabricated by CAD/CAM system. Dental Materials Journal, 27, 814–820.

Beuer, F., Stimmelmayr, M., & Gueth, J.F., et al. (2012) In vitro performance of full-contour zirconia single crowns. Dental Materials, 28, 449–456.

Della Bona, A. & Kelly, J.R. (2008) The clinical success of all-ceramic restorations. Journal of the American Dental Association (1939), 139(Suppl), 8S–13S.

Denry, I. (2013) How and when does fabrication damage adversely affect the clinical performance of ceramic restorations? Dental Materials, 29, 85–96.

Donovan, T.E. (2008) Factors essential for successful all-ceramic restorations. Journal of the American Dental Association (1939), 139(Suppl), 14S–18S.

Fasbinder, D.J., Dennison, J.B., & Heys, D., et al. (2010) A clinical evaluation of chairside lithium disilicate CAD/CAM crowns: a two-year report. Journal of the American Dental Association (1939), 141(Suppl 2), 10S–14S.

Gibbs, C.H., Mahan, P.E., & Lundeen, H.C., et al. (1981) Occlusal forces during chewing and swallowing as measured by sound transmission. The Journal of Prosthetic Dentistry, 46, 443–449.

Herrguth, M., Wichmann, M., & Reich, S. (2005) The aesthetics of all-ceramic veneered and monolithic CAD/CAM crowns. Journal of Oral Rehabilitation, 32, 747–752.

Janyavula, S., Lawson, N., & Cakir, D., et al. (2013) The wear of polished and glazed zirconia against enamel. The Journal of Prosthetic Dentistry, 109, 22–29.

Koc, D., Dogan, A., & Bek, B. (2010) Bite force and influential factors on bite force measurements: a literature review. European Journal of Dentistry, 4, 223–232.

Koller, M., Arnetzl, G.V., & Holly, L., et al. (2012) Lava ultimate resin nano ceramic for CAD/ CAM: customization case study. International Journal of Computerized Dentistry, 15, 159–164.

Korber, K.H., Ludwig, K., & Huber, K. (1982) Experimental study of the mechanical strength of bridge frameworks for metalloceramics. ZWR, 91(50), 53–61.

Larson, T.D. (2009a) Tooth wear: when to treat, why, and how. Part One. Northwest Dentistry, 88, 31–38.

Larson, T.D. (2009b) Tooth wear: when to treat, why, and how. Part One. Northwest Dentistry, 88, 31–38.

Larson, T.D. (2012) The effect of occlusal forces on restorations. Northwest Dentistry, 91(25–7), 29–35.

Larson, T.D. (2013) Cementation: methods and materials. Part two. Northwest Dentistry, 92, 29–35.

Laurell, L. & Lundgren, D. (1984) A standardized programme for studying the occlusal force pattern during chewing and biting in prosthetically restored dentitions. Journal of Oral Rehabilitation, 11, 39–44.

Lundgren, D. & Laurell, L. (1986) Occlusal force pattern during chewing and biting in dentitions restored with fixed bridges of cross-arch extension.I. Bilateral end abutments. Journal of Oral Rehabilitation, 13, 57–71.

Nakamura, T., Dei, N., & Kojima, T., et al. (2003) Marginal and internal fit of Cerec 3 CAD/CAM all-ceramic crowns. The International Journal of Prosthodontics, 16, 244–248.

Patzelt, S.B., Emmanouilidi, A., & Stampf, S., et al. (2014) Accuracy of full-arch scans using intraoral scanners. Clinical Oral Investigations, 18(6), 1687–1694.

Raigrodski, A.J., Hillstead, M.B., & Meng, G.K., et al. (2012a) Survival and complications of zirconia-based fixed dental prostheses: a systematic review. The Journal of Prosthetic Dentistry, 107, 170–177.

Raigrodski, A.J., Yu, A., & Chiche, G.J., et al. (2012b) Clinical efficacy of veneered zirconium dioxide-based posterior partial fixed dental prostheses: five-year results. The Journal of Prosthetic Dentistry, 108, 214–222.

Rekow, E.D., Silva, N.R., & Coelho, P.G., et al. (2011) Performance of dental ceramics: challenges for improvements. Journal of Dental Research, 90, 937–952.

Rosenstiel, S.F., Land, M., & Fujimoto, J. (2006) Contemporary Fixed Prosthodontics. Mosby. 4th edition.

Santos, G.C.J., Santos, M.J.J., & Rizkalla, A.S., et al. (2013) Overview of CEREC CAD/CAM chairside system. General Dentistry, 61, 36–40.quiz 41

Shenoy, A. & Shenoy, N. (2010) Dental ceramics: An update. Journal of Conservative Dentistry, 13, 195–203.

Strub, J.R. & Malament, K.A. (2013) Do zirconia ceramics have a future in restorative dentistry? The International Journal of Periodontics & Restorative Dentistry, 33, 259.

Wassermann, A., Kaiser, M., & Strub, J.R. (2006) Clinical long-term results of VITA In-Ceram Classic crowns and fixed partial dentures: A systematic literature review. The International Journal of Prosthodontics, 19, 355–363.

Wittneben, J.G., Wright, R.F., & Weber, H.P., et al. (2009) A systematic review of the clinical performance of CAD/CAM single-tooth restorations. The International Journal of Prosthodontics, 22, 466–471.

6 CAD/CAM 可摘义齿修复

Nadim Z. Baba, Charles J. Goodacre, Mathew T. Kattadiyil

引言

计算机技术因其强大的数据获取及处理能力而不断影响口腔领域。目前，这项技术已经应用到了可摘义齿修复领域，本章的目的在于展示计算机技术在全口义齿和可摘局部义齿制作中的应用现状。

全口义齿的历史及 CAD/CAM 技术的发展

历史上有多种材料和技术被用于制作全口义齿，这些材料包括木头、象牙、烤瓷金属、瓷、黄金、硬橡、赛璐珞、人造树胶和高分子树脂（PMMA）。木制义齿采用手工雕刻，一些还会埋入人类牙齿。其后方会放置类似于牙尖功能的图钉来提高咀嚼效率。象牙义齿也是完全用一整块或部分象牙纯手工雕刻而成，且埋入人类牙齿以提高其美观性。硫化橡胶（硬橡胶）是一种高度交联的硬质橡胶，18 世纪中期作为义齿基托材料引进。它作为义齿制作的基础材料使用了将近 80 年。硬质橡胶义齿制作工艺极其敏感，很容易造成美观问题（黑棕色到灰色），口感不适并散发异味（Rueggeberg，2002），但这种硬质橡胶制作的义齿却是第一个价格适中的功能性义齿。

1907 年，比利时化学家 LH Baekeland 发现了一种合成树脂（苯酚甲醛），也就是后来的赛璐珞（bakelite）。当时人们尝试将其用作基托材料，但因其口内的尺寸稳定性不足而并不为大众接受，当其被改造得可以使用时，PMMA 又出现了。PMMA 是一种热处理材料，1936 年由 Walter Wright 医师推出，在之后的四年内，90% ~ 95% 的义齿都由这种材料制作而成（Peyton，1975）。

其良好的物理、美学及操作性使得 PMMA 超越了以往活动修复材料。然而，PMMA 也有其缺点：净体积收缩率达到 6% ～ 7%，导致基托组织面不密合，白色念珠菌易于附着（Berdicevsky 等，1980 ; Budtz-Jorgensen，1974）以及单体残留。PMMA 的性能并不能满足理想的义齿基托材料要求（Murray & Darvell，1993）。

常规全口义齿制作通常需要五次就诊以及戴牙后的复诊。就诊次数多是许多牙医不愿接诊全口无牙颌患者的因素之一（Christensen，2006）。人们做了很多尝试来减少就诊次数，并希望在缩短制作流程以及降低成本的同时保证义齿的精确性（Ling，2000 ; Ling，2004）。最近一项研究对传统全口义齿制作方法和一种简化的全口义齿制作方法进行对比，（Vecchia 等，2014），结果发现简化方法较传统方法所需的时间和成本降低约 34.9%。

计算机辅助设计和计算机辅助制造（CAD/CAM）已经成功地应用到固定义齿、种植义齿和颌面部修复体的制作（Rekow，1987 ; Wichmann & Tschernitschek，1993 ; Sarment 等，2003 ; Al Mardini 等，2005 ; Mamann，2004），同时，娴熟技师的缺乏也极大地促进了 CAD/CAM 技术在活动修复体制作中的应用（Christensen 等，2005）。1994 年，Maeda 等首次发布计算机辅助设计系统用于全口义齿设计和制作的实验研究。他们使用 3D 激光光刻技术将光聚合树脂制作成义齿基托，使用牙齿颜色的复合树脂来制作牙齿，然后将这两部分通过自凝树脂连接，并手动抛光。为提高 CAD/CAM 义齿的美观性，2006 年，Busch 和 Kordass 设计出一款软件能够自动检测并重建解剖结构（对排列人工牙很重要）并能提供人工牙排列的建议（Busch & Kordass，2006）。

多年以后，Kawahata 等（1997）致力于使用 CAD/CAM 系统来复制全口义齿。他们使用数控机床（CNC）和球头铣刀研磨铸造蜡制作义齿。但该制作流程需要进一步改进。Wu 等（2010）联合应用 CAD/CAM 技术和激光快速成型系统（LRF）来制作全口义齿钛基托并认为能有效降低金属基托的制作时间和成本。

在这些早期研究之后，许多学者提出了各种不同的 CAD/CAM 全口义齿制作技术，致力于改善和促进 CAD/CAM 全口义齿的制作（Maeda 等，1994 ; Kawahata 等，1997 ; Goodacre 等，2012 ; Kanazawa 等，2011 ; Inokoshi 等，2012 ; Sun 等，2009）。Kawahata 等（1997），Kanazawa 等（2011） 和

Goodacre 等（2012）使用减法制造技术（例如 CNC 设备）来制作义齿。Kanazawa 等（2011）使用 CBCT 扫描患者原义齿以及人工牙来获取黏膜表面数据和颌位关系信息，并使用新型 3D CAD 软件设计虚拟义齿，最后用 CNC 设备研磨出全口义齿基托部分，并将人工牙黏接在相应位置。他们也对 3D 模型图像和 3D 丙烯酸义齿数据进行比较，发现𬌗面存在 0.5mm 的平均误差。Goodacre 等（2012）首次报道了 CAD/CAM 义齿基托的临床应用，该义齿基托从 PMMA 材料中切削而来，并将人工牙黏接于预留的牙槽窝内。其他学者（Maeda 等，1994；Inokoshi 等，2012；Sun 等，2009）使用增材制造技术［例如快速成型技术（RP）和 3D 打印技术］制作 CAD/CAM 义齿。Sun 等（2009）根据扫描的无牙颌模型和咬合记录设计全口义齿，他们开发出特殊程序能够虚拟排牙和制作虚拟型盒。使用 RP 技术打印出虚拟型盒后，将人工牙插入型盒中，最后使用传统工艺装盒、打磨并抛光，完成全口义齿的制作。

临床医师很早就意识到全口义齿试戴的重要性（Stephens，1969；Payne，1977）。Inokoshi 等（2012）根据 3D CAD 软件设计的义齿模型，使用快速成型（RP）技术制作试戴义齿，并与传统方法比较，评估其稳定性。结果显示数字化试戴义齿与传统试戴义齿的精确度一致，但临床调磨时间（如排牙）要长于传统方法。然而患者和修复医师都认为传统方法试戴义齿在美观性和稳定性方面高于 RP 试戴义齿。

最近，Katase 等（2013）对模拟人脸的精度进行评估，通过改变全口义齿的排牙，并将面部及人工牙数据融合，模拟生成了 10 个无牙颌患者的人脸，然后使用 RP 技术制作全口义齿让患者佩戴，比较真实人脸和模拟人脸之间的差异，结果显示两者无显著不同，并且认为该方法有助于临床医师使用计算机设计全口义齿。

先前的 CAD/CAM 全口义齿制作技术很有前景，然而，其制作过程仍需要制取印模和灌制模型。目前仅有一项体外研究对使用口内扫描仪（IOS）获取无牙颌数字化印模的可行性进行评估，以便淘汰传统印模。IOS 已成功应用于固定义齿制作及研究中（Ender& Mehl，2013；Mehl 等，2009；Luthardt 等，2005）并具有较高精确度。Patzelt 等（2013）比较了市面上不同 IOS 设备获取无牙颌数据的准确性，结果显示数字化无牙颌印模是可行的。但他们并不推荐在临床使用，因为其精确度不稳定。

CAD/CAM 义齿的优点

CAD/CAM 义齿仅两次就诊就能最终佩戴，非常具有优势，特别是对于住在养老院不方便多次就诊的老年人。第一次诊疗收集临床信息（印模、咬合记录和人工牙选择）需要 1 ~ 2h，这取决于医师的经验并且第二次就诊时就可戴牙。

其花费与传统义齿相同或者更低。此外，医师的椅旁时间减少，从而能够制作更多的义齿。

与 CAD/CAM 义齿制作相关的所有 3D 图像及信息均为数字化储存。如果患者义齿丢失，储存的信息可再次用于备用义齿或者替代义齿的制作，并且与原来义齿具有相同的形态，能够有效减少或缩短患者适应时间。若患者将来需要种植治疗，这些数据还能用来制作手术导板。用于义齿基托制作的预成树脂材料比传统工艺使用的树脂材料具有更好的适合性和强度。因为预成树脂通过直接研磨来制作基托，没有聚合收缩，从而避免了后牙硬腭区域的封闭问题，尤其是对于那些剩余牙槽嵴较硬的患者。Buffalo 大学的研究阐述了预成树脂的优越性能，相较于传统树脂，其单体残留少，疏水性强，白色念珠菌等微生物附着减少，降低感染风险，生物性更加优越。

CAD/CAM 义齿的缺点

① 市面上的两种 CAD/CAM 全口义齿系统不能提供平衡𬌗型，需要临床调整。

② 即使 CAD/CAM 义齿制作过程简单且减少了约诊时间，无经验的医师也需要一个学习过程，并可能会产生不满意的结果。

③ 医师需要使用尺寸性能稳定、抗温度变化的印模材料以防止运输过程中的变形。

④ 缺少试戴过程会增加不理想结果的出现机会，调磨也会相应增多。然而，可以采用 3 次就诊过程，在义齿基托上安装人工牙蜡型或由牙颜色树脂切削的人工牙代型来进行试戴。

市面上的 CAD/CAM 全口义齿

目前，有两个厂家能够提供 CAD/CAM 义齿制作，并且都能实现 2 次就诊戴牙。第一次就诊包括数据收集（印模、颌位关系、𬌗平面确定、牙体形态和颜色选择），第二次就诊包括义齿就位和调磨。

AvaDent™数字化义齿（Global Dental Science LLC., Scottsdale，AZ）使用减材制造方法，义齿基托由预成树脂块研磨而成，人工牙黏接在基托上。最近他们开发出了人工牙和基托一体式修复体。其系统目前能提供以下产品：① 全口义齿；② 单颌全口义齿；③ 种植支持式覆盖义齿；④ 即刻全口义齿；⑤ 临时义齿；⑥ 记录基托；⑦ 扫描导板；⑧ 验证夹具；⑨ 骨修整导板；⑩ 转换义齿；⑪ 最终的固定全口义齿（固定 - 可卸式或联合式义齿）。

Dentca™（Dentca Inc.，Los Angeles，CA）使用增材制造方法（例如 RP或者 3D 打印）来制作试戴义齿，最后使用 3D 打印型盒以传统方式制作最终义齿。该系统能制作全口义齿和单颌义齿。

使用 AvaDent 系统一步步制作全口义齿

AvaDent 义齿可有 3 种方式制作：① 复制患者现有义齿用于重衬印模和咬合记录制作。随后扫描该复制义齿及印模并用咬合记录一起来制作义齿。② 使用 Good Fit 义齿托盘制取印模和记录。③ 使用解剖测量装置（AMD）。接下来就开始介绍 AMD 技术。

（1）AvaDent 的入门套件包含印模托盘及材料、解剖测量装置（AMD）及调节工具、温度计和牙尺寸模具　使用卡尺测定牙弓尺寸后，选择合适的AvaDent 热塑性印模托盘，并且能够调整使其更加适合无牙颌牙弓（图 6.1）。然而，如果患者有全口义齿，可以将硅橡胶充填义齿组织面，修整多余材料后得到一个牙弓模型。硅橡胶模型硬化后，对其进行修整，形成一个平面底座，从而可用于个性化托盘的制作。使用卡尺测量硅橡胶模型以获得牙槽嵴尺寸，进而选择合适的 AvaDent 托盘。

（2）将选好的托盘放入热水中
[71.1 ～ 76.7 ℃（160 ～ 170 °F）] 直
到能够塑型　此时，将其完全贴合到
硅橡胶模型的牙支持区，并修整成个
性化托盘。随后，用丙烯酸树脂磨头
修整托盘，使其能够完全覆盖所需的
重要解剖结构（达到软腭或稍稍超过

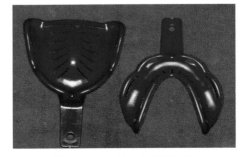

图 6.1　AvaDent 印模托盘

颤动线，翼上颌窝，磨牙后垫，颊侧翼缘区，咽喉侧壁的可用区域）。当原来义齿覆盖范围不够造成硅橡胶模型没有所需要解剖区域时，可以加热托盘并拉伸至需要的范围。

（3）在患者口内试戴托盘以确认其精密性，并根据需要调改 托盘上涂布黏合剂，待其干燥。在托盘组织面放置咬合记录材料（乙烯基硅氧烷）形成软组织支点（上颌 4 个，下颌 3 个）然后无压力地放置于患者口内，在托盘和黏膜之间形成空间以便为边缘整塑和印模材料提供空间（图 6.2）。

（4）使用所提供的聚合（乙烯基硅氧烷）材料进行上下颌托盘边缘整塑，采用传统的软组织操作方法（图 6.3） 在边缘整塑完成的托盘上涂布黏合剂，然后放置一轻体聚合（乙烯基硅氧烷）印模材料后制取最终印模（图 6.4）。

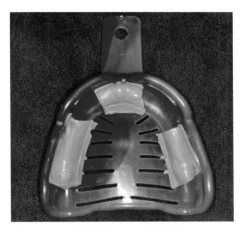

图 6.2　使用印模材料在托盘凹面形成止点

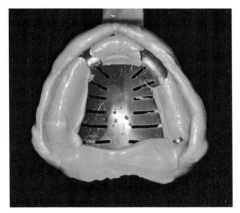

图 6.3　使用重体印模材料进行边缘整塑

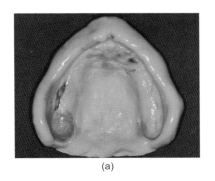

(a)

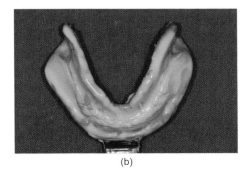

(b)

图 6.4　上下颌终印模

（5）使用 AMD 记录颌位关系（图 6.5） AMD 可以记录：咬合垂直高度

（OVD）、上颌唇部支持、中线、𬌗平面近远中方向、正中𬌗（CR）、牙尺寸、切缘位置以及义齿基托于人工牙颈部位置。

AMD 包含一副上下颌局部牙弓托盘。下颌托盘有一个平面的咬合记录板，上颌托盘正中有一个对应的可调式指针，充当哥特式弓上面的中央轴（图 6.6）。上颌托盘也有一个唇支撑板（图 6.7）。

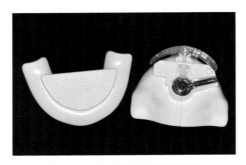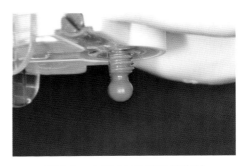

图 6.5　上下颌解剖测量装置　　　　图 6.6　上颌 AMD 装置的指针

上下颌 AMD 有三个不同的型号，可通过卡尺测量终印模或先前制作的硅橡胶模型的最宽处来选择合适的型号。

（6）上颌 AMD 上涂布托盘黏合剂　在托盘组织面放置重体聚合（乙烯基硅氧烷）印模材料，就位于患者口内牙槽嵴上，同时调整上颌唇支撑板使其尽量与瞳孔连线平行，然后检查上颌 AMD 的稳定性。它应该覆盖上颌牙槽嵴以及上腭部分以保证 AMD 数字化影像和最终印模的精确性。修整多余印模材料并使用轻体聚合（乙烯基硅氧烷）重衬（图 6.8）。

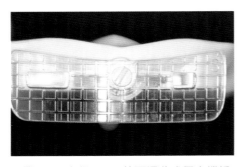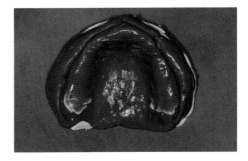

图 6.7　上颌 AMD 的可调节式唇支撑板　　图 6.8　使用重体 PVS 重衬上颌 AMD 组织面

（7）将𬌗平面定位尺安装到上颌 AMD 托盘的特定凹槽处，并将其移动到与瞳孔连线一致的位置，记录刻度并提供给技师　该操作能确保𬌗平面与瞳孔连线平行（图 6.9）。

下颌托盘涂布托盘黏合剂，然后将重体聚合（乙烯基硅氧烷）印模材料放置于托盘组织面，将托盘就位于患者无牙颌牙槽嵴上，注意保持上下颌托盘相互平行，且上颌指针尖刚好位于下颌 AMD 前方。这样能保证侧方运动时，针尖有足够的区域游走于记录板上。用轻体聚合（乙烯基硅氧烷）印膜材重衬下颌 AMD 印模（图 6.10）。

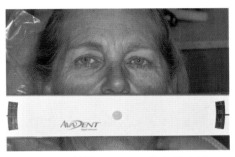

图 6.9　使用 AvaDent 尺来确定正确的咬合平面

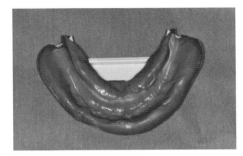

图 6.10　使用重体 PVS 重衬下颌 AMD 组织面

（1）接下来评估下颌 AMD 的稳定性　应该能够覆盖下颌牙槽嵴以保证 AMD 数字化影像及最终印模的精确性，修整多余印模材料，上下颌 AMD 部件就位于患者口内后，嘴唇应该能自如闭合，并且面下三分之一不能变形。

（2）使用传统方法来确定 OVD，例如面部比例法以及改良 Niswonger 技术。已有的全口义齿也可以当作确定 OVD 重要参考。用卡尺测量鼻子和下巴两点间的距离来记录 OVD。通过上颌 AMD 的侧方螺丝来调节上下颌 AMD 托盘之间的距离，同时需要保持上颌指针尖一直与下颌 AMD 记录板接触，以建立正确的 OVD（图 6.11）。

（3）使用口内哥特式弓来记录 CR　要求患者保持其上下颌闭合，并确保上颌指针尖与下颌 AMD 接触。然后引导患者从 CR 位开始做前伸、后退以及侧方运动，这样上颌指针就会在下颌 AMD 板上描记出哥特式弓痕迹

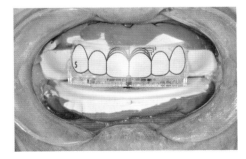

图 6.11　建立正确的 OVD，并将牙齿选择模具粘贴到位

（图 6.12）。

（4）可以在下颌描记板上涂布 AvaDent 印模材料黏合剂　针尖运动将会在黏合剂上描画出轨迹线。也可使用咬合纸材料来记录描记轨迹，轨迹顶点便是 CR 位置。移开下颌 AMD，用圆形车针或者树脂磨头在哥特式弓轨迹顶点磨出浅凹以标记 CR 位置（图 6.13）。

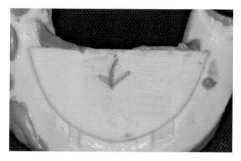
图 6.12　哥特式弓记录

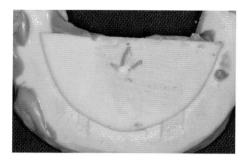
图 6.13　哥特式弓轨迹顶点标记浅凹

（5）可以通过前后调整唇支撑板，来获得理想的唇侧支持（图 6.14）。

（6）在唇侧支撑板上标记中线和笑线的位置　可以使用三种不同尺寸的 AvaDent 牙齿美学模具来协助确定牙齿的大小（图 6.15），同时还可以根据牙齿模具上面的 3 个标记数字来确定粉色义齿基托树脂人工牙颈部的位置。根据标记的中线及笑线位置，将模具粘到唇侧支撑板上，来评估患者放松及微笑时的牙齿模具位置（图 6.16）。

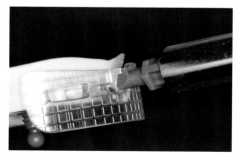
图 6.14　使用 AvaDent 扳手调节唇支撑板

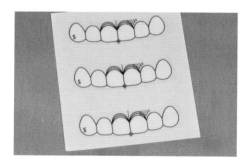
图 6.15　自粘型牙齿选择模具

（7）将下颌 AMD 重新戴入患者口内，通过上颌指针对准 CR 浅凹位置，确保下颌位于 CR 位　在上下颌托盘间隙中注入咬合记录材料，以使上下颌 AMD 紧紧相连（图 6.17）。从患者口内取出连接成整体的上下颌 AMD，消毒，邮寄给 Global Dental Science 公司，并附上最终印模，完整设计单，患者放松及微笑时的照片。

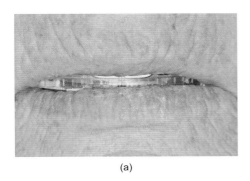
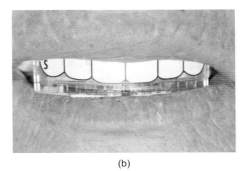

(a)   (b)

图 6.16 （a）牙齿选择模具在唇放松时的评估；（b）牙齿选择模具在微笑时的评估

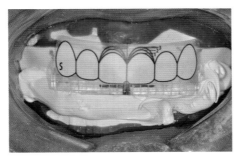

图 6.17 注射咬合记录材料来获取正中位置

技工流程

① 完整的牙弓印模及连接在一起的上下颌 AMD 经消毒后进行激光扫描。

② 使用计算机软件进行以下操作：a. 扫描连接的 AMD 托盘，获取形态学数据，建立上下颌牙弓咬合关系，与全牙弓印模扫描数据相叠加；b. 确定并标记义齿边缘；c. 形成义齿基托组织面；d. 虚拟排列人工牙，确保能与理想的𬌗平面匹配；e. 形成人工牙周围的基托。

③ 将完成的数字化修复体预览发送给临床医师，以获得医师认可（图6.18）。然后选择不同的基托材料研磨出带有凹槽的义齿基托，以便黏接人工牙。

④ 在制作最终数字化义齿之前，临床医师可选择试戴义齿（ATI）（人工牙插入研磨的蜡型基托中）来评价义齿的美观、发音以及功能。并且可以重新排牙以满足患者要求。

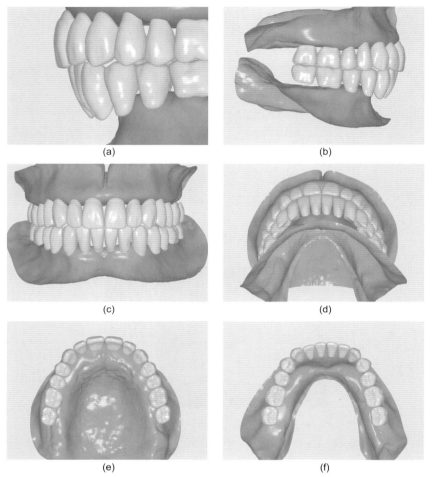

(a)　　　　　　　　　　　　　　(b)
(c)　　　　　　　　　　　　　　(d)
(e)　　　　　　　　　　　　　　(f)

图 6.18　（a）数字化义齿的轮廓；（b）数字化义齿的侧面观；（c）数字化义齿的正面观；（d）数字化义齿的正下面观；（e）上颌数字化义齿的𬌗面观；（f）下颌数字化义齿的𬌗面观

义齿就位与调磨

CAD/CAM 全口义齿的就位调磨与传统义齿相似，使用压力指示剂调磨组织面基托（图 6.19）。根据需要在口内进行调和。如果有明显的咬合偏差，则需要重新制作。

使用 Dentca 系统一步步制作全口义齿

① A Dentca 系统为临床提供了含不同尺寸（S，M，L，XL）托盘的初始套装，一副 Dentca ™唇标尺，一个 Dentca ™量规以及一个 EZ-Tracer ™（图 6.20）。

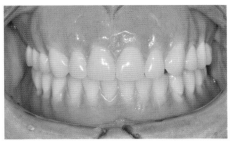
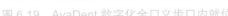

图 6.19　AvaDent 数字化全口义齿口内就位

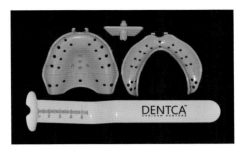

图 6.20　Dentca 上下颌托盘及唇侧尺

② 根据患者牙弓大小选择合适的上下颌托盘。Dentca 托盘式是拥有可卸式部件的两段式托盘，需要在制取最终印模时，将可卸式部分装配上去（图 6.21）。

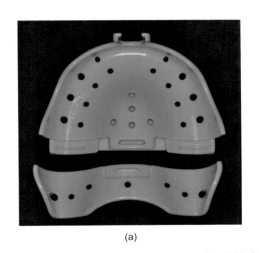

(a)

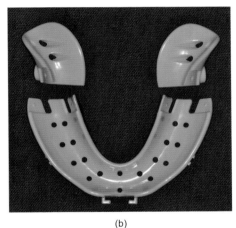

(b)

图 6.21　（a）Dentca 上颌可拆卸托盘；（b）Dentca 下颌可拆卸托盘

③ 将黏合剂涂布在选择的托盘上，采用与 AvaDent 系统相同的方式制取终印模。

④ 制取终印模后，使用 #15C 外科手术刀片沿着上下颌印模前后牙分界线处切片。然后通过间歇晃动与拉伸来分离托盘的前后部分（图 6.22）。

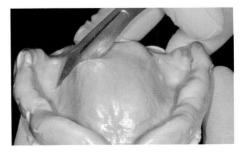

图 6.22　使用手术刀片分割最终印模（Ewa Parciak 医师惠赠）

⑤ 小心地将哥特式弓装置安装在下颌终印模前牙区域，使其进入托盘组织面凹槽（图 6.23）。将咬合轨迹描记平板固定于上颌托盘，涂布一层喷雾指示剂（Occlude®，Pascal International Inc.，Bellevue，WA）或者 EZ-Tracer™，一种由 Dentca 提供的指示剂（图 6.24）。

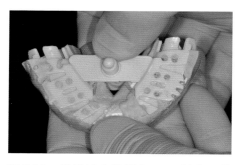

图 6.23　将指针安装到 Dentca 托盘凹槽中（Ewa Parciak 医师惠赠）

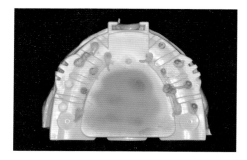

图 6.24　在上颌咬合描记板上喷涂指示喷雾剂（Ewa Parciak 医师惠赠）

⑥ 将上下颌印模就位于患者口内并检查其稳定性。使用 Dentca 下颌量规按照传统方法来确定 OVD，并确保针尖与上颌描记板接触（图 6.25）。哥特式弓描记与 AvaDent 的操作相同。从患者口内取出上颌托盘，用圆头车针或者树脂磨头在哥特式弓轨迹顶点处标记浅凹（图 6.26）。

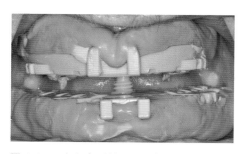

图 6.25　确定合适的 OVD（Ewa Parciak 医师惠赠）

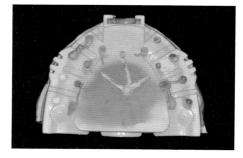

图 6.26　上颌咬合描记板上记录哥特式弓轨迹（Ewa Parciak 医师惠赠）

⑦ 将上颌托盘重新放入患者口内，针尖对准浅凹，保证位于 CR 位　往上下颌托盘中间注入咬合记录材料。取出连接在一起的托盘，消毒（图 6.27）。

⑧ 使用 Dentca 唇尺测量上颌唇长，测量范围是切牙乳突到上颌唇下缘（图 6.28）。

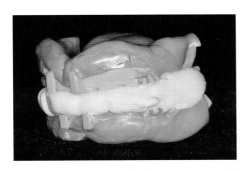

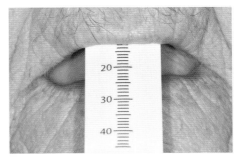

图 6.27　Dentca 颌位记录（Ewa Parciak 医师惠赠）

图 6.28　使用 Dentca 唇尺测量上唇长度（Ewa Parciak 医师惠赠）

⑨ 将带有咬合记录的托盘以及印模托盘的后分离部分消毒后，与设计单一起寄给 Dentca。

技工流程

① 托盘后半部分与前半部分重新连接，并进行激光扫描。

② 专门计算机软件构建虚拟无牙颌牙槽嵴。

③ 使用测量的唇长度和数个解剖标志点来设置虚拟人工牙，使它们拥有理想的𬌗平面及咬合。

④ 将数据发送到 RP 机器，制作数字化义齿的立体光刻模型。试戴义齿具有与最终义齿相似的外形及适合度，可以用于种植手术导板，并且可以免费提供给医师，还能用于发音及咬合评估。但人工牙呈灰白色，不能用于美学评估，也不能调整牙齿的位置（图 6.29）。

⑤ 最终义齿通过 3D 打印型盒使用传统方法制作（图 6.30）。

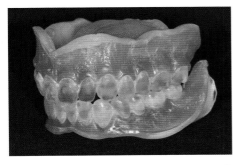

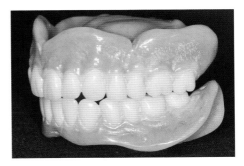

图 6.29　Dentca 上下颌立体光刻试戴义齿（Ewa Parciak 医师惠赠）

图 6.30　Dentca 最终义齿（Ewa Parciak 医师惠赠）

义齿就位及调磨

CAD/CAM 全口义齿的就位调磨与传统义齿类似。为达到理想结果可能需要借助压力指示剂进行多次调磨。尽管数字化义齿的精度较高，但也可能需要调𬌗。如果出现较大的咬合偏差，则需要重新制作。

AvaDent 全口种植即刻负重转换义齿

数字化转换义齿拥有独特的设计，能轻松调改，用作导板种植手术后即刻负重的临时固定义齿修复。该技术能通过简单的"pick up"方式轻松地实现数字化全口义齿向种植临时固定修复体的转换，从而节省大量的临床时间。

临床流程

① 转换义齿流程的第一步就是按照前面所描述的数字化全口义齿制作方法制作一副临时义齿（图 6.31）。该义齿为整体式义齿（包括义齿基托和人工牙），由专利技术切削而成。

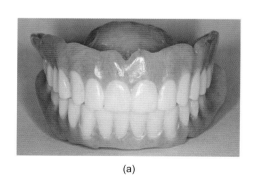
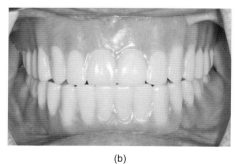

(a)　　　　　　　　　　　　　(b)

图 6.31 （a）AvaDent 临时数字化全口义齿；（b）AvaDent 临时数字化全口义齿的试戴

② 通过复制下颌临时义齿由 AvaDent 制作一副带有标记点（在基托颊侧的球形浅凹中填塞牙胶）的放射导板（图 6.32）。先使用 CBCT 单独扫描放射导板，然后将放射导板按照指引就位于患者口内，随后按照 NobelGuide ™ / NobelClinician 流程拍摄 CBCT（图 6.33）。使用 Nobel-Clinician 软件进行种植设计，根据义齿基托，人工牙和口内解剖结构确定合适的种植体位置，生成种植手术导板方案（图 6.34）。

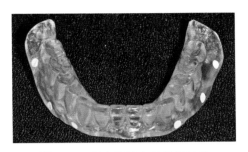

图 6.32　带有标记点的放射导板

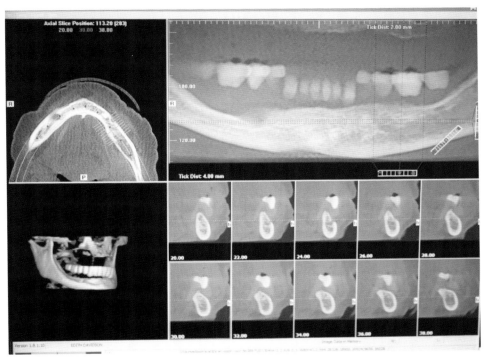

图 6.33　CBCT 扫描放射导板

③将 NobelClinician 软件设计完成的虚拟种植体位置等数据发送至 Nobel Biocare，制作 NobelGuide 外科手术导板（图 6.35）Global Dental Science 公司参照虚拟种植体的位置制作 AvaDent 转换全口义齿（图 6.36）。根据将来种植临时义齿的范围在转换义齿的基托上研磨出轮廓凹槽，在这些预研磨的沟槽内还有一定数量的支撑杆来连接外围基托和义齿主体。外围基托可以保证义齿在口内稳定就位，沟槽和支撑杆能够在患者口内将义齿准确快捷地转换为种植临时义齿。

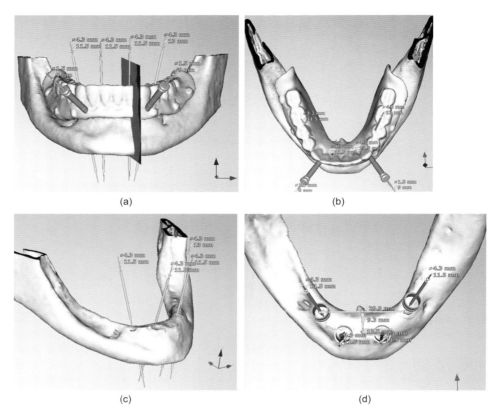

(a)　　　　　　　　　　(b)

(c)　　　　　　　　　　(d)

图 6.34 （a）虚拟手术导板的正面观；（b）虚拟手术导板的𬌗面观；（c）每颗种植体的最理想设计位置的侧面观；（d）每颗种植体的最理想位置的𬌗面观

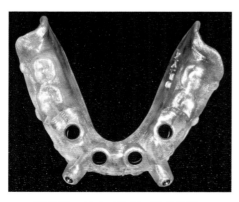

图 6.35　NobelGuide 手术导板

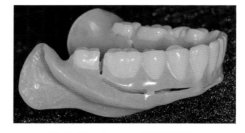

图 6.36　Avadent 转换义齿

　　④ 使用 NobelGuide 手术导板将选好的种植体植入预先设计的位置（NobelReplace® Conical Connection）（图 6.37） 将 Nobel Biocare 基台复合插

入种植体，按照厂商建议扭矩加力（图6.38），随后在复合基台上安装Nobel Biocare临时基底（图6.39）。

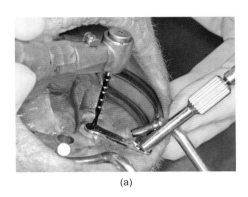

(a)

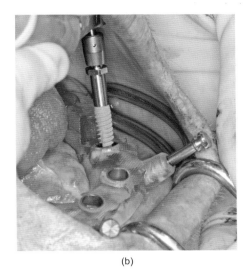

(b)

图6.37 使用NobelGuide手术导板植入种植体

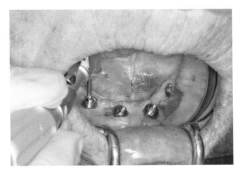

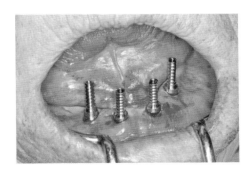

图6.38 安装Nobel Biocare复合基台　　图6.39 在复合基台上安装临时基底

⑤借助于义齿基托和咬合记录将AvaDent转换义齿放在合适位置，覆盖临时基底（图6.40）在临时基底和义齿之间的间隙添加自凝丙烯酸树脂，树脂凝固后将义齿基托与临时基底连接在一起（图6.41）。松开临时基底螺丝，将修复体从患者口内取出（图6.42）。

随后去除基托上的支撑杆，将外围基托从义齿主体上分离开来，主体部分将作为即刻固定全口义齿（图6.43）。根据需要在义齿基托和临时基底之间添加树脂，形成光滑的过渡（图6.44）。转换后的下颌临时固定全口义齿经抛光后通过临时基底螺丝将义齿固定在种植体基台上（图 6.45 和图 6.46）。随后根据先前制作的上颌临时全口义齿进行调𬌗（图 6.47）。给予患者术后用药指导并预约复诊。

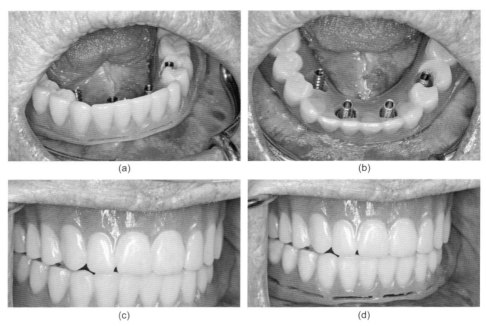

(a)

(b)

(c)

(d)

图 6.40　（a）覆盖在临时基底上方的 Avadent 转换义齿的颊面观；（b）覆盖在临时基底上方的 Avadent 转换义齿的𬌗面观；（c）咬合引导转换义齿于正确位置；（d）转换义齿咬合后的颊面观

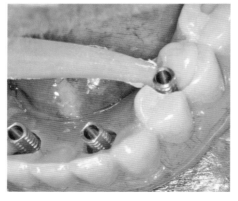

图 6.41　向义齿与临时基底之间的间隙注入自凝丙烯酸树脂

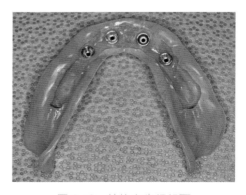

图 6.42　转换义齿组织面

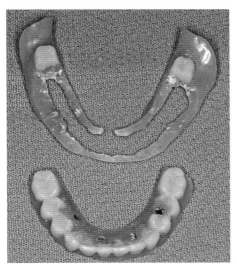

图 6.43　即刻固定转换义齿及其外围基托

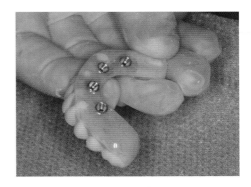

图 6.44　使用自凝树脂填补义齿基托和临时基底间的空隙

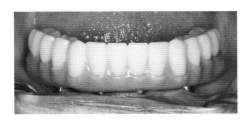

图 6.45　临时固定转换义齿的前面观

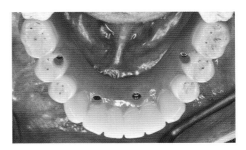

图 6.46　临时固定转换义齿的𬌗面观

数字化最终全口固定义齿的制作技术

种植体愈合阶段过后，将开始下颌最终全口固定义齿的修复。其制作步骤包括：终印模和咬合记录。

基于 Nobel Clinician 软件和手术导板获得的信息，Global Dental Science 公司可以提供 AvaDent 种植取模装置（AIRD）（图 6.48）和 AvaDent 转移夹板（AVJ），用于简化取模过程（图 6.49）。AIRD 复制于全口义齿，但在𬌗面开窗，用于覆盖转移夹板，类似于印模托盘的功能。

树脂成分的 AVJ 能够同时覆盖所有的印模基底或者临时基底（图 6.50）。

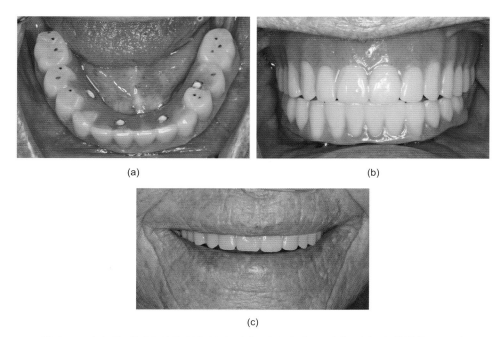

(a)　　　　　　　　　　　　　　　　　　(b)

(c)

图 6.47　（a）临时固定转换义齿的殆面观；（b）义齿正面观；（c）患者微笑正面观

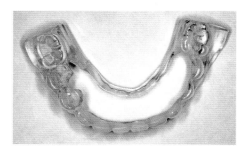

图 6.48　AvaDent 种植取模装置

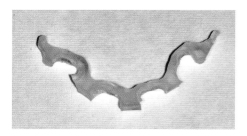

图 6.49　AvaDent 转移夹板

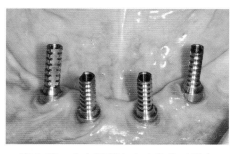

图 6.50　在多基基台上安装临时基底

这两种基底都能用于制取终印模。AVJ 下缘与黏膜之间要有 2 ～ 3mm 间隙。然后向 AVJ 和基底之间注入流动树脂（图 6.51）。

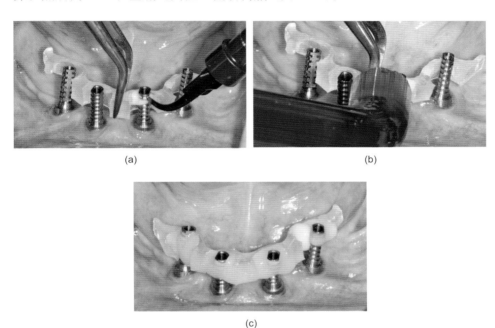

图 6.51 （a）将流动树脂注射到临时基台和转移夹板之间；（b）流动树脂光固化；（c）转移夹板固位到所有的临时基底上

AvaDent 种植取模装置的𬌗面有开窗，足以覆盖连接于基底的 AVJ 及其周围，并且其基托延伸到无牙颌牙槽嵴后牙区（图 6.52）。如果该取模装置有任何地方碰触 AVJ，都要将其磨除，以便更加容易地精确就位。

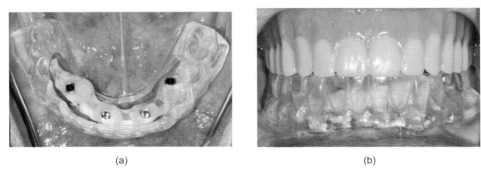

图 6.52 （a）种植取模装置放置于转移夹板和复合基台连接体的上方；（b）种植取模装置位于转移夹板上方，并延伸到无牙颌牙槽嵴后牙区

随后将 AIRD 当作印模托盘进行终印模的制取。可以使用模型基托蜡封闭其殆面开窗,然后涂布印模黏合剂及重体印模材料(图 6.53)。

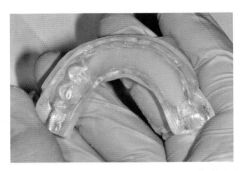

图 6.53 使用模型基托蜡封闭种植取模装置,并涂布印模黏合剂

蜡封闭能够防止印模材料在放入口内前从开窗处溢出。在基底和 AVJ 连接体的周围和下方注射轻体印模材料,然后将带有重体印模材料的 AIRD 覆盖在 AVJ 上方(图 6.54)。

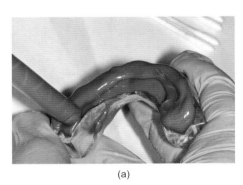
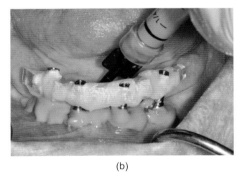

(a)　　　　　　　　　　　　　(b)

图 6.54 (a)取模装置上放置重体印模材料;(b)在基底周围及转移夹板下方注射轻体印模材料

利用 AIRD 与上颌转换义齿咬合关系来引导其就位,从而使印模位于正确的 OVD 位置(图 6.55)。

在印模材料聚合之前,用手指或棉棒去除 AIRD 周围多余的印模材料,暴露出印模基底的殆面开孔(图 6.56)。

印模材料聚合之后,松开临时基底螺丝,取出印模。印模应包含无牙颌牙槽嵴以及 AVJ 和印模基底的连接体。仔细去除妨碍 AIRD 与上颌义齿咬合的多余印模材料,然后将印模重新就位于口内,并用螺丝固位(图 6.57)。

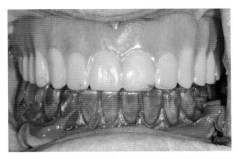 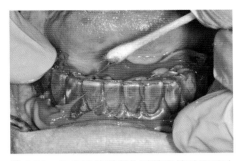

图 6.55　使用对𬌗临时义齿指引种植取模　　图 6.56　使用棉棒暴露临时基底的𬌗面开孔
装置就位，确保在正确的 OVD 位置取模

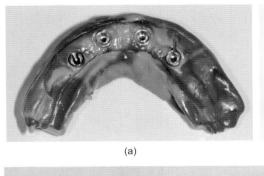 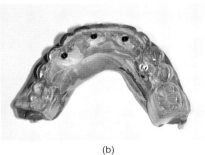

(a)　　　　　　　　　　　　　　　　　　(b)

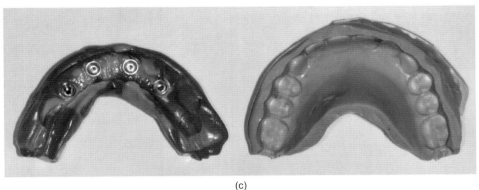

(c)

图 6.57　（a）印模组织面；（b）含有转移夹板和临时基底连接体的印模𬌗面；（c）上下颌印
模图像

记录 AIRD 与上颌义齿间的咬合关系（图 6.58）。随后重新戴入临时固定
转换义齿，螺丝固位，封闭螺丝孔。

技工流程

将 AIRD 终印模和咬合记录一起发送给 Global Dental Science 公司，制作

最终全口义齿和 AvaDent 全口固定义齿，该义齿的粉色树脂基托和人工牙包绕在钛切削杆上方。这些数字化数据能够很容易地制作一副新的上颌全口义齿，并且与原来的上颌临时全口义齿形态一致。义齿基托带有人工牙凹槽，可以选择市售的标准人工牙或个性化研磨的人工牙。通过手术阶段所获得的数字化数据，AIRD 印模信息以及新的咬合记录，Global Dental Science 公司可以使用专利软件生成最终的上颌全口义齿和下颌固定全口义齿（图 6.59）。

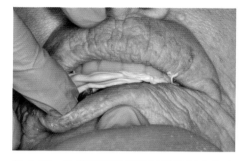

图 6.58　种植取模装置和对殆临时义齿之间的咬合记录

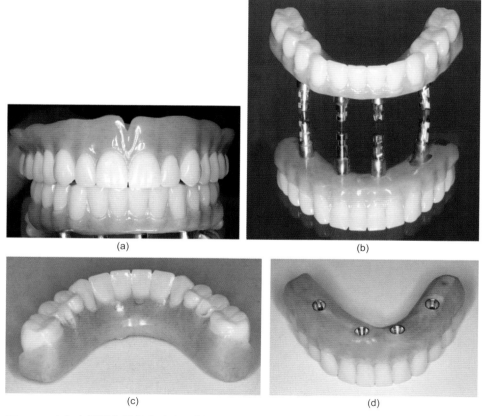

(a)　　　　　　　　　　　　(b)

(c)　　　　　　　　　　　　(d)

图 6.59 （a）上颌最终转换义齿和下颌固定全口义齿；（b）固定全口义齿的粉色树脂基托包绕在钛切削杆上方；（c）下颌最终固定全口义齿的舌侧观；（d）下颌固定全口义齿的组织面

戴入上颌最终义齿及下颌固定全口义齿

去除转换义齿最终全口义齿经调磨就位后，按照厂商建议的扭矩值拧紧，封闭螺丝通道，给予患者戴牙后指导，告知患者维护事项并叮嘱其按时复诊（图 6.60）。

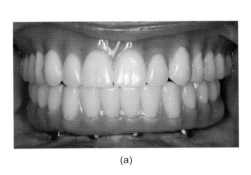 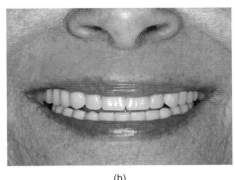

(a)　　　　　　　　　　　　　(b)

图 6.60　（a）上颌最终义齿和下颌固定转换义齿的正面观；（b）患者微笑正面观

计算机辅助设计的可摘局部义齿

老年人口腔卫生改善和生活期望值的提高导致患者牙齿存留时间延长（Douglas & Watson，2002）。天然牙缺失率的降低导致可摘局部活动义齿（RPD）需求量的增大（Ettinger 等，1984；Redford 等，1996）。尽管种植修复是部分无牙颌的一个极好选择，但其价格昂贵，特别对于低收入患者（Dolan 等，2001）。许多材料，如Ⅳ类金合金，钴铬合金（Co-Cr），镍铬合金（Ni-Cr），Ti-6Al-7Nb 以及无钒钛合金（Ti）都已经成功地应用于可摘局部义齿的支架制作。金合金的弹性模量较低，因此在较大的咬合力作用下易弯曲和变形，这就需要较厚的大连接体，从而会增加金属用量及加工成本。自 20 世纪 70 年代以来，铬基合金开始受到青睐。大部分牙科技师纷纷转向钴铬合金和镍铬合金。这些合金有许多优势：① 低成本；② 高强度；③ 抗腐蚀性好；④ 弹性模量高以及⑤ 密度低。但有报道认为其可能具有细胞毒性和过敏性，因此人们需要一种更加安全的材料，于是钛合金就随之出现了（Covington 等，1985；Schmalz & Garhammer，2002）。具有出色机械性能的无钒钛合金（Ti-6Al-7Nb）进入口腔领域（Matsumura 等，2002）。该合金生物相容性好

（Matsuno 等，2001），耐摩擦（Iijima 等，2003），强度高（Iijima 等，2003；Kobayashi 等，1998），延展性好（Kobayashi 等，1998）并且抗腐蚀（Khan 等，1996）。

然而，其主要缺点是在支架铸造时容易产生气孔。为了尽可能减少可摘局部义齿钛合金支架的孔隙，许多研究对其设计（Al-Mesmar 等，1999；Guttal & Patil，2007）以及铸道的直径和方向（Baltag 等，2002）等可能影响因素进行研究。为了规避钛合金可摘局部义齿支架制作过程中的困难和挑战，学者们（Ohkubo 等，2006；Jang 等，2001；Sutton & Rogers，2001）开始探索数字化口腔技术。最近，CAD 软件开始用于 RPD 修复体的支架设计（Williams 等，2004；Eggbeer 等，2005；Han 等，2010）。设计步骤包括三步：① 对终印模或由终印模翻制的石膏模型进行扫描；② 导出扫描数据，利用 RPD 计算机辅助设计（CAD）软件进行模型构建及观测；③ 设计 3D 打印 RPD 支架的各个组成部分（大小连接体，邻面板，支托，卡环等）。随后将设计数据传输至 3D 打印机打印蜡型树脂支架，按照传统方式包埋铸造（Williams 等，2004；Eggbeer 等，2005；Bibb 等，2006），或者直接使用选择性激光熔融设备制作金属支架（Han 等，2010；Williams 等，2006）。选择性激光熔融（SLM）是一种使用 3D CAD 数据，通过高强度镱纤维激光束融合金属粉末形成原始 3D RPD 支架的技术。SLM 技术已经广泛且成功地运用于冶金工业（Yadroitsev 等，2007）。

2004 年，Williams 等（2004）首次发表了使用 CAD 软件设计 RPD 支架各部分的研究性文章。其通过 RP 设备打印塑料部件并成功铸造。铸造之后，他们发现剥离的铸件表面有细小的飞边，这意味着塑料部件存在膨胀。之后，他们建议采用蜡质材料来打印支架，以避免这种并发症的发生。Bibb 等（2006）首次将 CAD 软件设计及 RP 技术打印的 RPD 支架放入口内试戴，报道称临床效果满意。

数字化可摘局部义齿的优点

① 缩短制作时间，减少制作成本；不需要耐火模型来制作蜡型及铸道，打印的支架能直接进行包埋铸造。

② 技工所的经济效益和生产能力均得到提高。

③ 加强了技师与医师之间的交流合作。

④ 避免了传统 RPD 繁杂的制作过程，使技师能够专注于 RPD 的数字化设计。

数字化可摘局部义齿的缺点

① 扫描软件的成本。
② CAD 软件和打印机的成本。
③ 铸造支架的相关并发症，如表面气孔。
④ 学习并熟练掌握数字化流程的人工成本增加。

使用 RP 技术一步一步设计和制作数字化 RPD

① 高速扫描仪扫描终印模或石膏模型（图 6.61）。

② 导出扫描数据，使用 RPD CAD 软件构建并观测模型。

③ 在虚拟模型上进行观测，上腭正中会出现一个蓝色方向杆，这是一个虚拟观测工具，能够帮助确定所需的义齿就位道（图 6.62）。随后，将模型旋转至合适的就位道方向。

④ 接下来处理倒凹。将不需要的倒凹部分填平，保留所需要的倒凹位置（图 6.63）。

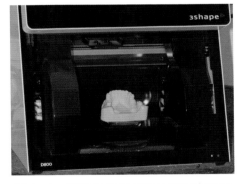

图 6.61　高速扫描仪扫描最终石膏模型（Dental Masters Laboratory 提供）

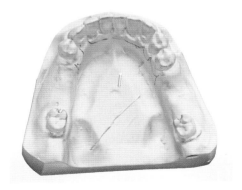

图 6.62　在虚拟模型上确定所需的义齿就位道（Dental Masters Laboratory 惠赠）

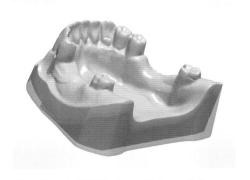

图 6.63　充填倒凹（Dental Masters Laboratory 惠赠）

⑤ 设计缓冲区及固位网格（图 6.64）。

⑥ 接下来添加大连接体（图 6.65）。小连接体开始由蓝色虚线显示，随后添加到设计当中（图 6.66）。

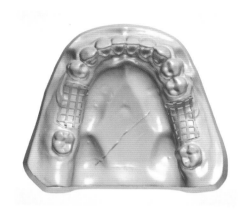 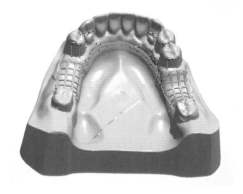

图 6.64　设计缓冲区及固位网（Dental Masters Laboratory 惠赠）

图 6.65　添加大连接体（Dental Masters Laboratory 惠赠）

⑦ 添加卡环，通过拖拉蓝色虚线生成所需的卡环形态和轮廓（图 6.67）。卡环的厚度、宽度及轮廓要合理设计，为支架提供充足强度。

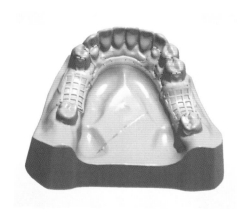 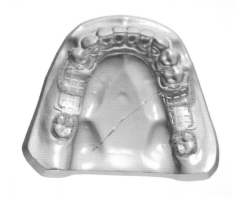

图 6.66　小连接体的轮廓（Dental Masters Laboratory 惠赠）

图 6.67　添加设计卡环（Dental Masters Laboratory 惠赠）

⑧ 根据 RPD 支架的数字化蜡型，放置虚拟终止线（图 6.68）。

⑨ 最后检查虚拟支架的内终止线（图 6.69）和支架厚度，并添加用于打印的跨牙弓支撑杆（图 6.70）。

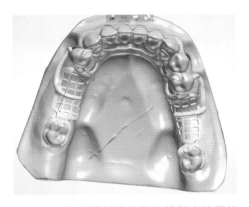

图 6.68 通过雕刻修整数字蜡型来放置终止线（Dental Masters Laboratory 惠赠）

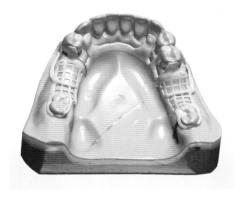

图 6.69 检查虚拟模型的内终止线（Dental Masters Laboratory 惠赠）

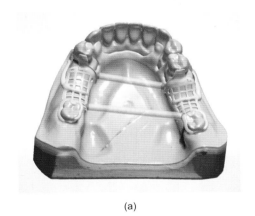

(a)

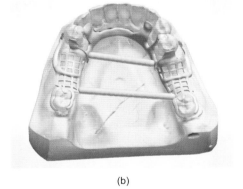

(b)

图 6.70 （a）添加跨牙弓支撑杆；（b）设计虚拟支架，并准备打印（Dental Masters Laboratory 惠赠）

⑩ 然后将数据发送至打印机，生成蜡或树脂模型（图 6.71）。

⑪ 在打印支架上安插铸道，用于包埋。

⑫ 数字化支架其他制作流程与传统局部义齿类似。

数字化金属支架试戴完成后（图 6.72），使用传统方法排列人工牙，制作基托装盒。义齿制作完成后进行打磨、抛光，口内就位，调磨，直至患者舒适且功能良好。

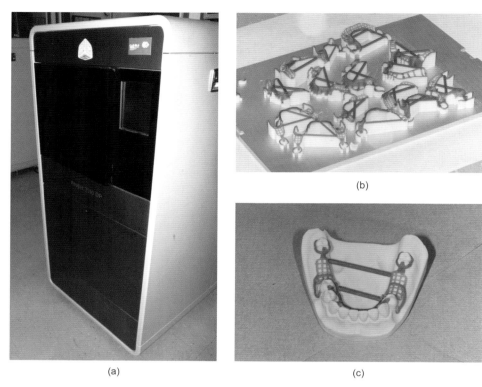

图 6.71 （a）3D 打印机；（b）打印树脂支架；（c）树脂支架试戴及就位（Dental Masters Laboratory 惠赠）

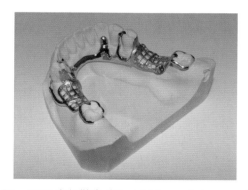

图 6.72　RPD 支架抛光（Dental Masters Laboratory 惠赠）

感谢

作者由衷地感谢 Robert Kreyer 先生，CDT，感谢其对于本章——计算机辅助设计可摘局部义齿的书写建议。以及 Dental Masters Laboratory 提供的 CAD/CAM 可摘局部义齿的技工流程图片。

参考文献

Al Mardini, M., Ercoli, C., & Graser, G.N. (2005) A technique to produce a mirror-image wax pattern of an ear using rapid prototyping technology. *Journal of Prosthetic Dentistry*, **94**, 195–198.

Al-Mesmar, H.S., Morgano, S.M., & Mark, L.E. (1999) Investigation of the effect of three Sprue designs on the porosity and the completeness of titanium cast removable partial denture frameworks. *Journal of Prosthetic Dentistry*, **82**, 15–21.

Baltag, I., Watanabe, K., Kusakari, H., & Miyakawa, O. (2002) Internal porosity of cast titanium removable partial dentures: influence of sprue direction and diameter on porosity in simplified circumferential clasps. *Journal of Prosthetic Dentistry*, **88**, 151–158.

Berdicevsky, I., Ben-Aryeh, H., Szagel, R., & Gutman, D. (1980) Oral candida of asymptomatic denture wearers. *International Journal of Oral Surgery*, **9**, 113–115.

Bibb, R.J., Eggbeer, D., Williams, R.J., & Woodward, A. (2006) Trial fitting of a removable partial denture framework made using computer-aided design and rapid prototyping techniques. *Proceedings of the Institution of Mechanical Engineers. Part H, Journal of Engineering in Medicine*, **220**, 793–797.

Budtz-Jörgensen, E. (1974) The significance of *Candida albicans* in denture stomatitis. *Scandinavian Journal of Dental Research*, **82**, 151–190.

Busch, M. & Kordass, B. (2006) Concept and development of a computerized positioning of prosthetic teeth for complete dentures. *International Journal of Computerized Dentistry*, **9**, 113–120.

Christensen, G.J. (2006) Removable prosthodontics: a forgotten part of dentistry. *The Alpha Omegan*, **99**, 26–28.

Christensen, G.J. & Yancey, W. (2005) Dental laboratory in crisis, part II: potential solutions to the challenges facing the industry. *Journal of the American Dental Association*, **136**, 783–786.

Covington, J.S., McBride, M.A., Slagle, W.F., & Disney, A.L. (1985) Quantization of nickel and beryllium leakage from base metal casting alloys. *Journal of Prosthetic Dentistry*, **54**, 127–136.

Dolan, T.A., Gilbert, G.H., Duncan, R.P., & Foerster, U. (2001) Risk indicators of edentulism, partial tooth loss and prosthetic status among black and white middle-aged and older adults. *Community Dentistry and Oral Epidemiology*, **29**, 329–340.

Douglas, C.W. & Watson, A.J. (2002) Future needs for fixed and removable partial dentures in the United States. *Journal of Prosthetic Dentistry*, **87**, 9–14.

Eggbeer, D., Bibb, R., & Williams, R.J. (2005) The computer-aided design and rapid prototyping fabrication of removable partial denture frameworks. *Proceedings of the Institution of Mechanical Engineers. Part H, Journal of Engineering in Medicine*, **219**, 195–202.

Ender, A. & Mehl, A. (2013) Accuracy of complete-arch dental impressions: a new method of measuring trueness and precision. *Journal of Prosthetic Dentistry*, **109**, 121–128.

Ettinger, R.L., Beck, J.D., & Jakobsen, J. (1984) Removable prosthodontic treatment needs: a survey. *Journal of Prosthetic Dentistry*, **51**, 419–427.

Goodacre, C.J., Garbacea, A., Naylor, W.P., Daher, T., Marchack, C.B., & Lowry, F. (2012) CAD/CAM fabricated complete dentures: concepts and clinical methods of obtaining required morphological data. *Journal of Prosthetic Dentistry*, **107**, 34–46.

Guttal, S.S. & Patil, N.P. (2007) Effect of sprue design on the castability an internal porosity in pure titanium castings. *Quintessence International*, **38**, e78–e82.

Han, J., Wang, Y., & Lü, P.J. (2010) A preliminary report of designing removable partial denture frameworks using a specifically developed software package. *International Journal of Prosthodontics*, **23**, 370–375.

Iijima, D., Yoneyama, T., Doi, H., Hamanaka, H., & Kurosaki, N. (2003) Wear properties of Ti and Ti-6Al-7Nb castings for dental prostheses. *Biomaterials*, **24**, 1519–1524.

Inokoshi, M., Kanazawa, M., & Minakuchi, S. (2012) Evaluation of a complete denture trial method applying rapid prototyping. *Dental Materials Journal*, **31**, 40–46.

Jang, K.S., Youn, S.J., & Kim, Y.S. (2001) Comparison of castability and surface roughness of commercially pure titanium and cobalt-chromium denture frameworks. *Journal of Prosthetic Dentistry*, **86**, 93–98.

Kanazawa, M., Inokoshi, M., Minakuchi, S., & Ohbayashi, N. (2011) Trial of a CAD/CAM system for fabricating complete dentures. *Dental Materials Journal*, **30**, 93–96.

Katase, H., Kanazawa, M., Inokoshi, M., & Minakuchi, S. (2013) Face simulation system for complete dentures by applying rapid prototyping. *Journal of Prosthetic Dentistry*, **109**, 353–360.

Kawahata, N., Ono, H., Nishi, Y., Hamano, T., & Nagaoka, E. (1997) Trial of duplication procedure for complete dentures by CAD/CAM. *Journal of Oral Rehabilitation*, **24**, 540–548.

Khan, M.A., Williams, R.L., & Williams, D.F. (1996) In-vitro corrosion and wear of titanium alloys in the biological environment. *Biomaterials*, **17**, 2117–2126.

Kobayashi, E., Wang, T.J., Doi, H., Yoneyama, T., & Hamanaka, H. (1998) Mechanical properties and corrosion resistance of Ti-6Al-7Nb alloy dental castings. *Journal of Material Sciences: Materials in Medicine*, **9**, 567–574.

Luthardt, R.G., Loos, R., & Quaas, S. (2005) Accuracy of intraoral data acquisition in comparison to the conventional impression (in English, German). *International Journal of Computerized Dentistry*, **8**, 283–294.

Ling, B.C. (2000) A practical three visit complete denture

system. *Annals of the Royal Australasian College of Dental Surgeons*, **15**, 66–68.

Ling, B.C. (2004) A three-visit, complete-denture technique utilizing visible light-cured resin for tray and base plate construction. *Quintessence International*, **35**(4), 294–298.

Maeda, Y., Minoura, M., Tsutsumi, S., Okada, M., & Nokubi, T. (1994) A CAD/CAM system for removable denture. Part I: fabrication of complete dentures. *International Journal of Prosthodontics*, **7**, 17–21.

Matsumura, H., Yoneyama, T., & Shimoe, S. (2002) Veneering technique for a Ti-6Al-7Nb framework used in a resin-bonded fixed partial denture with a highly filled indirect composite. *Journal of Prosthetic Dentistry*, **88**, 636–639.

Matsuno, H., Yokoyama, A., Watari, F., Uo, M., & Kawasaki, T. (2001) Biocompatibility and osteogenesis of refractory metal implants, titanium, hafnium, nio- bium, tantalum and rhenium. *Biomaterials*, **22**, 1253–1262.

Mehl, A., Ender, A., Mörmann, W., & Attin, T. (2009) Accuracy testing of a new intraoral 3D camera (in English, German). *International Journal of Computerized Dentistry*, **12**, 11–28.

Mörmann, W.H. (2004) The origin of the Cerec method: a personal review of the first 5 years. *International Journal of Computerized Dentistry*, **7**, 11–24.

Murray, M.D. & Darvell, B.W. (1993) The evolution of the complete denture base. Theories of complete denture retention – a review. Part I. *Australian Dental Journal*, **38**, 216–219.

Ohkubo, C., Hosoi, T., Ford, J.P., & Watanabe, I. (2006) Effect of surface reaction layer on grindability of cast titanium alloys. *Dental Materials*, **22**, 268–274.

Patzelt, S.B., Vonau, S., Stampf, S., & Att, W. (2013) Assessing the feasibility and accuracy of digitizing edentulous jaws. *Journal of the American Dental Association*, **144**, 914–920.

Payne, S.H. (1977) The trial denture. *Dental Clinics of North America*, **21**, 321–328.

Peyton, F.A. (1975) History of resins in dentistry. *Dental Clinics of North America*, **19**, 211–222.

Redford, M., Drury, T.F., Kingman, A., & Brown, L.J. (1996) Denture use and the technical quality of dental prostheses among persons 18–74 years of age: United Sates, 1988–1991. *Journal of Dental Research*, **75**,

714–725.

Rekow, D. (1987) Computer-aided design and manufacturing in dentistry: A review of the state of the art. *Journal of Prosthetic Dentistry*, **59**, 512–516.

Rueggeberg, F.A. (2002) From vulcanite to vinyl, a history of resins in restorative dentistry. *Journal of Prosthetic Dentistry*, **87**, 364–379.

Sarment, D.P., Sukovic, P., & Clinthorne, N. (2003) Accuracy of implant placement with stereolithographic surgical guide. *International Journal of Oral and Maxillofacial Implants*, **18**, 571–577.

Schmalz, G. & Garhammer, P. (2002) Biologic interactions of dental cast alloys with oral tissues. *Dental Materials*, **18**, 396–406.

Stephens, A.P. (1969) Full denture try-in. *Journal of the Irish Dental Association*, **15**, 126–128.

Sun, Y., Lü, P., & Wang, Y. (2009) Study on CAD&RP for removable complete denture. *Computer Methods and Programs in Biomedicine*, **93**, 266–272.

Sutton, A.J. & Rogers, P.M. (2001) Discoloration of a titanium alloy removable partial denture: a clinical report. *Journal of Prosthodontics*, **10**, 102–104.

Vecchia, M.P., Regis, R.R., Cunha, T.R., de Andrade, I.M., de Matta, J.C., & de Souza, R.F. (2014) A randomized trial on simplified and conventional methods for complete denture fabrication: cost analysis. *Journal of Prosthodontics*, **23**(3), 182–191.

Williams, R.J., Bibb, R., & Rafik, T. (2004) A technique for fabricating patterns for removable partial denture frameworks using digitized casts and electronic surveying. *Journal of Prosthetic Dentistry*, **91**, 85–88.

Williams, R.J., Bibb, R., Eggbeer, D., & Collis, J. (2006) Use of CAD/CAM technology to fabricate a removable partial denture framework. *Journal of Prosthetic Dentistry*, **96**, 96–99.

Wichmann, M. & Tschernitschek, H. (1993) Quality assurance by x-ray structure analysis [In German]. *Deutsche Zahnärztliche Zeitschrift*, **48**, 682–686.

Wu, J., Gao, B., Tan, H., Chen, J., Tang, C.Y., & Tsui, C.P. (2010) A feasibility study on laser rapid forming of a complete titanium denture base plate. *Lasers in Medical Science*, **25**, 309–315.

Yadroitsev, I., Bertrand, P.H., & Smurov, I. (2007) Parametric analysis of the selective laser melting process. *Applied Surface Science*, **253**, 8064–8069.

7 数字化种植手术

Hans-Peter Weber, Jacinto Cano, Francesca Bonino

引言

口腔领域的数字化技术已不是新鲜事物。多年来，数字化世界中的新发明层出不穷，其中就包括口腔领域，能够为患者提供更好的治疗方式。这吸引了众多牙医，特别是年轻一代，他们渴望尝试并探索最新的理念。然而，问题不在于数字化技术是否能够实现，而是它能否真正地提高口腔治疗质量及经济效益。像前面章节所提及，CAD/CAM 系统在口腔领域中的应用可以追溯到 20 世纪 80 ～ 90 年代（Duret 和 Preston，1991；Mörmann 等，1989；Andersson 等，1996），这是过去 30 年该领域的最大变革。这一技术包括将目标的数字化数据转化成 3D 制造文件，并传输到研磨设备。随后，将金属块或瓷块研磨成目标的复制品。

前十年中，口腔 CAD/CAM 技术局限于瓷修复体，例如嵌体和全冠（详见第 4 章）。在 20 世纪 90 年代初期，口腔种植领域开始引进 CAD/CAM 技术制作种植体基台和支架（Priest，2005），自此快速发展。产品的数字化信息可以通过扫描最终产品的蜡型或丙烯酸树脂块获得，也可通过特定软件程序的最终虚拟设计获得（Kapos 等，2009；Miyazaki 等，2009）。在线发送数字化数据到生产车间，随后在电脑控制下机械加工制作扫描的产品。最后，从生产车间返回技工所，由技工进行最终修饰。

除了 CAD/CAM 技术，3D 种植设计软件的发展也给口腔种植治疗带来了新理念。计算机断层摄影（CT）和 3D 种植软件能为临床医师提供患者骨结构的 3D 信息。此外，这些图像信息和 CAD/CAM 技术的联合能够进行虚拟种

147

植设计，在术前制作基于这种数字化设计的手术导板及种植体支持的修复体。

目前，计算机辅助手术可以大致分为两组：计算机引导（静态）手术（即本章内容的重点）及计算机导航（动态）手术。根据 2009 年达成的共识声明，定义（Hämmerle 等，2009）如下：

- 计算机引导（静态）手术。使用静态导板直接通过 CT 数据重现种植体的虚拟位置，术中不能更改种植体位置。
- 计算机导航（动态）手术。使用手术导航系统直接通过 CT 数据重现种植体的虚拟位置，术中可以更改种植体位置。

静态的手术导板系统比计算机导航系统使用得更多，并且目前，静态引导系统已作为一种正式的治疗方法（Jung 等，2009）。市面上大约有 20 种手术导板的设计软件（表 7.1）（Neugebauer 等，2010）。其中大多数通过预先设计的数据来制作个性化手术导板，制作方法有快速成型或者计算机引导研磨技术。手术导板依据支持类型可以分为骨支持式、牙支持式及黏膜支持式导板。值得一提的是，使用牙支持式及黏膜支持式手术导板能够实现不翻瓣种植手术技术。此外，一些系统允许种植体即刻负重，根据术前的数字化设计数据，通过 CAD/CAM 技术制作种植体支持的临时或最终修复体来实现。本章将对所有用于计算机引导手术的不同系统的更新进行说明，并着重讨论精度、效果及临床应用等方面。

表 7.1　市面上的静态种植体设计软件系统

软件	公司
10 DR implant	10 DR Seoul, South Korea
Blue Sky Plan	Blue Sky Bio, Grayslake, IL, USA
coDiagnostiX	Dental Wings GmbH, Chemnitz, Germany
CTV (PraxisSoft)	M + K Dental, Kahla, Germany
DentalVox (Era Scientific)	Biosfera, Rimini, Italy
DentalSlice	Bioparts, Brasília, Brazil
DDent Plus I	AlloVision, Greenville, SC, USA
DigiGuide MDI	Imtec, Ardmore, OK, USA
Easy Guide (CAD Implant, Praxim)	Keystone Dental, Drilllington, MA, USA
Implant Location System	Tactile Technologies, Rehovot, Israel
InVivoDental	Anatomage, San Jose, CA, USA
Implant3D (Stent CAD); Implant3D Impla 3D Navi	Media Lab, La Spezia, Italy Schütz Dental, Rosbach, Germany

续表

软件	公司
Implanner	Dolphin Imaging, Chatsworth, CA, USA
Implant3D CeHa; Implant IGS Monitor	med3D, Heidelberg, Germany C. Hafner, Pforzheim, Germany 2ingis, Brussels, Belgium
Implametric	3dent, Valencia, Spain
Nobel Guide (Litorim, Cath. Uni. Leuven, Belgium) (Oralim, Medicim)	Nobel Biocare, Göteborg, Sweden
Simplant/Surgiguide Facilitate ExpertEase	Materialize, Leuven, Belgium Astratech, Mölndal, Sweden Dentsply Friadent, Mannheim, Germany
Scan2Guide Implant Master	Ident, Foster, CA, USA Various
Sicat Implant Galileos Implant	Sicat, Bonn, Germany Sirona, Bensheim, Germany
Virtual implant placement (Implant Logic)	BioHorizons, Birmingham, AL, USA

口腔修复设计及理想的种植体 3D 位置

　　种植体在近远中、冠根及颊舌方向的理想位置是种植体支持修复体治疗成功的关键。特别在多颗牙缺失病例中，当作为标志物的邻牙及对侧同名牙缺失时，使用基于修复设计及诊断蜡型制作的手术导板尤为重要。诊断蜡型能够评估临床美学及功能参数，是诊断导板的基础，使用阻射性材料能够直观地看到设计完成的牙齿位置。使用种植设计软件选择数字化种植体及其位置，能够从口腔修复及手术可行性角度，兼顾种植体的最理想位置及牙槽骨结构等解剖条件，从而确定最佳方案。因此，数字化技术能够真正实现修复为导向的最佳种植体植入，是计算机引导手术不可缺少的一部分。

计算机引导手术的基础

放射影像

　　传统的放射影像，如口内牙片及全景片，呈现的是手术位点的二维影像，然而计算机辅助断层扫描（CT）还能够提供颊舌向影像，从而实现三维重建。1967 年，Hounsfield 发明 CT 原型（Hounsfield，1973），也因此与 Allan M. Cormack 一起获得诺贝尔奖，从那以后，CT 经历了六代的渐进演化。其分类基于系统不同部件的组织结构及放射束的排列方式（Vannier，2003），但是核心技术仍然是探测器通过 X 线捕获物体，并将其不同层面呈现到屏幕上。CT 的缺点在于放射暴露、空间占用及成本。然而，CT 影像是颌面部创伤病例的"金标准"（Finkle 等，1985），同时还用于研究颌骨的生长发育、唾液腺的口腔病理以及种植手术的治疗设计。

锥形束计算机技术（CBCT）于 2001 年引入美国市场。与 CT 影像不同，CBCT 通过扫描仪的单相扫描来获取 3D 数据。传感器和辐射源同时环绕患者头部旋转，患者坐或站立。依赖于扫描仪的类型，X 线放射源在 180°～360° 间旋转，并产生锥形的放射束，从而获得圆柱形或球形的数据体量，体量通过视窗（FOV）来描述。FOV 体积是不同的，最常用的是 6in、9in 和 12in。高体量 CBCT 扫描仪的品牌有 i-Cat™（Imaging Sciences International，Hatfield，PA）和 NewTom™（QR，Verona，Italy）。另外一个重要不同是曝光时间，从 10～40s 不等。CB Mercuray™（Hitachi Medical Corporation，Tokyo，Japan）的 360° 旋转扫描时间为 10s，可以整合三种不同类型的 FOV。这意味着能够降低图像获取过程中患者移动的风险。

比较传统 CT 和颅面部 CBCT，后者可以看作专为口腔种植所设计，拥有更小的曝光剂量及更低的花费。放射源由传统低辐射放射线管构成，更聚焦的放射束产生后投射到特定的探测器上。因此，散射线被认为是减少的（Danforth 等，2003；Mah 等，2003；Sukovic，2003）。与螺旋形 CT 比较，CBCT 设备总放射量要低 20%，相当于全口根尖片的曝光量（Mah 等，2003）。此外，CBCT 更加小巧且便宜（Winter 等，2005；Honda 等，2006；Hashimoto 等，2006）。相比前几代 CT，CBCT 技术的另一个优势是在初次及再次重建过程中，金属伪影的减少，这对医师来说非常关键（Heiland 等，2005）。因此，在银汞合金修复体或金属烤瓷冠等金属物体的周围区域，仍可达到诊断级别的图像质量。最后，CBCT 提供表面面板及放射视窗面板，后者与传统放射照相类似，一般的操作者更容易上手。因此，在过去 10 年，CBCT 在头颈部区域正逐渐取代传统 CT。并且联合数字化种植软件，成为种植手术诊断与设计的通用工具。然而，最近有研究指出不同 CBCT 设备的精度有差异（Eggers 等，2006）。还有报道，由于该技术的固有特性，CBCT 扫描仪的几何精度较多层螺旋 CT 扫描仪较低（Stratemann 等，2008）。例如，有报道指出，图像增强系统（Sirona® Galileos™）的精度能够胜任人类下颌骨的线性测量。然而，对几何物体的测量却有较大偏差，导致其手术导板在引导种植体植入时并不可靠（Weitz 等，2010）。另一位作者也得出相似结论，他发现测量下颌骨两点间距离时，CBCT 不能达到 CT 的精度，但对于三维距离的测量还能令人满意（Abboud 等，2013）。此外，对于统一的已知测量的物体，CBCT 和 CT 都表现过测量不足，但只有 CBCT 表现过测量过高，这能导致术中并发症。作者结论认为，大多数 CBCT 设备的几何精度比不上螺旋 CT（Abboud 等，2013）。类似的，Sharpe 及其同事报道指出，CBCT 的机械精度和可重复性大约为 1mm（Sharpe 等，2006），这不能满足手术导板的要求。普遍认为，CBCT 精度不足与系统不能准确定位所谓的基准点有关，即能够识别手术区域特定部位的参考点。CBCT 扫描仪错误定位基准点的原因有很多。锥形束技术缺少特定的修正算法，此算法能修正几何误差，更接近图像区域的周长，特别是大孔径单位。与 CT 相比较，CBCT 的扫描器也较为低端。此外，CBCT 转动时带有轻微晃动，是造成图像失真的额外潜在来源。尽管有修正算法在重建前消除图像失真，但是随后算法本身的错误以及晃动模式的改变可能会导致额外的残余扭曲。然而，关于转动位移偏差的研究很少，因为大多数情况下硬件不能调整转动（Oh 等，2007）。最后，CBCT 环绕患者头部转动进行图像重建，时间较螺旋 CT 要长。这就意味着，在 CBCT 获取数据的时候，患者移动的概率增大，这是导致图像失真的另外潜在来源。

　　基于这些局限性，CBCT 的无差别使用对种植设计系统来说是一个问题，种植体位置设计及手术钻孔导板的制作均需要基于几何参考标记点。因此，对于使用导板手术系统的医师来说，关键是要确保 CBCT 扫描仪能够准确地获取基准点，并且与导板手术系统实现无缝衔接，以避免基准点定位的较大偏差。

动静态种植体植入引导系统对比

　　正如前面提到的，种植体植入引导系统可以分为两类：动态和静态。口腔种植中引入动态系统以最大程度上减少损伤口内关键解剖结构的风险。动态手术时，手术器械在手术区域的位置会通过 3D 影像实时显示在屏幕上。以这种方式，系统能够在屏幕上实现术前设计与视觉反馈的实时转换（Widmann 和 Bale，2006；Brief 等，2005）。这一类型系统依靠手术区域的参考点来追踪手术器械的位置，通过患者的 CT 扫描影像呈现在屏幕上。种植体植入过程中，实时引导种植手机，医师对种植位点的直接视觉不受局限。Image

Guided Implantology™（IGI；Image Navigation Ltd.，New York，NY） 和 StealthStation Treon Navigation System™（Medtronic，Minneapolis，MN） 是 美国市场上的两种导航系统。有证据指出，动态导航系统是精确的（Wittwer 等，2007；Jung 等，2009），对于希望开展安全可控的种植体直接植入的熟练 手术医师而言，这是一个可靠的选择。然而，这些系统非常昂贵，并且其应 用受限于种植治疗的外科方面。

静态种植体植入引导系统则更加普遍（表 7.2）。采集患者的 CT 扫 描数据，并转化为能被特定软件读取的格式，以进行数字化的种植体植 入设计。基于此，制作手术导板，并在手术中使用，以引导种植体植入。 coDiagnostiX™（Dental Wings，Montreal，Canada），Simplant™（Materialise， Plymouth，MI）和 Navigator™（Biomet 3I，Palm Beach Gardens，FL）是静态 手术导板系统的代表。

表 7.2　静态系统及导板制作方法

品牌	制作	技术
Blue Sky Plan	远程加工中心 / 本地加工	3D 打印
coDiagnostiX	本地加工	机械光学追踪；3D 打印；CAM 切割
DentalVox	远程加工中心	CAM 切割
DentalSlice	远程加工中心	立体光刻
DDent plus I	本地加工	机械加工
Easy Guide	远程加工中心	CAM 切割
Implant Location System	远程加工中心	CAM 温度成型
Implametric	远程加工中心	立体光刻
Implant3D	本地加工	机械加工
Implant3D（med3D）	本地加工	机械光学追踪
Nobel Guide	远程加工中心	立体光刻
Scan2guide	远程加工中心	快速成型技术
Sicat Implant	远程加工中心	CAM 切割
Simplant	远程加工中心	立体光刻
VIP Pilog Compu-Guide	远程加工中心	CAM 切割

Jung 及其同事认为（2009），动态系统的平均精度在统计学上要显著高于 静态系统。然而，这一差异建立在动态系统的精度研究多为预临床试验，而 静态系统多为临床试验这一事实基础之上。当今，静态系统在口腔种植中的

应用更加普遍，因为动态系统过于复杂且昂贵。因此，在接下来的章节中，只讨论静态手术导板系统，并称之为计算机辅助或计算机引导种植系统。

计算机辅助种植设计

市面上有许多计算机辅助种植手术（CAS）系统，可以分为双扫描或单扫描方案。

双扫描方案

双扫描软件需要患者先佩戴放射导板进行一次扫描，再单独对放射导板进行扫描，最后通过放射导板上面的基准点将两次扫描数据进行重建匹配。本方案最大的优点是实现放射导板的高精度数字化，不受患者扫描及散影的影响。缺点是需要进行两次不同扫描。不能一次扫描，因为丙烯酸放射导板的灰度值几乎与软组织接近。导板在放入患者口内定位之间应去掉金属基托或卡环。放射医师获得医学数字影像和通信（DICOM）文件，扫描重建，并将 CT 扫描数据刻录到 CD。将 CD 发送给公司，公司能够匹配这两次不同的扫描数据，进行图像处理与融合，在 2D 及 3D 视图中去除散影并进行图像分割，例如将牙齿与其他图像分离。经过加工中心的处理，临床医师从公司得到所有分段资料，随后就能开始进行种植体植入设计（图 7.1）。设计数据再次发送到公司，最终提供给医师手术导板。

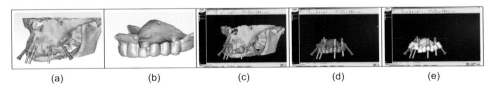

| (a) | (b) | (c) | (d) | (e) |

图 7.1　双扫描方案。（a）扫描患者这；（b）扫描阻射导板这；（c）融合两次扫描这；（d）阻射导板引导种植体安放这；（e）手术导板

由于双扫描方案的一个关键因素是需要精确的放射影像的引导，因此要考虑材料使用及制作流程，建议在石膏模型上验证诊断流程。在牙齿咬合面覆盖一层 2.5 ～ 3mm 的树脂材料，并覆盖腭侧黏膜及颊侧 1 ～ 2mm，以提供稳定支持，特别要确保恢复无牙颌区域的软组织外形，以作为设计参考及重新定位。树脂层要充分扩展，以容纳基准点及最后的锚钉位置。

153

　　单扫描方案允许将 3D DICOM 数据直接发送到设计软件而不需要加工中心的处理。与双扫描方案不同,医师可以直接使用 DICOM 文件开始工作,不需要任何形式的图像前期处理。市面上大多数软件提供易读的 2D 和 3D 界面及图像编辑功能,为诊断及设计提供帮助。特别是,不同的解剖结构可以通过所谓分段的不同颜色及透明度等级来标记(图 7.2 和图 7.3)。总之,单扫描和双扫描方案的主要不同是医师代替公司,进行图像处理及分段。

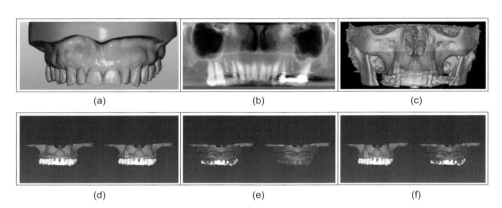

(a)　　　　　　　　　　(b)　　　　　　　　　　(c)

(d)　　　　　　　　　　(e)　　　　　　　　　　(f)

图 7.2　单扫描方案。CBCT 数据不需要公司处理。虚拟模型需要使用者进行处理。(a)诊断蜡型数字化;(b)虚拟种植体植入的全景视图;(c)3D 重建;(d)骨、牙齿及种植体的不同虚拟模型;(e)骨、牙齿及诊断蜡型的不同虚拟模型;(f)骨、牙齿及种植体的不同虚拟模型

　　在单扫描系统中,使用混合有硫酸钡和丙烯酸的放射性导板确定牙齿位置及不同的黏膜结构。在局部缺牙病例中,20% 的硫酸钡混合将会显示牙齿的修复位置。放射性导板与局部义齿或治疗设备有相同的设计,如果是全口无牙颌患者,牙齿采用上述相同配方,而基托则使用 10% 的硫酸钡混合。以此种方式,在 CT 中将会轻松辨认牙齿和软组织(Rosenfeld 和 Mandelaris,2006)。

手术导板

手术导板制作方法

　　计算机引导手术使用的手术导板可以由当地技工所的技师或者医师通

过特殊的机械定位装置来制作。或者，也可以由加工中心不同类型的CAD-CAM技术制作（Jabero和Sarment，2006）。当地制作所使用的软件能够给使用者提供定位装置的坐标信息（Mischkowski等，2006；Stein等，1998；Blanchet等，2004）。模型和扫描杆需要根据坐标，正确地放置到定位装置中。这样，种植体的轴向就能被精确复制，随后，平行研磨系统通过手术套管实现种植体位置在导板中的重建（Azari和Nikzad，2008）。研磨系统中的固定过程非常精确，因此坐标是可靠的（Varvara等，2003）。为避免在不同制作流程中产生更大误差，套管最好直接固定（Varvara等，2003）。

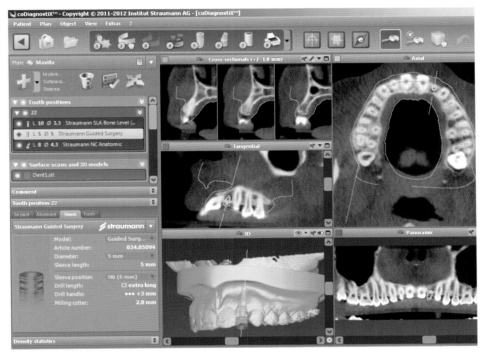

图7.3　单扫描系统软件的屏幕截图。在这个例子中，蜡型经过数字化处理（STL文件），在3D视图中覆盖在CBCT数据表面（DICOM文件）

对于加工中心的系统，由医师在标准电脑上进行设计，随后数据传送到加工中心，根据软件设计数据制作出手术导板，主要通过立体光刻技术完成制作，特别是大型的手术导板，然而，该技术花费高且制作时间长。目前的发展理念是直接用扫描患者及牙齿模型得到的DICOM数据制作手术导板（Widmann等，2007）。由于在CT扫描前已经检查过匹配度，因此安装套管后也会精确匹配，不需要进一步调整（Oh 等，2007）。

另一个新理念是使用 3D 打印技术来制作 3D 模型和手术导板，这也能在当地的牙科技工所或诊所中完成。接下来的部分将会讨论立体光刻手术导板和技工室制作手术导板的特性。此外，鉴于 3D 打印的前景，也将会进行一些评论。

立体光刻手术导板

立体光刻技术包括手术导板及模型的重建，通过激光束有选择性地凝固紫外光敏感的液体树脂（图 7.4）。为举例说明这种技术，接下来将详细介绍使用双扫描软件的 NobelGuide™系　统（Nobel Biocare AB，Zurich，Switzerland）。患者佩戴稳定的放射导板进行 CT 扫描，重要的是保证咬合平面平行于切削长轴。随后，立即使用同一台 CT 对放射导板进行单独扫描。数据发送到公司随后参考放射导板中阻射的牙胶标记点（基准点）将两次扫描数据进行融合。只有在这个时

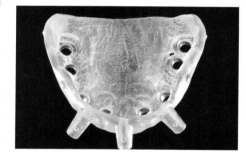

图 7.4　立体光刻手术导板，八个套管（5mm），导板颊侧有三个固位钉

候，医师才能使用特定软件进行种植体植入的数字化设计。在界面友好的软件中，当鼠标点击牙槽嵴骨上方及偏下方一点时，将会出现种植体外形轮廓，并且可以使用不同工具对其长度、宽度、倾斜度或位置进行修改。当医师对数字化治疗设计满意后，保存所有数据并发送给 NobelBiocare®工作站（Nobel Biocare AB，Zurich，Switzerland），制作立体光刻模型。以立体光刻模型和放射导板为参考，使用丙烯酸材料制作手术导板。立体光刻手术导板包括金属套管。手术中，医师使用一系列能与每个手术钻头直径完美匹配的套管来引导备洞。最终，使用同一个手术导板进行种植体植入。市面上，许多商业系统能制作立体光刻导板。

立体光刻材料制作的主要缺点是光敏感性及材料缺少热稳定性。然而，根据 D'haese 等（2010），其生产过程并不会对黏膜支持式的立体光刻导板的精度有很大影响。使用指南中，建议导板远离阳光直射，避免高压及化学灭菌。

技工所制作的手术导板

技工所制作的手术导板一般在工作模型上完成（图 7.5）。导板可以观察上部修复体的理想位置，并能在口内检查其就位精度，从而在拍 CBCT 前进行调整。获取 CBCT 数据后，放射导板就在此基础上转化为手术导板。

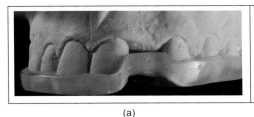 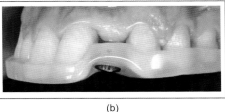

(a)　　　　　　　　　　　　　　　　　(b)

图 7.5　技工所制作手术导板。（a）手术导板在工作模型上制作；（b）患者口内良好就位

种植引导手术需要许多术前步骤，从制作放射导板开始，佩戴导板获取 CBCT 数据，计算机辅助种植体设计，到最后的导板制作，及使用手术导板进行钻孔和种植体植入。这样一个复杂程序，任何步骤都可能出错，精确度是最重要的。

牙支持式技工所导板的精度与前面提到的牙支持式立体光刻导板的精度类似甚至更佳（Van Assche 等，2012）。这可能是因为在技工所制作流程中，放射检查及手术都使用同一个导板。因此，在手术前就能确保导板稳定可复地就位。基于相同来源的导板，手术的钻孔步骤会非常精确（Van Assche 等，2007；Behneke 等，2011）。最近发表的四篇临床研究评估了 NobelGuide ™、SimPlant ™或 StentCAD ™系统制作的立体光刻导板，使用图像融合工具测出入口点的平均水平偏差在 0.6 ～ 1.1mm，最大值在 1.4 ～ 1.8mm 之间（Ersoy 等，2008；Ozan 等，2009；Arısan 等，2010；Van Assche 等，2010）。Behneke 等，（2011）发表的一项临床研究中，牙支持式技工室导板在肩台水平的平均偏差为 0.32mm，种植体尖端为 0.49mm，在相同位置，最大值分别为 0.97mm 及 1.38mm。

数字化制作的导板

DICOM 数据也能通过 3D 打印技术（如 Spectrum Z510；Company Z Corporation，Aachen，Germany and the plaster powder ZP130）来制作模型。

3D 打印的原理是将数字化物体在横截面上分切，并逐层打印。分层打印材料为液体、粉末、或者任何薄层材料，并且能够融合在一起，生成任何不同形状的物体（图 7.6）。与 CAD/CAM 将材料移除的减法制作相反，该技术是逐层添加的加法制作。打印过程基于喷墨技术，墨滴从小孔隙中喷射到表面生成物体（Stopp 等，2008）。解剖模型的精度需求在 1/10mm 范围内（Stopp 等，2007）。通过这种方式制作模型可以缩短治疗时间及人力资源。在加工完成的模型上制作导板，能极大缩短治疗时间。然而，Weitz 等（2010）认为，使用 CBCT 的 DICOM 数据通过快速成型制作种植手术导板，其精度不能令人满意。基于 CBCT 扫描（Sirona Galileos），使用快速成型 3D 打印机总共制作 10 个模型和 10 个导板。同一位患者，取模并在传统石膏模型上制作导板。分别检查快速成型制作及传统技工室方法制作的导板在患者口内的就位，并比较其精度。结果显示，传统方法制作的导板有极好的精度，而基于 DICOM 数据制作的导板精度则不够。差异范围在 2.0 ～ 3.5mm。

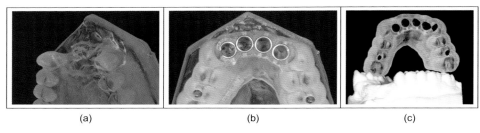

(a)   (b)   (c)

图 7.6　打印的模型及手术导板。（a）具有牙齿、软组织及骨的打印模型；（b）打印的手术导板和模型

手术导板固位方法

有三种类型的手术导板：骨支持式、黏膜支持式和牙支持式（图 7.7）。一篇关于计算机辅助导板引导种植体植入精度的综述汇总了 2002—2009 年间所发表的研究（Schneider 等，2009）。共有八篇文章，一篇模型构建、四篇尸体研究、三篇临床研究。结果显示平均偏差为 1.1 ～ 1.5mm，特别是最大偏差值过大，不能用于不翻瓣种植。此外，骨支持式、牙支持式及黏膜支持式导板之间没有显著差异。Ozan 等（2009）在一项关于立体光刻成型导板的对比研究中发现，牙支持式导板的偏差显著低于骨及黏膜支持导板，特别是角度偏差及种植体尖端水平的偏差。Ersoy 等（2008）也发现，单纯牙支持式

导板的偏差显著低于混合支持式或单纯黏膜支持式导板。类似的，Van Assche 等（2007）报道，混合支持式在近远中方向的偏差（特别是末端差值）显著高于单纯牙支持式导板。他认为黏膜弹性及导板变形是可能的原因。因此，由于黏膜局部环境的改变及弹性的增加，使用单纯或部分黏膜支持式导板在术中的精确复位更加困难，并影响种植体植入精度。这是需要考虑的非常重要的一点，因为黏膜支持式导板需要最大程度的精确度，以控制种植体植入，特别是不翻瓣手术方式（Vercruyssen 等，2008）。尽管导板引导的不翻瓣微创种植已经成为常规的治疗方式，但仍需要临床研究进行严格评估（Van Assche 等，2007；Dreiseidler 等，2009）。研究（Pettersson 等，2010）证实，牙支持式的立体光刻成型导板比骨支持式或黏膜支持式导板更加精确，但是这些结果需要谨慎解释，因为种植体是在体外理想、同一的条件下植入的。

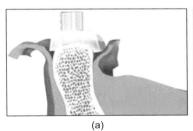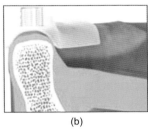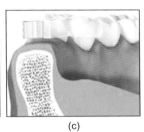

(a)   (b)   (c)

图 7.7 手术导板类型。（a）骨支持；（b）黏膜支持；（c）牙支持

计算机引导手术的有效性

精度

过去十年中，特别推崇"修复为导向"的种植体植入。通过低放射剂量 CBCT 获取的三维图像（显示牙槽骨与牙齿理想位置的关系）（Loubele 等，2009；Pauwels 等，2012）和设计软件，实现了术前设计及患者、外科医师、修复医师间的有效沟通。过去几年中，有不同的策略将数字化设计的种植体位置转移到患者口内。最常用的是通过个性化导板来引导种植体的植入位置。然而，有许多关于其有效性的怀疑，特别是精度。

导板手术有许多步骤会导致种植体临床植入位置与设计的偏差。种植体植入的总体精度反映了整个治疗过程中误差的总和。尽管很难检测出哪一步出现偏差，但医师仍要学习如何减少种植体实际位置与虚拟设计位置间的偏差，这对避免手术及修复并发症非常关键。在即刻修复的病例中，精度也是一个重要的概念。

为评估不同种植系统的精度，文献中的大多数研究（Jung 等，2009；Schneider 等，2009；Van Assche 等，2012），都在研究下面的参数或结果变量。

结果变量（图 7.8）

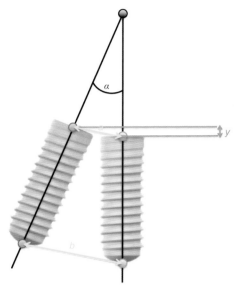

- 图 7.8 种植体植入点的偏差。
- 种植体顶点的偏差。
- 种植体长轴的偏差。
- 高度 / 深度的偏差。

最近一篇综述对静态计算机引导手术的精度进行了总体评价，这也是同一团队研究者们对先前发表的两项研究的更新。总共 1688 颗种植体，1326 颗为体内研究，104 颗为体外研究，218 颗为离体研究，都通过 CBCT 扫描进行设计并实际植入。手术后进行第二次 CBCT 扫描，比较术前术后的种植体位置（Jung 等，2009；Schneider 等，2009；Van Assche 等，2012）。

图 7.8　结果偏差。种植体植入点的偏差（a）；种植体顶点的偏差（b）；种植体长轴的偏差（α）；高度 / 深度的偏差（y）。蓝：设计；红：实际

植入点的总体平均偏差为 0.99mm（SE 0.12mm，95% CI 0.75 ～ 1.22），范围为 0 ～ 6.5mm。顶点的相关数据为 1.24mm（SE 0.13mm，95% CI 0.01 ～ 1.56），范围为 0 ～ 6.9mm。总体平均角度为 3.81°（SE 0.32°，95% CI 3.18 ～ 4.43），范围为 0.00° ～ 24.9°。总体平均垂直偏差（基于五项研究）为 0.46mm（SE 0.14，95% CI 0.20 ～ 0.72），范围为 –2.33 ～ 4.2mm。

影响因素

许多因素能影响到上述结果，我们可以归类为导板相关、软件相关、术

者相关及患者相关因素。

导板相关因素

导板有骨支持式、黏膜支持式及牙支持式。尽管有研究认为它们之间的差异并不明显（Ersoy 等，2008），然而最近一项临床研究通过比较同一患者群的不同类型导板得出牙支持式导板更加精确（Ozan 等，2009）。

另外一个需考虑的变量是手术中使用的导板数量。一些系统需要使用不同导板来适用每根钻头，然而其他系统则使用单个导板来适用不同的钻头，没有确切的证据。一些作者报道这两种方法没有任何差异（Arisan 等，2010），然而其他作者认为骨支持式和黏膜支持式的单个导板系统更加可靠（Cassetta 等，2011）。此外，为了固定骨支持式和黏膜支持式导板，可以使用多种固位钉，似乎固位钉越多，精度越佳。最后，有研究认为技工室制作的导板在根尖及角度方面的偏差更低。然而，只有一个相关临床研究，关于 52 位部分无牙颌患者使用 132 颗口腔种植体进行修复（Behneke 等，2011）。种植体颈部及根尖的平均线性偏差分别为 0.27mm（范围 0.01 ～ 0.97mm）及 0.46mm（范围 0.03 ～ 1.38mm）。角度偏差为 1.84°，范围为 0.07° ～ 6.26°。

软件相关因素

软件设计，即 CBCT 转换、体积重建、可视化细节精度及参考标志点选定是设计阶段另外一个可能影响精度的因素。Horwitz 等的体外研究能计算来自于 CT 图像采集过程及 Med3D 软件（Heidelberg，Germany）术前设计阶段的误差。他们得出种植体肩台处的平均线性误差为（0.31 ± 0.15）mm，种植体根尖处的线性误差为（0.4 ± 0.1）mm，以及角度误差为（1.33 ± 0.69）°（Horwitz 等，2009）。一项体内研究评估了这一相同软件（Behneke 等，2011）。平均角度偏差为 2.11，种植体肩台及根尖处的线性偏差分别为 0.32mm 及 0.49mm。种植体肩台处的线性偏差，第一个研究为（0.31 ± 0.15）mm，第二个为 0.32。所以 Med3D 软件（Heidelberg，Germany）在临床中的表现与实验环境下类似，这意味着误差来源于治疗的术前阶段，而不是手术阶段。为得出术前阶段对导板手术影响的最终结论，需要比较不同的系统。在一项体外研究中，Abboud 等（2013）在 18 个模型中使用相同的放射检查及设计方案，种植体系统、设备及钻孔程序来植入两颗种植体（种植体1和种植体2）。分为两组进行比较，第一组使用coDiagnostiX系统（Institut Straumann AG，Basel，Switzerland），为圆柱形基准点。第二组使用Med3D系统，为矩形基准点。coDiagnostiX（种植体1为0.65mm，种植体2为1.13mm）的种植体最终位置的水平偏差较Med3D（种植体1和2为0.33mm）更高。第一组偏差的可能解释是软件不能精确检测放射导板的金属参考点。CBCT扫描设备探测不同形状物体的能力在第1章节已经讨论过。总之，系统类型在最终结果中能起到关键作用，但是需要进一步的研究来确认这些结论。

另一个重要变量是软件允许的种植体植入类型。一些系统允许全程导板手术，从第一根钻到最终种植体植入，有些系统只支持备孔阶段，最后要徒手植入种植体。为理解部分及全程导航种植体植入的真正好处，重点需要牢记徒手种植体植入技术，连同数字化设计，会导致植入点处1.5mm的偏差，最大1.8mm，种植体根尖处平均2.1mm，最大3.7mm（Sarment，2003）。如果考虑单颗种植体植入，精度会好一些：植入点处1.35mm的偏差，最大2.16mm，种植体根尖处平均1.6mm，最大2.68（Sarment，2003）。这些都是体外数据，前提就是种植体植入条件很理想。大多数评估部分和全程导航种植体植入的研究是间接体外或临床研究。

有三项研究比较了导航或非导航种植手术的精度。不幸的是，这两组的差异也受到其他因素的影响（Arisan等，2010；Behneke等，2011；Cassetta等，2011）。在体内，全程导航种植体植入点的平均偏差为0.87mm（SE 0.11，max 3），非导航时为1.34mm（SE 0.06，max 6.5）。根尖处的平均偏差分别为1.15mm（SE 0.12，max 4.2）和1.69mm（SE 0.08，max 6.9）。平均角度偏差分别为3.06°（SE 0.27，max 15.25）和5.6°（SE 0.4，max 24.9）。总之，使用全程引导技术进行种植体植入时，偏差数值都显著降低。然而，这些数据没有经过其他研究的证实，其大多比较传统导板和CAD/CAM导板之间种植体水平冠向位的精度。CAD/CAM导板种植体植入较传统导板表现出更连贯的精确度（Farley等，2013）。

术者相关因素，经验

手术引导技术是否能够补偿术者的经验缺失这一问题引起人们的兴趣。

Hinckfuss 于 2012 年指出，如果采用种植数字化设计及导板引导下植入，那么医师的经验对种植体植入精度的影响很小。然而，尽管很细微，在经验丰富的医师组中，颊舌侧的角度偏差更小，这一差异可能导致更少的美学及功能问题。熟练的、中等的及初学的外科医师的最大偏差分别为 6.68°，9.08°，和 9.78°。尽管极力模仿临床环境，但工作室环境总是会更加可控，这些因素的作用可能被低估。

患者相关因素

Pettersson 等（2010）发表了一项有趣的研究，比较上下颌骨中，设计和实际植入种植体之间的差异。在匹配过程中发现有时候 1 年随访的 CT 扫描中分段种植体不是原来的圆柱状（图 7.9）。作者将原因归结为 CT 扫描过程中患者的移动。一位影像学医师评估了所有的术前和术后的患者 CT 扫描，均找到了重影，表明扫描过程中患者的移动。

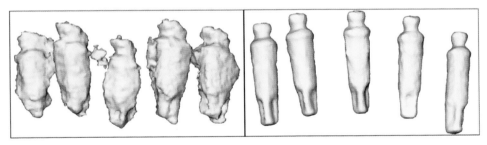

图 7.9　Pettersson 等（2010）(图 4，533 页。John Wiley & Sons，Inc. 批准转载)

总共 139 颗种植体，90 颗种植体的患者在术前及术后没有移动。术前的 CT 影像中发现移动的有 21 颗，术后为 43 颗。三位患者的 15 颗种植体在术前及术后均有移动。比较结果，发现术前及术后扫描移动所造成的种植体肩台及根尖水平的偏差具有显著的统计学差异。

总之，口腔种植手术的影像引导系统的精度依赖于导板、软件、术者和患者相关因素。这些系统需要设定安全距离，即最大偏差值。钻头追踪和导板引导有类似的精度数据。这两种方法都能精确地引导种植体植入。与徒手种植手术相比，计算机辅助方法需要更多的时间，但是能潜在降低误差及提高治疗成功率。同时也能保护关键的解剖结构，并实现修复为导向种植体位置的美学及功能优势。

减少手术时间，不翻瓣术式

得益于种植体精确位点诊断工具，如 CT 及 3D 种植设计软件的发展，应用不翻瓣技术变得可行及更加普遍。有报道指出微创的不翻瓣种植体植入显著减少术后不适，特别与传统的翻瓣手术比较时（Fortin 等，2006；Nkenke 等，2007；Cannizzaro 等，2008）。此外，不翻瓣技术更加快速。不翻瓣引导手术的平均时间为 24min，翻瓣引导手术为 61min，而传统的徒手种植手术为 69min（Arisan 等，2010）。然而，不翻瓣引导手术仅适用于特定的患者。种植治疗是项长期的治疗模式，减少手术时间及术后不适并不能支持不翻瓣种植手术成为常规。总之，通过使用计算机制作导板，其微创过程不仅能缩短切口及翻瓣时间，还能减少术后患者不适。因此，当充分计划准备，种植体植入手术将会更加"简单"及"快捷"。

降低骨再生的需求

人们普遍认为计算机辅助手术能够避免大量的骨再生程序。然而，文献里的证据有限。只有一项研究报道引导种植体植入是骨再生的替代方法（Fortin 等，2006）。在骨量充足的地方，种植体一般设计为直立（图 7.10）。此外，术者尝试寻找一个骨位点靠近并且平行于上颌窦前壁或后壁，在腭弓或间隔中，以避免骨增量。重要的是需要调整种植体最终的倾斜方向，兼顾设计好的牙冠，实现骨和修复体引导，而不是仅仅骨引导种植体植入。

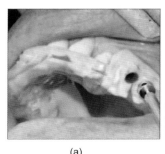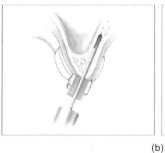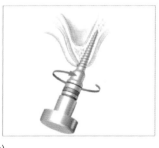

(a)　　　　　　　　　　　　　　(b)

图 7.10　Fortin 所描述的技术（2006）。（a）通过导航手术植入种植体，避开上颌窦底；（b）接近并平行于上颌窦壁的骨预备位点，避免骨增量

通过这种方法，种植体长轴经常处于倾斜位置，似乎没发现修复弊端并且成功地避免了引导骨再生。关于直立及倾斜种植体联合支持固定修复体

的初步研究证实种植体的高成功率（Krekmanov 等，2000；Calandriello 和 Tomatis，2005）。借助于引导手术，在特定情况下可以避免骨增量。通过减少手术时间及免除植骨材料，避免较长的愈合时间，从而缩短整个治疗周期。此外，治疗花费、患者不适及并发症会降低。然而，需要长期研究来提供证据证明这种方式可以广泛推荐应用。

外科和修复并发症

计算机引导手术和即刻负重的概念通常联合应用，作为简单、安全可预测的手术及修复治疗。但实际并非如此，许多并发症发生在外科及修复阶段。根据文献，手术并发症更易发生。Hultin 等（2012）认为手术并发症几乎达到 70%，手术导板断裂是最常见的。即刻修复最普遍的并发症是未完全就位，达到 39%。种植体和修复体失败属于晚期并发症。1 年的种植体生存率在 89% ～ 100% 之间（平均 97%），相应的修复体存活率在 62% 和 100% 之间（平均 95%）。比较传统方式及引导手术种植的种植体和修复体的生存率是很有意思的。种植体生存率没有差异（Nkenke 等，2007；Danza 等，2009；Berdougo 等，2009），修复体生存率也一样（Nkenke 等，2007）。此外，对于即刻修复的种植体，其生存率也没有明显差异，而修复体的存活率没有报道。

总之，最常见的并发症是手术导板的断裂及修复体未完全就位。然而当使用传统的种植手术方式时，不会出现此类情况。因此，直接比较传统及引导手术的并发症概率是行不通的。重要的是要认识到在引导种植治疗中会发生许多意外的不良事件，这意味着引导种植手术对外科医师的临床要求不低于传统手术。

计算机引导种植手术工作流程

生产手术导板的工作流程非常复杂，需要多次患者就诊及时间以准备修复计划、放射学检查、制作手术导板及最终种植体植入。不仅耗费患者时间，而且工作繁多并且产生花费（Vercruyssen 等，2008），亟待优化工作流程。近几年，数字化技术极大地提高了传统的技工所工作（Nelson 等，2008）。单镜头成像数字化印模技术应用超过 20 年（Fuster-Torres 等，2009；Pieper，2009），而现在还能支持视频采集（Pieper，2009）。为达到理想精度，应使用最精确的技术，例如高频率的蓝光技术联合数字化印模（Birnbaum 和

Aaronson，2008）。高频率光线以无噪的高精度传送为特点，因为不需要进行多帧数汇总。在影像学扫描后，可以使用数字诊断蜡型进行设计，从而代替技工制作花费不菲的硫酸钡牙齿作为扫描参考（图 7.11～图 7.13）。使用该技术，至少能减少一个步骤（Ritter 等，2009）。

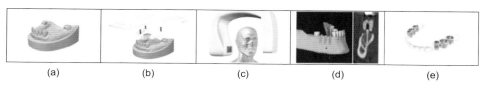

(a)   (b)   (c)   (d)   (e)

图 7.11 单扫描系统。（a）步骤 1。工作模型显示患者口内状况，并且是扫描及手术导板的基础；（b）步骤 2。扫描导板通过阻射性义齿（在 CT/CBCT 扫描中可见）来获取理想修复效果的信息，扫描导板连接到带有参考标志点的平板上（本例中有 3 个参考钉），以保证数字化种植设计和手术导板制作之间的联系；（c）步骤 3。患者佩戴扫描导板进行扫描，使用市售的 3D CT/CBCT 扫描仪；（d）步骤 4。使用者能将 3D 数据（DICOM）直接输入到设计软件中，种植体的位置基于患者的解剖条件及理想的修复效果，完成种植体设计之后，软件提供手术导板制作计划（技工所切削或打印）及引导手术盒的手术计划（解释逐步钻顺序）；（e）步骤 5。根据设计软件提供的引导计划，生产手术导板，手术导板包含手术套管、引导手术器械及种植体

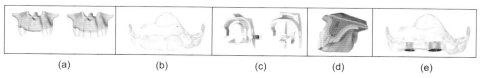

(a)   (b)   (c)   (d)   (e)

图 7.12 双扫描系统。（a）步骤 1。检查患者行临床诊断，取模制作研究模型、诊断性排牙及临床验证；（b）步骤 2。将排牙转化为放射性导板设计过程中的修复参考；（c）步骤 3。使用（CB）CT 扫描患者及放射性导板；（d）步骤 4。软件中进行 3D 诊断和治疗设计，结合排牙和患者解剖，从临床、解剖和修复角度定义种植体位置；（e）步骤 5。基于治疗计划个性化制作的手术导板引导种植体植入

术前研究阶段

部分无牙颌病例中采用不翻瓣手术植入植体时需要手术导板，因为解剖因素，带有 5mm 高的金属套管。通过这些套管，插入钻头进行钻孔，但是钻头需要通过相应的手柄来稳定。通常，软件公司会提供书面指导来说明钻孔顺序及相应的手柄。如果种植体植入需要特定引导器械盒的帮助，那么就是全程引导手术。如果种植体植入只使用手术导板，如以下病例所示，那就是部分引导手术（图 7.13）。

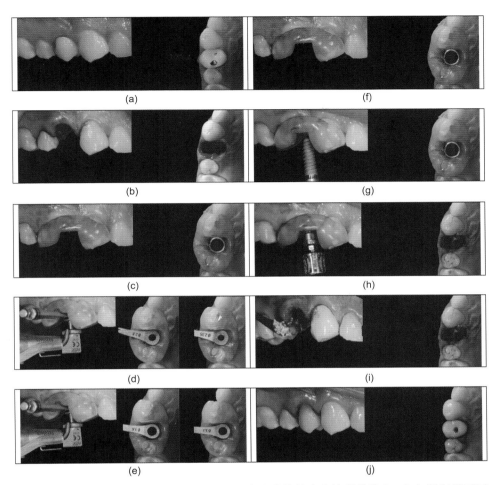

图 7.13 手术过程。（a）在任何种植治疗程序之前的临床和放射学检查；（b）微创拔牙同期植入种植体；（c）放置手术导板，由 Sicat 软件制作；（d）公司提供备洞过程中钻的使用顺序；（e）每一根钻都从直径相匹配的手柄孔中插入；（f）钻孔后，保护手术导板在位；（g）部分引导种植体植入，没有使用手柄；（h）种植体植入在修复的理想位置；（i）颊侧骨和种植体表面的沟隙填充异种移植骨；（j）术后立即安装术前制作完成的临时冠

计算机引导手术的临床应用——病例报道

单颗种植体不翻瓣植入同期即刻修复

　　25 岁男性，侧切牙先天缺失。经两年正畸治疗，患者准备进行种植。临床和放射学检查显示近远中骨宽度为 7mm，颊舌向骨宽度为 6.5mm，足

够植入 Narrow Crossfit（NC）10mm Straumann 骨水平种植体（Straumann,,
Switzerland）。由于患者较高的美学需求并且为了微创，选择行不翻瓣引导手
术联合结缔组织瓣，以补偿水平牙槽嵴缺损。扫描诊断模型、软组织轮廓与
CBCT 扫描获取的数字化数据结合。使用 coDiagnostiX 软件进行数字化设计，
根据骨量及修复体来确定种植体的位置。根据制造商的说明制作技工导板，
并在术前使用诊断模型，安装种植体替代体，制作 IPS e.max Press 冠作为最
终种植修复体，无临时修复（IPS e.max Press 冠由牙科技师 Daniel del Solar 制
作)(图 7.14)。

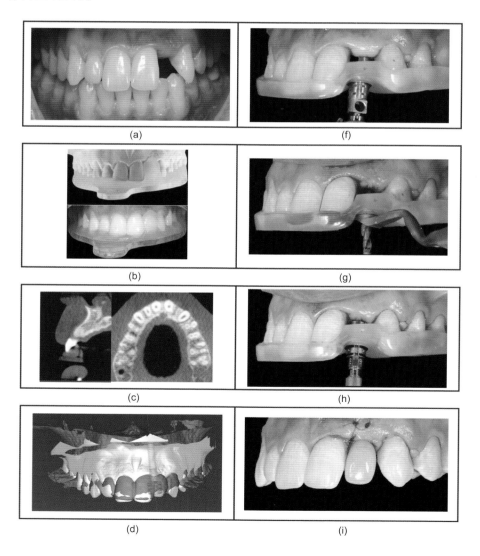

(a)

(f)

(b)

(g)

(c)

(h)

(d)

(i)

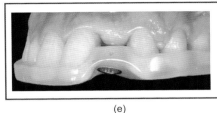
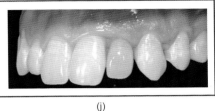

(e)   (j)

图 7.14　单颗种植体不翻瓣植入及即刻修复。（a）患者先天缺失左侧切牙；（b）使用带有 3 颗参考钉的技工所制作的放射导板（templiX™）；（c）评估骨体积，选择 3.3mm×12mm 的骨水平种植体；（d）通过使用计算机辅助手术软件，数字化种植体的位置参考最终修复体及牙槽嵴骨；（e）技工所制作手术导板引导种植体植入；（f）选择不翻瓣术式，使用 Straumann 手术导航工具盒中的特殊器械环切软组织；（g）通过手术导板中的套管和手柄进行钻孔；（h）使用带有参考线的特殊携带器进行种植体植入的全程引导；（i）种植体植入当天安装最终冠，结缔组织移植以补偿横向的水平缺损；（j）愈合 4 周后，见邻间隙内充足的龈乳头充填

单颗种植体的即刻种植及修复

32 岁男性，因不可控根龋需拔除右侧第一前磨牙。该牙先前做过根管治疗，放射线检查显示根尖周透射影像。CBCT 确认颊侧骨壁完整，因此计划即刻种植。使用 Sicat™ 软件（Sirona 德国）放置数字化种植体。技工制作导板，术前在模型上制作螺丝固位的临时冠。微创拔除前磨牙后，检查颊侧骨壁完整，在导板帮助下植入骨组织水平种植体（Klockner，Spain）。随后安装临时冠。2 年后随访，临床和放射学检查显示颊侧骨壁保存，软组织结构呈扇贝状（图 7.15）。

无牙颌中，引导种植体植入并即刻负重

63 岁的部分无牙颌患者，受反复发作龋齿的困扰，渴望固定义齿修复。该患者长期佩戴丙烯酸树脂可摘局部义齿，希望即刻修复。数字化设计为上颌全口种植即刻负重，下颌后牙区植入 5 颗种植体，随后制作牙支持式导板。手术时安放手术导板，首先在中切牙位置植入种植体，以增加导板稳定性，随后依次植入剩余种植体。由于初期稳定性足够，所有种植体采用即刻负重。因为种植体数目较多，且病例较为复杂，种植 - 修复体不能完全就位是可能发生的，但可在术后进行调整。在这一病例中，团队合作（外科医师、修复医师、牙科技师）非常重要（图 7.16）。

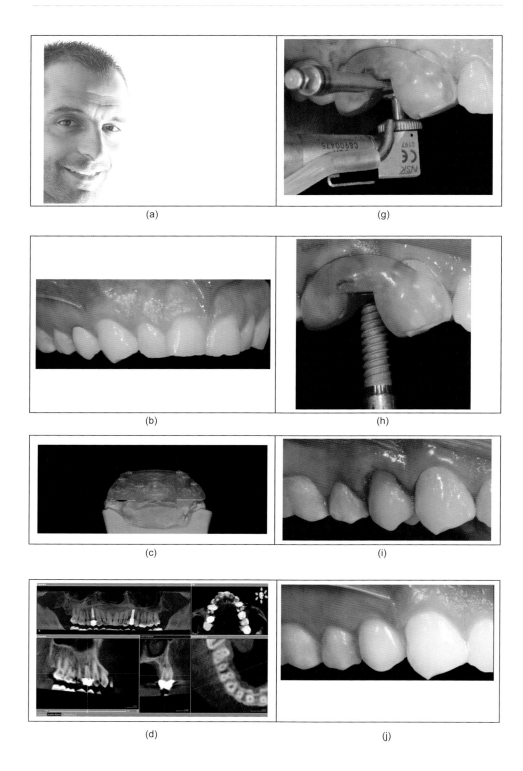

(a)

(g)

(b)

(h)

(c)

(i)

(d)

(j)

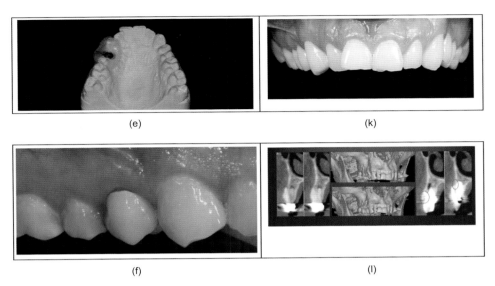

图 7.15　单颗种植体的即刻植入及即刻修复（a）患者主诉："我想解决发炎牙齿，不想空牙"，他的美学期望值较高；（b）右侧第一前磨牙需要拔除；（c）带有阻射标记点的特殊平板用来制作放射导板；（d）患者上颌骨及种植体的 3D 重建；（e）SICAT 手术设计软件用来种植体的虚拟植入；（f）术前口内观；（g）微创拔牙后，检查颊侧骨板，随后通过导航手术即刻植入种植体；（h）4.1mm×12mm 种植体（Klockner），通过 5mm 套管进行全程导航；（i）种植体植入后，安装预先制作的临时冠；（j）最终修复体 2 年随访；（k）软组织及冠的颜色与天然牙列非常协调；（l）2 年后的 CBCT 显示颊侧骨壁保存

总结

　　临床上，使用计算机引导手术能实现种植体高精度植入。根据 Nickenig 等的研究（2012），平均位置偏差可以控制在 ≤ 1mm，倾斜偏差在 5° 以内，与徒手种植相比，使用三维手术导板能获得更加精确的种植体位置及轴向。通过放射导板进行修复设计的三维评估能够实现高精度的种植体虚拟设计。这允许医师通过手术导板在理想位置植入种植体。建议在复杂的病例中先进行三维诊断，确保 CBCT 数据能用于手术导板设计。导航手术的成功实施需要丰富的知识和经验。尽管在理想情况下，导航手术非常精确，但仍可能存在不确定因素。因此，建议种植体和重要解剖结构之间保持最小的安全距离。

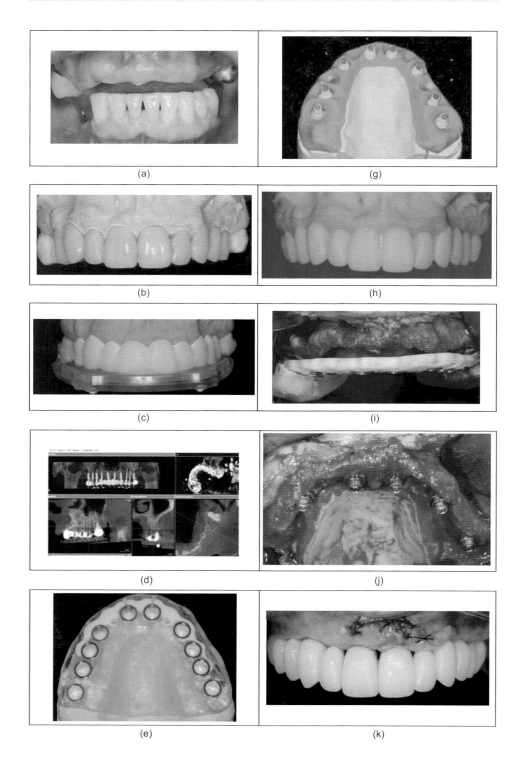

(a)

(g)

(b)

(h)

(c)

(i)

(d)

(j)

(e)

(k)

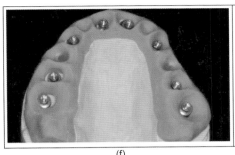
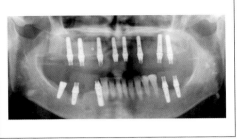

(f)　　　　　　　　　　　　　　　　　(l)

图 7.16　上颌无牙颌，引导种植体植入并即刻负重。（a）患者佩戴丙烯酸树脂活动义齿但希望固定修复；（b）诊断及治疗设计阶段确定种植体位置；（c）根据设计制作放射导板，带有基准点的咬合板固定到硫酸钡牙齿上；（d）CBCT 扫描后，使用 SICAT 设计软件进行种植体的虚拟植入；（e）厂商制作手术导板（SICAT GmbH & Co. KG Brunnenalle，Bonn，Germany）；（f）术前，改进诊断模型，使用手术导板植入种植替代体；（g）8 个临时基台安装在替代体上；（h）使用自凝材料（New Outline，anaxdent GmbH，Stuttgart，Germany）制作临时全口义齿；（i）由于骨量有限，需要全厚瓣翻开；（j）使用计算机辅助手术导板在上颌植入 8 颗种植体，以相同方式在下颌植入 5 颗；（k）经过调整，全口临时修复体螺丝固位到 8 颗种植体上；（l）摘下临时修复体后，拍摄术后全景，看到个别种植体 / 基台未完全就位，通过调整术后临时修复体可以纠正这一可预测的修复并发症

致谢

感谢 Daniel del Solar 先生（CDT，Badajoz，Spain），在这 3 个病例中的牙科技工工作。同时也要感谢 Pedro Lázaro 医师（Periodontics，Madrid，Spain），在一些病例中与 Cano 医师合作，所做出的贡献。

参考文献

Abboud, M., Guirado, J.L.C., Orentlicher, G., & Wahl, G. (2013) Comparison of the accuracy of cone beam computed tomography and medical computed tomography: implications for clinical diagnostics with guided surgery. *International Journal of Oral and Maxillofacial Implants*, **28**, 536–42.

Andersson, M., Carlsson, L., Persson, M., & Bergman, B. (1996) Accuracy of machine milling and spark erosion with a CAD/CAM system. *Journal of Prosthetic Dentistry*, **76**, 187–93.

Arısan, V., Karabuda, Z.C., & Özdemir, T. (2010) Accuracy of two stereolithographic guide systems for computer-aided implant placement: a computed tomography-based clinical comparative study. *Journal of Periodontology*, **81**, 43–51.

Azari, A. & Nikzad, S. (2008) Computer-assisted implantology: historical background and potential outcomes-a review. *International Journal of Medical Robotics*, **4**(2), 95–104.

Behneke, A., Burwinkel, M., Knierim, K., & Behneke, N. (2011) Accuracy assessment of cone beam computed tomography-derived laboratory-based surgical templates on partially edentulous patients. *Clinical Oral Implants Research*, **23**, 137–43.

Berdougo, M., Fortin, T., Blanchet, E., Isidori, M., & Bosson, J.L. (2009) Flapless implant surgery using an image-guided system. A 1- to 4-year retrospective multicenter comparative clinical study. *Clinical Implant Dentistry and Related Research*, **12**, 142–52.

Birnbaum, N.S. & Aaronson, H.B. (2008) Dental impressions using 3D digital scanners: virtual becomes reality. *Compendium of Continuing Education in Dentistry*, **29**(8494, 496), 498–505.

Blanchet, E., Lucchini, J.P., Jenny, R., *et al.* (2004) An image-guided system based on custom templates: case reports. *Clinical Implant Dentistry and Related Research*, **1**, 40–47.

Brief, J., Edinger, D., Hassfeld, S., & Eggers, G. (2005) Accuracy of image-guided implantology. *Clinical Oral Implants Research*, **16**, 495–501.

Calandriello, R. & Tomatis, M. (2005) Simplified treatment of the atrophic posterior maxilla via immediate/early function and tilted implants: a prospective 1-year clinical study. *Clinical Implant Dentistry and Related Research*, **7**(supp1), S1–S12.

Cannizzaro, G., Leone, M., Consolo, U., Ferri, V., & Esposito, M. (2008) Immediate functional loading of implants placed with flapless surgery versus conventional implants in partially edentulous patients: a 3-year randomized controlled clinical trial. *International Journal of Oral and Maxillofacial Implants*, **23**, 867–75.

Cassetta, M., Giansanti, M., Di Mambro, A., Calasso, S., & Barbato, E. (2011) Accuracy of two stereolithographic surgical templates: a retrospective study. *Clinical Implant Dentistry and Related Research*, **15**, 448–459.

Danforth, R.A., Peck, J., & Hall, P. (2003) Cone beam volume tomography: an imaging option for diagnosis of complex mandibular third molar anatomical relationships. *Journal of the California Dental Association*, **31**, 847–852.

Danza, M., Zollino, I., & Carinci, F. (2009) Comparison between implants inserted with and without computer planning and custom model coordination. *Journal of Craniofacial Surgery*, **20**, 1086–92.

D'haese, J., van de Velde, T., Komiyama, A., Hultin, M., & De Bruyn, H. (2010) Accuracy and complications using computer-designed stereolithographic surgical guides for oral rehabilitation by means of dental implants: a review of the literature. *Clinical Implant Dentistry and Related Research*, **14**, 321–35.

Dreiseidler, T., Neugebauer, J., Ritter, L., *et al.* (2009) Accuracy of a newly developed integrated system for dental implant planning. *Clinical Oral Implants Research*, **20**, 1191–9.

Duret, F. & Preston, J.D. (1991) CAD/CAM imaging in dentistry. *Current Opinion in Dentistry*, **1**, 150–4.

Eggers, G., Muhling, J., & Marmulla, R. (2006) Image-to-patient registration techniques in head surgery. *International Journal of Oral and Maxillofacial Surgery*, **35**, 1081–1095.

Ersoy, A.E., Turkyilmaz, I., Ozan, O., & McGlumphy, E.A. (2008) Reliability of implant placement with stereolithographic surgical guides generated from computed tomography: clinical data from 94 implants. *Journal of Periodontology*, **79**, 1339–45.

Farley, N.E., Kennedy, K., McGlumphy, E.A., & Clelland, N.L. (2013) Split-mouth comparison of the accuracy of computer-generated and conventional surgical guides. *International Journal of Oral and Maxillofacial Implants*, **28**, 563–72.

Finkle, D.R., Ringler, S.L., Luttenton, C.R., Beernink, J.H., Peterson, N.T., & Dean, R.E. (1985) Comparison of the diagnostic methods used in maxillofacial trauma. *Plastic and Reconstructive Surgery*, **75**, 32–41.

Fortin, T., Bosson, J.L., Isidori, M., & Blanchet, E. (2006) Effect of flapless surgery on pain experienced in implant placement using an image-guided system. *International Journal of Oral and Maxillofacial Implants*, **21**, 298–304.

Fuster-Torres, M.A., Albalat-Estela, S., Alcaniz-Raya, M., *et al.* (2009) CAD/CAM dental systems in implant. Dentistry: update. *Medicina Oral, Patología Oral y Cirugía Bucal*, **3**, E141–E145.

Hämmerle, C.H.F., Stone, P., Jung, R.E., Kapos, T., & Brodala, N. (2009) Consensus statements and recommended clinical procedures regarding computer-assisted implant dentistry. *International Journal of Oral and Maxillofacial Implants*, **24**(Suppl), 126–31.

Hashimoto, K., Kawashima, S., Araki, M., *et al.* (2006) Comparison of image performance between cone-beam computed tomography for dental use and four-row multidetector helical CT. *Journal of Oral Sciences*, **48**, 27–34.

Heiland, M., Schulze, D., Blake, F., *et al.* (2005) Intraoperative imaging of zygomaticomaxillary complex fractures using a 3D C-arm system. *International Journal of Oral and Maxillofacial Surgery*, **34**, 369–375.

Hinckfuss, S., Conrad, H.J., Lin, L., Lunos, S., & Seong, W.-J. (2012) Effect of surgical guide design and surgeon's experience on the accuracy of implant placement. *Journal of Oral Implantology*, **38**, 311–23.

Honda, K., Larheim, T.A., Maruhashi, K., *et al.* (2006) Osseous abnormalities of the mandibular condyle: diagnostic reliability of cone beam computed tomography compared with helical computed tomography based on an autopsy material. *Dento Maxillo Facial Radiology*, **35**, 152–157.

Horwitz, J., Zuabi, O., & Machtei, E.E., (2009) Accuracy of a computerized tomography-guided template-assisted implant placement system: an in vitro study. *Clinical Oral Implants Research*. **20**, 1156–62.

Hounsfield, G.N. (1973) Computerized transverse axial scanning (tomography). 1. Description of system. *British Journal of Radiology*, **46**, 1016–22.

Hultin, M., Svensson, K.G., & Trulsson, M. (2012) Clinical advantages of computer-guided implant placement: a systematic review. *Clinical Oral Implants Research*, **23**, 124–35.

Jabero, M. & Sarment, D.P. (2006) Advanced surgical guidance technology: a review. *Implant Dentistry*, **2**, 135–142.

Jung, R.E., Schneider, D., Ganeles, J., *et al.* (2009) Computer technology applications in surgical implant dentistry: a systematic review. *International Journal of Oral and Maxillofacial Implants*, **24**(Suppl), 92–109.

Kapos, T., *et al.* (2009) Computer-aided design computer-assisted manufacturing in prosthetic dentistry. *International Journal of Oral & Maxillofacial Implants*, **8**, 1–8.

Krekmanov, L., Kahn, M., Rangert, B., & Lindström, H. (2000) Tilting of posterior mandibular and maxillary implants for improved prosthesis support. *International Journal of Oral and Maxillofacial Implants*, **15**, 405–14.

Loubele, M., Bogaerts, R., Van Dijck, E., *et al.* (2009) Comparison between effective radiation dose of CBCT and MSCT scanners for dentomaxillofacial applications. *European Journal of Radiology*, **71**, 461–468.

Mah, J.K., Danforth, R.A., Bumann, A., *et al.* (2003) Radiation absorbed in maxillofacial imaging with a new dental computed tomography device. *Oral Surgery, Oral Medicine, Oral Pathology, Oral Radiology & Endodontics*, **96**, 508–513.

Mischkowski, R.A., Zinser, M.J., Neugebauer, J., *et al.* (2006) Comparison of static and dynamic computer-assisted guidance methods in implantology. *International Journal of Computerized Dentistry*, **9**, 23–35.

Miyazaki, T., Hotta, Y., Kunii, J., Kuriyama, S., & Tamaki, Y. (2009) A review of dental CAD/CAM: current status and future perspectives from 20 years of experience. *Dental Materials Journal*, **28**, 44–56.

Mörmann, W.H., Brandestini, M., Lutz, F., & Barbakow, F. (1989) Chairside computer-aided direct ceramic inlays. *Quintessence International*, **20**, 329–39.

Nelson, K., Hildebrand, D., & Mehrhof, J. (2008) Fabrication of a fixed retrievable implant-supported prosthesis based on electroforming: a technical report. *Journal of Prosthodontics*, **7**, 591–595.

Neugebauer, J., Stachulla, G., Ritter, L., *et al.* (2010) Computer-aided manufacturing technologies for guided implant placement. *Expert Review of Medical Devices*, **7**, 113–29.

Nickenig, H.J., Eitner, S., Rothamel, D., Wichmann, M., & Zöller, J.E. (2012) Possibilities and limitations of implant placement by virtual planning data and surgical guide templates. *International Journal of Computerized Dentistry*, **15**, 9–21.

Nkenke, E., Eitner, S., Radespiel-Tröger, M., Vairaktaris, E., Neukam, F.-W., & Fenner, M. (2007) Patient-centred outcomes comparing transmucosal implant placement with an open approach in the maxilla: a prospective, non-randomized pilot study. *Clinical Oral Implants Research*, **18**, 197–203.

Oh, S., Kim, S., & Suh, T.S. (2007a) How image quality affects determination of target displacement when using kilovoltage cone-beam computed tomography. *Journal of Applied Clinical Medical Physics*, **8**, 101–107.

Oh, T.J., Shotwell, J., Billy, E., *et al.* (2007b) Flapless implant surgery in the esthetic region: advantages and precautions. *International Journal of Periodontics & Restorative Dentistry*, **1**, 27–33.

Ozan, O., Turkyilmaz, I., Ersoy, A.E., McGlumphy, E.A., & Rosenstiel, S.F. (2009) Clinical accuracy of 3 different types of computed tomography-derived stereolithographic surgical guides in implant placement. *Journal of Oral and Maxillofacial Surgery*, **67**, 394–401.

Pauwels, R., Beinsberger, J., Collaert, B., *et al.* (2012) Effective dose range for dental cone beam computed tomography scanners. *European Journal of Radiology*, **81**, 267–271.

Pettersson, A., Komiyama, A., Hultin, M., Nässtrom, K., & Klinge, B. (2010) Accuracy of virtually planned and template guided implant surgery on edentate patients. *Clinical Implant Dentistry and Related Research*, **14**, 527–37.

Pieper, R. (2009) Digital impressions – easier than ever. *International Journal of Computerized Dentistry*, **1**, 47–52.

Priest, G. (2005) Virtual-Designed and Computer-Milled Implant Abutments. *Journal of Oral and Maxillofacial Surgery*, **63**, 22–32.

Ritter, L., Neugebauer, J., Dreiseidler, T., *et al.* (2009) 3D x-ray meets CAD/CAM dentistry: a novel procedure for virtual dental implant planning. *International Journal of Computerized Dentistry*, **1**, 29–40.

Rosenfeld, A. & Mandelaris, G. (2006) Prosthetically directed implant placement using computer software to ensure precise placement and predictable prosthetic outcomes. *International Journal of Periodontics & Restorative Dentistry*, **26**, 215–21.

Sarment, D.P. (2003) Accuracy of Implant Placement with a Stereolithographic Surgical Guide. *International Journal of Oral & Maxillofacial Implants*, **24**, 1–7.

Schneider, D., Marquardt, P., Zwahlen, M., & Jung, R.E. (2009) A systematic review on the accuracy and the clinical outcome of computer-guided template-based implant dentistry. *Clinical Oral Implants Research*, **20**, 73–86.

Sharpe, M.B., Moseley, D.J., Purdie, T.G., Islam, M., Siewerdsen, J.H., & Jaffray, D.A. (2006) The stability of mechanical calibration for a kV cone beam computed tomography system integrated with linear accelerator. *Medical Physics*, **33**, 136–144.

Stein, W., Hassfeld, S., Brief, J., *et al.* (1998) CT-based 3D-planning for dental implantology. *Studies in Health Technology and Informatics*, **50**, 137–143.

Stopp, S., Wolff, T., Irlinger, F., & Lueth, T. (2008) A new method for printer calibration and contour accuracy manufacturing with 3D-print technology. *Rapid Prototyping Journal*, **14**, 167–172.

Stopp, S., Deppe, H., & Lueth, T. (2007) Manufacturing drill templates for dental implantology using a 3D printer. *Rapid Prototyping Journal*, **14**, 167–172.

Stratemann, S.A., Huang, J.C., Maki, K., Miller, A.J., & Hatcher, D.C. (2008) Comparison of cone beam computed tomography imaging with physical measures. *Dento Maxillo Facial Radiology*, **37**, 80–93.

Sukovic, P. (2003) Cone beam computed tomography in craniofacial imaging. *Orthodontics and Craniofacial Research*, **6**(Suppl. 1), 31–36.179–182

Van Assche, N., van Steenberghe, D., Guerrero, M.E., *et al.* (2007) Accuracy of implant placement based on pre-surgical planning of three-dimensional cone-beam images: a pilot study. *Journal of Clinical Periodontology*, **34**, 816–21.

Van Assche, N., van Steenberghe, D., Quirynen, M., & Jacobs, R. (2010) Accuracy assessment of computer-assisted flapless implant placement in partial edentulism. *Journal of Clinical Periodontology*, **37**, 398–403.

Van Assche, N., Vercruyssen, M., Coucke, W., Teughels, W., Jacobs, R., & Quirynen, M. (2012) Accuracy of computer-aided implant placement. *Clinical Oral Implants Research*, **23**, 112–23.

Van Steenberghe, D., Glauser, R., Blomback, U., *et al.* (2005) A computed tomographic scan-derived customized surgical template and fixed prosthesis for flapless surgery and immediate loading of implants in fully edentulous maxillae: a prospective multicenter study. *Clinical Implant Dentistry and Related Research*, **7**(Suppl. 1), S111–20.

Vannier, M.W. (2003) Craniofacial computed tomography scanning technology, applications and future trends. Section 2: Multi-dimensional imaging. *Orthodontics and Craniofacial Research*, **1**, 23–30.

Varvara, G., Esposito, P., Franchini, F., *et al.* (2003) A positioning device for computed tomography: a clinical report. *Journal of Prosthetic Dentistry*, **2**, 123–126.

Vercruyssen, M., Jacobs, R., Van Assche, N., & van Steenberghe, D. (2008) The use of CT scan based planning for oral rehabilitation by means of implants and its transfer to the surgical field: a critical review on accuracy. *Journal of Oral Rehabilitation*, **35**, 454–74.

Weitz, J., Deppe, H., Stopp, S., Lueth, T., Mueller, S., & Hohlweg-Majert, B. (2010) Accuracy of templates for navigated implantation made by rapid prototyping with DICOM datasets of cone beam computer tomography (CBCT). *Clinical Oral Investigations*, **15**, 1001–6.

Widmann, G. & Bale, R.J. (2006) Accuracy in computer-aided implant surgery—a review. *International journal of Oral and Maxillofacial Implants*, **21**, 305–313.

Widmann, G., Widmann, R., Widmann, E., *et al.* (2007) Use of a surgical navigation system for CT-guided template production. *International Journal of Oral and Maxillofacial Implants*, **1**, 72–78.

Winter, A.A., Pollack, A.S., Frommer, H.H., *et al.* (2005) Cone beam volumetric tomography vs. medical CT scanners. *New York State Dental Journal*, **71**, 28–33.

Wittwer, G., Adeyemo, W.L., Schicho, K., Birkfellner, W., & Enislidis, G. (2007) Prospective randomized clinical comparison of 2 dental implant navigation systems. *International Journal of Oral and Maxillofacial Implants*, **22**, 785–90.

8 种植基台的数字化设计及制作

Radi Masri, Joanna Kempler, Carl F. Driscoll

引言

自 30 多年前被引入临床，骨内种植体已发展成为口腔修复学的一部分。对于无牙颌患者，可摘义齿不再是唯一的选择，功能、美学及患者满意度均获得极大提高。

口腔种植体的修复原则与天然牙修复类似。需要制取精确的种植印模，以获得种植体在牙列中的位置，随后设计并制作修复基底——种植基台。种植修复体，不管是黏接固位或螺丝固位，均在种植体基台上进行制作。

种植基台

种植基台大概分为两类：① 预成的种植基台；② 个性化制作的种植基台。

预成基台

预成基台采用减法加工技术制作，该技术在第 3 章有详细介绍。这些基台经过精确研磨，加工误差非常小，在种植体顶部实现被动就位（Malaguti 等，2011；Ma. 等，1997）。基台的高度、宽度、边缘线的位置及轴壁都可以通过技师或牙医手动调整，以适应全牙列的修复。

与牙科中的其他材料一样，这些基台使用生物相容性材料制作，一般为钛合金或陶瓷，不会促进菌斑堆积并能抵抗咀嚼力。图 8.1 展示的是预成基台。

预成基台容易获得，经济并易修改，因此应用广泛。然而，它们的外形很少有解剖形态，不能支持周围软组织，因此较难塑造种植修复体周围的软组织外形。它们在过度倾斜的种植体中也很难应用。为解决这一难题，引入个性化基台。

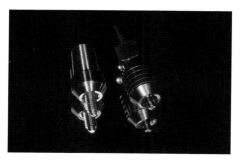

图 8.1　为外连接种植体设计的钛预成基台。金色的基台螺丝用来固定基台，印模柱连接到种植体顶端，用来制取印模

个性化基台

1988 年，个性化基台首次被提出（Lewis 等，1988；Lewis 等，1989）。传统上，这些基台包括一个塑料套管或金属圆柱，能够通过堆蜡型及金属铸造制作基台。像传统铸造件一样，这些基台经过预备、完成及抛光，用于黏接固位或螺丝固位。图 8.2 展示个性化基台制作原件。

随着口腔技术的不断发展，现在可以为每位患者进行基台的数字化设计并且使用切削技术制作。因此，将这些CAD/CAM 基台归类于个性化基台。

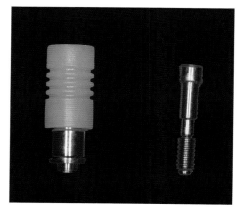

图 8.2　未加工的个性化基台金基底（NobelBiocare）及螺丝

不再需要蜡型及铸造基台，牙医和技师轻松设计制作个性化基台。CAD/CAM 个性化基台制作经济，提供理想的修复体轮廓，实现更好的美学及功能。

CAD/CAM 基台设计

与 CAD/CAM 冠的制作方法类似，有两套数字化工作流程来制作个性化基台（表 4.1 和表 4.2；第 4 章）。在第一套工作流程中，取传统种植体水平印模，将种植体在牙列中的位置及角度转移到工作模型中。随后，使用扫描仪扫描工作模型（Persson，等 2008；Persson 等，2009），建立数字化工作模型。设计数字化个性基台，设定理想的解剖形态以保证充足的抗力及固位力、美学穿龈轮廓及良好的自洁。可以设定基台的边缘类型、宽度和位置及修复空间，以适应全牙列的修复。目前，大多数个性化基台都采用这一工作流程。

在第二套工作流程中，使用特定的印模柱来进行数字化印模，即扫描杆（图8.3）。使用扫描杆指示种植体位置，从而获取数字化工作模型。使用数字化工作模型进行个性化基台的虚拟设计，随后切削并发送给医师。这套工作流程避免使用弹性印模材料，修复体更精确，治疗过程更加流畅。几乎所有的口内扫描仪（iTero，3D Shape，3MTrueDefinition，及Cerec OmniCam，见第2章）都能对种植体扫描杆进行数字化印模并设计制作个性化基台，如同冠的制作一样（第4章）。

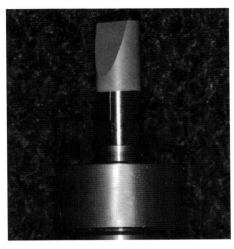

图 8.3　Nobel Biocare 扫描杆示例

如果临床上没有口内扫描仪，还有许多数字化方案能来制作个性化基台（Kapos 和 Evans，2014；Priest，2005）。包括 ATLANTIS 基台（DENTSPLY Implants）（Garg，2002），Nobel Procera（Nobel Biocare），及 Bella Tek Encode 印模系统（Biomet 3I）（Mahn 和 Prestipino，2013）。

ATLANTIS 基台

ATLANTIS 基台用于制作个性化的黏接固位或螺丝固位基台。根据最终牙齿的外形，使用专利的基台虚拟设计软件（ATLANTIS VAD，DENTSPLY Implants）来设计基台的解剖外形，以提供良好的功能和美学（Garg，2002）。ATLANTIS 基台由 5 级钛合金制成（钛 -6 铝 -4 钒；Ti-6Al-4V），可以使用氮化钛（TiN）处理成金色，或者使用氧化锆（钇稳定四方多晶氧化锆；Y-TZP）以四个不同灰度进行喷涂。ATLANTIS 基台适用于大多数的品牌的种植体，包括但不限于 Nobel Biocare，Straumann，DENTSPLY，及 Biomet 3I 种植体。虽然 Atlantis 基台能很精确地匹配种植体（Kerstein 和 Radke，2008），但是其连接表面仍然与原厂基台不同，会有更高的旋转动度（Gigandet 等，2014）。

为制作 ATLANTIS 基台，工作模型（通过 DENTSPLY Implants）经过扫描生成数字化工作模型，并带有精确的软组织、余留牙和种植体的图像（图8.4）。参照咬合记录扫描对颌，根据临时修复体或蜡型的扫描图像来设计个性化基台（图 8.5）。

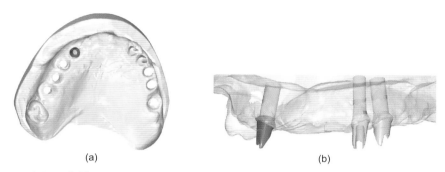

(a) (b)

图 8.4 （a）工作模型扫描的殆面观及 CAD/CAM 个性化基台的设计，白色表示种植体位置，绿色为基台；（b）工作模型扫描的正面观及基台设计

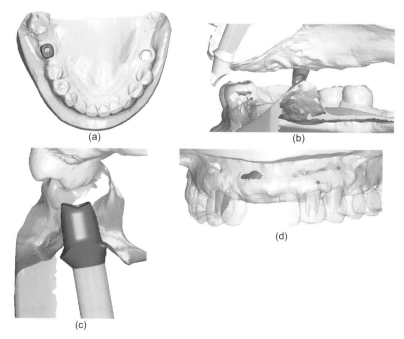

(a) (b)

(c) (d)

图 8.5 （a）扫描的下颌模型，在第一磨牙处设计个性化基台；（b）数字化模型与临时修复体的扫描叠加，这使得个性化基台在临时修复体的范围内进行设计，本图中显示上颌前牙区的个性化基台；（c）显示下颌个性化基台的设计；（d）设计完成的基台正面观，叠加有临时修复体的扫描图像

　　基台设计完成后，会给牙医或技师发送链接，来检查基台的设计，并使用 ATLANTIS 3D 编辑软件进行编辑。ATLANTIS 3D 编辑软件具有技师和牙医之间可以在线沟通的图像界面。使用该软件，牙医 / 技师能评估模型的重建并编辑基台设计。叠加临时修复体的扫描图像能确定修复空间、边缘类型、宽度及相对于软组织的位置，并设计个性化基台的穿龈轮廓。咬合面及正面视角也能用来评估修复体的位置。个性化基台设计完成后，随即进行加工制作（通过 DENTSPLY Implants）[图 8.6（a），（b）]，并送还牙医在口内进行试戴[图 8.6（c）]，随后制作最终修复体（图 8.7）。

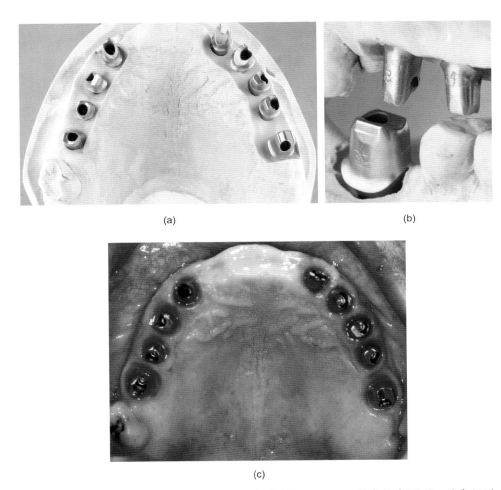

(a)　　　　　　　　　　　　　　　　　　(b)

(c)

图 8.6 （a）通过 DENTSPLY Implants. 切削制作的 ATLANTIS 基台的合面观，基台经过 TiN 涂层成为金色；（b）ATLANTIS 个性化基台的侧面观；（c）口内试戴基台

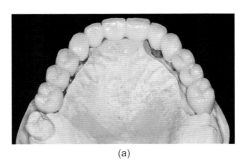
(a)

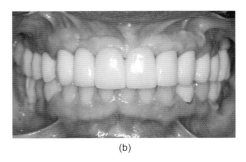
(b)

图 8.7 （a）工作模型上，金属烤瓷修复体的𬌗面观；（b）修复体口内安装后的正面观

医师或技师数字化设计完成的基台，能够轻松地获得与原厂基台相同的功能。这些基台可用作评估最终修复体或者暂时用于临时修复。最终修复体（冠或固定修复体）可通过传统方法或第 5 章描述的数字化技术来制作。

NobelProcera 基台

NobelProcera 基台的生产过程与 ATALANTIS 基台类似。使用自动化桌面扫描仪（2G 扫描仪，Nobel Biocare）扫描主模型。该扫描仪为 3D 非接触式激光扫描仪，用来获取物体表面数据。使用独特的锥光偏振全息技术。该技术基于偏振光干涉，物体尺寸及表面细节来源于固体角度测量（光锥）而不是先前介绍的传统激光扫描仪（Burgner 等，2013）的单光线。与激光三角测量相比，锥光全息的精度更高、更稳定，并且更高效（Burgner 等，2013），特别在复杂的多颗种植体及严重角度偏差的病例中（Holst 等，2012）。

主模型的扫描可以在技工室进行，而不用送到加工中心（如前面描述的 ATALANTIS 基台）。扫描杆或基台定位器（Nobel Biocare）用来定位种植体位置并进行扫描。NobelProcera 软件可进行基台、固定修复体、杆卡及冠的虚拟设计。与 ATLANTIS 基台类似，基台的虚拟设计在技工室进行，技师或牙医能够根据参数对基台进行设计及编辑。图 8.8 示意 NobelProcera 基台系统制作个性化基台的过程。NobelProcera 基台制作可以使用 Ti-6Al-4V、氧化锆、氧化铝、基底金属合金（钴铬）、IPS e.max 及丙烯酸树脂（Telio CAD）来制作临时修复体。NobelProcera 基台也与 3D Shape 口内扫描仪兼容（见第 2 章）。因此，可以直接利用口内数字化印模来设计基台，而不需要制取并扫描主模型。最终设计可在线发送，进行基台切削。

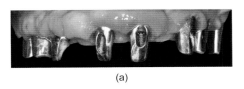
(a)

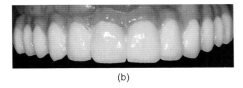
(b)

图 8.8 （a）使用 NobelProcera 系统设计个性化基台；（b）最终修复体黏接在 NobelProcera 基台上

除了制作个性化基台，NobelProcera 软件可用来制作切削杆，并支持许多种植杆卡系统，包括 Dolder、Hader、Round、Paris 及自由形态的切削杆。也提供螺丝固位附着体。NobelProcera 杆卡与球帽附着体（Bredent）、Dalbo 附着体（Zest）及 Anchor Bar Locators（Zest）均兼容。图 8.9（a）显示了由 NobelProcera 系统制作的自由形态切削杆（Ti-6Al-4V 构成）［图 8.9（b）］。

为制作种植体固位杆，扫描主模型，使用 NobelProcera 软件打开数字化文件［图 8.10（a）］。同时扫描蜡型或临时修复体作为制作杆卡的参考［图 8.10（b）］。将数字化基台安装到数字化模型，并使用软件中预存的杆卡设计连接这些基台，随后完成杆卡的虚拟设计。杆卡的尺寸、位置到软组织的距离都能根据牙医提供的参数进行直观简便的编辑。图 8.10 显示虚拟杆卡的设计步骤。虚拟设计可在线发送到 Nobel Biocare，进行杆卡切削。

使用 NobelProcera 系统制作的基台和杆卡具有良好的临床就位。在一项关于使用 NobelProcera 制作的 CAD/CAM 种植基台的对比研究中，Hamilton 等发现，CAD/CAM 基台与预成基台的就位差异小于 4μm。然而，使用 ProceraNobel 系统制作的 Strauman 种植体（骨水平）基台的就位差异较大，大约 15μm（Hamilton 等，2013）。

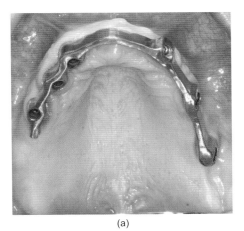
(a)

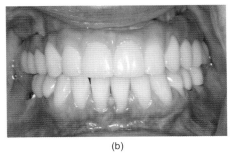
(b)

图 8.9 （a）使用 NobelProcera 系统制作的自由形态切削杆的合面观；（b）使用侧方螺丝固位的最终修复体的正面观

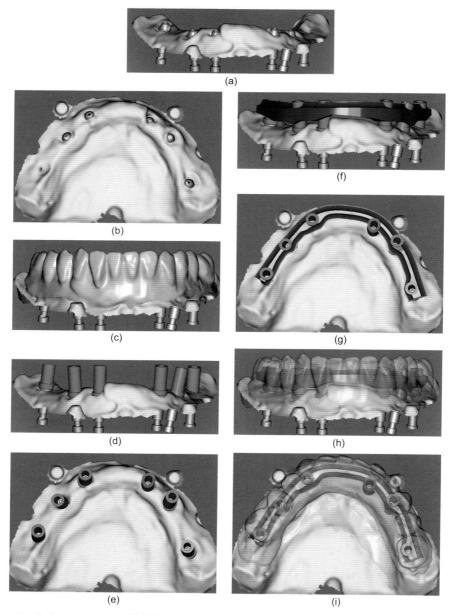

图 8.10 （a）NobelProcera 软件扫描的工作模型正面观，用于设计种植体固位的杆卡；（b）NobelProcera 软件扫描的工作模型𬌗面观，用于设计种植体固位的杆卡；（c）NobelProcera 软件扫描的最终修复体的蜡型（正面观）；（d）虚拟基台安放在虚拟工作模型上（正面观）；（e）虚拟基台安放在虚拟工作模型上（𬌗面观）；（f）虚拟杆卡的设计（正面观）；（g）虚拟杆卡的设计（𬌗面观）；（h）蜡型图像叠加到设计的杆卡上面，以评估修复材料的可用空间（正面观）；（i）蜡型图像叠加到设计的杆卡上面，以评估修复材料的可用空间（𬌗面观）

BellaTek encode 系统

该系统中，有一个含密码的愈合基台（encode abutment）用来传递牙列中种植体的位置。愈合基台有特定的编码槽口（图8.11）能用来代替印模帽或扫描杆。这样就不需要种植体水平印模，不需要去除愈合基台，因此组织创伤更少，椅旁时间更短。如前所述，该技术使用简单，可直接使用口内数字化印模系统扫描编码的愈合基台或者间接地通过扫描石膏模型来获取数字化模型。然而，该系统的精度没有被完全证实。

Al-Abdullah 等的一项研究认为编码基台印模较传统印模技术所制取的最终模型的精度要低（Al-Abdullah 等，2013）。其他的两项研究得出相同结论

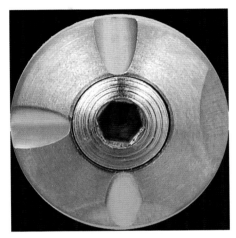

图 8.11　编码的愈合基台（Biomet 3I）

（Eliasson 和 Ortorp，2012；Howell 等，2013）。然而，所有这些研究中，都使用编码基台印模来制取含有种植体替代体的主模型，没有研究评估使用这一系统所得到的数字化模型的精度。因此，需要更多的研究来评估这一系统的精度和潜能。

同样的，文献中很少有研究评估使用口内数字化扫描仪所制作的 CAD/CAM 基台的就位精度。在单颗种植体修复中，其精度较高，然而，在多颗种植体的情况下，其精度仍需要检测。

总结

本章介绍了市面上制作 CAD/CAM 基台的 3 种软件。所有这些系统的共同点是需要将种植体在牙列中的位置，相对于其他结构（牙齿或种植体）的角度进行"数字化"。随后，数字化工作模型用来设计基台，使其能与种植体精准配位。虚拟设计转化为设计方案，能够传递到切削设备进行基台的制作。除了这里描述的系统，还有很多其他的系统。然而，它们遵循相同的原则。

选择一个系统之前，需要确定有足够的证据支持它在临床中的应用。必须要考虑公差匹、配度及修复体寿命等相关数据。

参考文献

Al-Abdullah, K., Zandparsa, R., & Finkelman, M., et al. (2013) An in vitro comparison of the accuracy of implant impressions with coded healing abutments and different implant angulations. The Journal of Prosthetic Dentistry, 110, 90–100.

Burgner, J., Simpson, A.l., & Fitzpatrick, J.M., et al. (2013) A study on the theoretical and practical accuracy of conoscopic holography-based surface measurements: toward image registration in minimally invasive surgery. International Journal of Medical Robotics and Computer Assisted Surgery, 9, 190–203.

Eliasson, A. & Ortorp, A. (2012) The accuracy of an implant impression technique using digitally coded healing abutments. Clinical Implant Dentistry and Related Research, 14(Suppl 1), e30–e38.

Garg, A.K. (2002) The Atlantis Components Abutment: simplifying the tooth implant procedure. Dental Implantology Update, 13, 65–70.

Gigandet, M., Bigolin, G., & Faoro, F., et al. (2014) Implants with Original and Non-Original Abutment Connections. Clinical Implant Dentistry and Related Research, 16(2), 303–311.

Hamilton, A., Judge, R.B., & Palamara, J.E., et al. (2013) Evaluation of the fit of CAD/CAM abutments. The International Journal of Prosthodontics, 26, 370–380.

Holst, S., Persson, A., & Wichmann, M., et al. (2012) Digitizing implant position locators on master casts: comparison of a noncontact scanner and a contact-probe scanner. The International Journal of Oral & Maxillofacial Implants, 27, 29–35.

Howell, K.J., McGlumphy, E.A., & Drago, C., et al. (2013) Comparison of the accuracy of Biomet 3i Encode Robocast Technology and conventional implant impression techniques. The International Journal of Oral & Maxillofacial Implants, 28, 228–240.

Kapos, T. & Evans, C. (2014) CAD/CAM technology for implant abutments, crowns, and superstructures. The International Journal of Oral & Maxillofacial Implants, 29(Suppl), 117–136.

Kerstein, R.B. & Radke, J. (2008) A comparison of fabrication precision and mechanical reliability of 2 zirconia implant abutments. The International Journal of Oral & Maxillofacial Implants, 23, 1029–1036.

Lewis, S., Beumer, J. 3rd., & Hornburg, W., et al. (1988) The "UCLA" abutment. The International Journal of Oral & Maxillofacial Implants, 3, 183–189.

Lewis, S., Avera, S., & Engleman, M., et al. (1989) The restoration of improperly inclined osseointegrated implants. The International Journal of Oral & Maxillofacial Implants, 4, 147–152.

Ma, T., Nicholls, J.I., & Rubenstein, J.E. (1997) Tolerance measurements of various implant components. The International Journal of Oral & Maxillofacial Implants, 12, 371–375.

Mahn, D.H. & Prestipino, T. (2013) CAD/CAM implant abutments using coded healing abutments: a detailed description of the restorative process. The Compendium of Continuing Education in Dentistry, 34, 612–615.

Malaguti, G., Denti, L., & Bassoli, E., et al. (2011) Dimensional tolerances and assembly accuracy of dental implants and machined versus cast-on abutments. Clinical Implant Dentistry and Related Research, 13, 134–140.

Persson, A.S., Andersson, M., & Oden, A., et al. (2008) Computer aided analysis of digitized dental stone replicas by dental CAD/CAM technology. Dental Materials, 24, 1123–1130.

Persson, A.S., Oden, A., & Andersson, M., et al. (2009) Digitization of simulated clinical dental impressions: virtual three-dimensional analysis of exactness. Dental Materials, 25, 929–936.

Priest, G. (2005) Virtual-designed and computer-milled implant abutments. Journal of Oral and Maxillofacial Surgery, 63, 22–32.

9 牙髓病学中的数字化应用

Ashraf F. Fouad

引言

牙髓病学是对牙髓和根尖周组织疾病进行诊断和治疗的一门学科。在口腔组织中，牙髓和根尖周组织在许多方面有其独特性。临床医师即使使用放大设备也无法看到它们，髓腔空间狭小并且具有复杂的解剖和生理结构。除此以外，受不可逆的疾病影响下，牙髓组织常表现出缺乏组织活力和宿主反应。根尖周组织对牙髓疾病及其相应的治疗有所反应，但是除了根尖外科手术外，临床上并不能直接对根尖周组织病变进行处理。

牙髓病是一种感染性疾病，常继发于龋齿、创伤、重度牙周炎、先天性畸形牙以及重度磨损或磨耗。因此，牙髓病治疗的重点在于预防和消除根管内的感染。根管处理的目的不仅在于更有效地清理根管，而且还能够为根管充填提供便利的方法。由于冠修复、牙齿功能、未来疾病风险变化等条件的原因，因而根管充填方法往往是需要考虑到在初次治疗后能够允许再治疗。

本章将会讲述牙髓病诊疗中的数字化技术，这些技术不仅能有利于牙髓病的诊断和治疗，并且还能在适当的时候提供一些有利于诊断和治疗效率以及治疗效果的信息。在介绍这些技术时，有必要记住的是这些技术最重要的目的是提高诊断的灵敏度和治疗的效果。当然，使用这些数字化技术的其他目的还包括从业人员的工作效率和便利性；然而，这些额外目的如果没有妨碍首要目的，并能够为患者提供安全和成本效益，则都是合理的。

诊断技术

传统牙髓活力检测

牙髓活力检测是用于牙髓病诊断最基本的方法之一。数十年来，临床医师一直用这种基本方法来确定牙髓是活髓还是坏死。现代技术可以确定牙髓的敏感性，也称为敏感度，而非牙髓活力。这个假说是基于活髓含有活跃的神经元，这些神经元能够很容易地受到热刺激或电流刺激的激活。现有技术的局限性是临床医师常常希望能够从不可逆性牙髓炎中区别出可逆性牙髓炎。这种鉴别诊断非常重要，因为这对于确定是否需要进行牙髓治疗是非常必要的。如果是这样的话，在为患者制作花费很高的修复体之前，应该区别不可逆性牙髓炎和可逆性牙髓炎。另外，当牙髓仍有完整的血管时牙髓的敏感性也有可能丧失，比如牙齿外伤后。最后，对牙齿的修复、龋齿、隔湿困难、牙髓牙本质复合体内钙化，这些情况经常能够改变患者的反应，从而限制了检查的可靠性。

由于存在这些局限性，因此牙髓敏感性的检测必须仔细进行，以便于能够获得最可靠的结果。在测试之前，被检测的牙齿需要用棉球充分隔湿，牙面保持干燥。检测时，首先测对照牙，以确定基线反应，并告诉患者测试过程中的反应。无论牙髓电活力检测仪的探针、还是冷诊时棉球都应该轻压，要确保接触又不会刺激根尖周产生反应，尤其是在严重根尖周疼痛的情况下。

传统牙髓活力检测的基本目标是确定牙髓是活髓还是坏死。现代的资料表明牙髓电活力检测仪（EPT）有很高的特异性（当牙髓确实有活力时，能够确定牙髓没有疾病的能力），而冰块或 CO_2 干冰等形式的冷诊具有较高的灵敏度（牙髓确实坏死的时候，能够确定牙髓是坏死的能力）（Weisleder 等，2009）。因此，这两种检测方法相辅相成，在牙髓活力检测中提供相当精确的结果。有研究显示，可能由于牙本质的增龄性改变，50 岁以上患者对冷诊的假阳性结果较高（Peters 等，1994）。尽管冷诊对于再现和定位温度疼觉敏感是一种非常好的检测方法，但对于通过冷诊产生疼痛的具体持续多长时间来确定牙髓是可复性炎症还是不可复性炎症，尚没有统一的标准。通常热诊的准确性较低，只被用来再现热敏感症状。

其他牙髓活力检测技术

通过检测完整的牙髓血液供应的原理，其他一些技术被用来检测牙髓活力。激光多普勒血流仪是这些技术中应用最早的技术。激光多普勒血流仪比牙髓电活力检测仪（EPT）能更早地检测出外伤牙齿牙髓活力的恢复（Mesaros和Trope，1997；Gazalius等，1988）。然而，这项技术并没有得到广泛地应用，原因在于为避免检测错误需要固定在牙齿上的检测探头才可能检测到牙龈血流，而且探头需要从髓室延伸到或接近牙齿冠方才能够允许多普勒信号的直接反射（Polat等，2004）。此外，髓室的体积大小和修复体的存在能够显著地影响激光多普勒血流仪检测时牙髓的血流（Chandler等，2010）。最近的研究表明局部应用含有血管神经收缩剂的麻醉药物后，能够准确地检测出牙髓血流的显著变化（Setzer等，2013）。

早在20年前就已经有通过脉搏血氧饱和度来进行牙髓活力检测的方法（Schnettler和Wallace，1991；Noblett等，1996；Kahan等，1996）。作为一种评估牙髓活力的方法，其依赖于对牙髓血氧饱和度的测量。有研究表明，特殊定制的脉搏血氧仪检测牙髓活力的灵敏度是1.00，而冷诊的灵敏度为0.81，电活力检测的灵敏度是0.71（Gopikrishna等，2007）。最近研究表明，不同情况下牙髓的平均氧饱和度水平如下：正常牙髓：92.2%，可逆性牙髓炎：87.4%，不可逆性牙髓炎：83.1%，牙髓坏死：74.6%，根管治疗的牙齿：0%（Setzer等，2012）。在这项研究中，不同组间差异具有统计学意义，表明这种技术在牙髓活力检测应用中有一定前景。

接触刺激诱发疼痛的测量设备

牙医通常将叩诊作为牙髓病诊断的一部分。然而，这需要依靠患者的主观反应来评估叩诊的测试结果。患者经常不能确定是由叩诊导致的敏感，或是从邻近正常牙齿传来的不同感觉。此外，与叩诊相关的一些因素可能会导致反应结果的不同，比如叩诊力量的大小，牙齿叩诊的位置，叩诊的方向（𬌗面或颊侧）。叩诊敏感性被称为接触刺激诱发疼痛（或机械性痛觉过敏），但在正常情况下叩诊牙齿不产生疼痛。这种方法在区分根尖周炎症、牙周脓肿、隐裂牙和𬌗创伤上非常有用。Khan等推荐了一种设备用于测量患者𬌗力的大小来作为机械性触诱发痛的客观测量指标（Khan等，2007）。使用该设备的随访研究表明，机械性触诱发痛与 57% 的不可逆性牙髓炎病例有关（Owatz 等，2007）。

机械性触诱发痛合并有症状的不可逆性牙髓炎的诊断是有临床意义的，因为在这种情况下有必要尽快急诊就诊以缓解症状，包括工作长度测量、全部牙髓摘除而不仅仅是牙髓切断术，而如果没有机械性触诱发痛的话，则只需牙髓切断术（Hasselgren 和 Reid，1989）。

光学相干断层扫描（OCT）

光学相干断层扫描（OCT）是一种通过分析光靠近红外线区域的散射反射以确定生物组织结构的成像技术。其优点是既没有生物危害性，又没有侵入性。然而，OCT 在牙科医学领域应用还处于起步阶段。牙髓病中，OCT 已被用于确定釉质裂纹（Imai 等，2012）、检查冠部裂纹（Nakajima 等，2012）和垂直根折（Shemesh 等，2008；Yoshioka 等，2013）。然而，上述尝试仅限应用于离体牙，目前还没有可用于进行类似检查的临床设备。如果不去除修复体或进行外科手术探查，那么通过临床情况往往难以诊断，因此 OCT 在口腔临床应用是一个重要的研究领域。

数字化 X 线成像和锥形束 CT（CBCT）

在过去的 20 年里，在牙科数字化 X 线成像已经取代了胶片摄影成为主要的成像方式。数字 X 线成像有很多优点，包括减少电离辐射、快速图像处理、图像增强以便于诊断、充足的图像存档和交换、不需要使用危险化学品以及黑暗房间（见第 1 章）。研究表明，直接数字 X 线成像技术和胶片 X 线成像技术在对根尖周病的诊断及工作长度测量方面具有同等的临床准确性（Kullendorff 等，1996；Almenar Garcia 等，1997）。

正如第 1 章所述，近年来 X 线影像学方面的真正创新是 CBCT 的应用。CBCT 能够观察从冠状面、矢状面和轴面观察牙齿及其周围结构，上述这些在临床牙髓病方面有许多优势（Cotton 等，2007）（图 9.1）。

和传统 X 线成像技术相比，CBCT 在发现根尖周病变（de Paula-Silva 等，2009；Estrela 等，2008）、治疗预后的评估（Patel 等，2012；Christiansen 等，2009）、根折诊断（Kamburoglu 等，2009；Edlund 等，2011）和发现存在的牙根吸收（Derack 等，2011）等方面具有更高的准确性。不同的 CBCT 设备

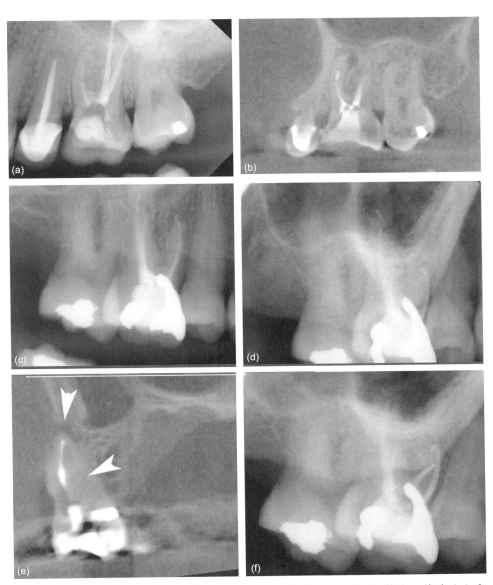

图 9.1　显示曾经根管治疗的左上第一磨牙及其 MB 根管内分离器械的传统 X 线片（a）和 CBCT 影像（b）。需要注意的是 CBCT 影像显示根尖区的大面积病变在根尖片中并没有显示出来。根尖外科手术证实存在厚的骨皮质板和髓质骨中的病变区。（c）和（d），通过两个角度拍摄的根尖 X 线片显示遗漏了 MB2 和根尖周的病变。（e）CBCT 证实遗漏一根管以及存在的病变，并显示了其位置和长度（箭头所示）。（f）MB1 和 MB2 再治疗完成后

器，图像的分辨率也有很大的不同。有研究表明，CBCT 设备的分辨率越高，则其在牙髓病方面检查的准确性也越好，如牙根吸收（Liedke 等，2009）。

CBCT 扫描能够形成 76 ～ 100μm 大小病变部位的图像序列，并减少图像边缘伪影，从而为在牙髓病方面的应用提供了最好的功能。

磁共振成像（MRI）

磁共振是一项非侵入性成像技术，由于不使用电离放射线，因此没有健康危害。它依赖于使用强磁场激发组织内氢原子。当原子回复到平衡状态，就能检测到他们的共振频率。很长一段时间内医师们曾尝试应用 MRI 来进行牙齿成像（Lockhart 等，1992）。然而，直到 MRI 新技术的出现，比如 SWIFT-MRI，在牙髓病应用中有用的图像细节才能够通过 MRI 显示出来（Idiyatullin 等，2011）（图 9.2）。

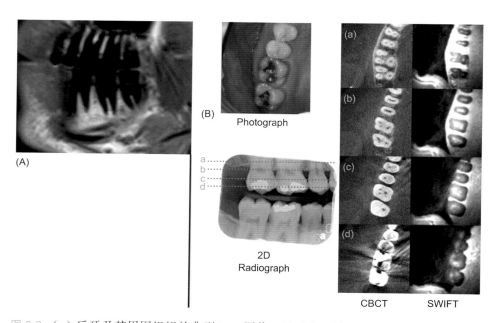

图 9.2　（a）后牙及其周围组织的典型 MRI 图像，显示出不同组织之间的对比，但对牙齿硬组织及牙髓的分辨率较低。（b）SWIFT-MRI 图像显示与传统 X 线放射和 CBCT 的比较。拍摄的照片描绘了上颌牙齿，这些上颌牙齿也应用传统的二维 X 线放射检测其邻面龋坏。从最接近根尖区逐渐移动到牙冠的水平位置分别定为 a，b，c，d 虚线，观察其对应的 CBCT 和 SWIFT 横断面图像。注意 SWIFT-MRI 的高分辨率（视野直径 110mm，像素 430）和没有与金属修复体有关的明显条状伪影，而这种伪影在 CBCT 图像上明显存在（图片来自 Idiyatullin 等并经过许可，2011）

根尖周病变的超声实时成像技术

另一种不使用放射线的非侵入性成像技术是彩色能量多普勒超声成像。这项技术在大约十年前提出，不仅能够发现根尖周病变的存在，还能够区别囊肿和肉芽肿（Cotti 等，2003，2002）。最近的一些实验已经证实了这项技术在鉴别囊肿和肉芽肿方面的能力（Aggarwal 等，2008）。一些研究甚至应用这项技术来监测非外科手术后根尖周病变愈合情况，结果表明超声成像技术比放射成像技术能更早地发现愈合效果（Rajendran 和 Sundareasan 等，2007；Maity 等，2011）。然而，放射成像技术仍然是公认的比超声影像学技术更准确的技术，而且尽管肉芽肿和囊肿不同，但目前其治疗计划并没有任何不同。

由于超声波具有抗炎和疾病抑制能力，其在牙齿根尖周病变愈合方面的辅助应用引起了越来越多的关注，然而，这方面在牙科领域的研究尚未得到充分研究（Scheven 等，2009a，b）。

局麻中的电子技术

有效的局部麻醉对根管治疗是非常重要的。从历史上看，有两种电子技术在这一领域大有前景，一种是牙科电子麻醉仪（EDA）（Gerschman 和 Giebartowski，1991），另一种局麻药物离子导入技术（Gangarosa，1981）。然而，使用这些技术无法实现有效的麻醉效果，尤其是在根管治疗时。

Wand（Aseptico）系统也被称为计算机控制局部麻醉注射（C-CLAD™）系统或 CompuDent®，最近用于局麻过程以减少疼痛（Fukayama 等，2003）。该系统由一个脚踏控制的泵送系统组成，能够以恒定的速度进行麻醉，而不需要传统注射器。

除了减少麻醉特别是在腭侧浸润麻醉和切牙孔阻滞麻醉的压力疼痛外，不使用传统注射器还能够减少患者尤其是孩子的注意力，这些孩子看到注射器时可能感到害怕，并且在牙周韧带或骨内注射等方法时脉搏加快。研究表明，Wand 能够显著降低儿童腭侧麻醉的疼痛感觉（Gibson 等，2000），但对于成人却没有真正的优势（Saloum 等，2000）。与能够导致脉搏加快的快速骨内注射相比，Wand 和慢速骨内注射一样能够维持患者正常的脉搏（Susi 等，2008）。

另外一种声称能够减少麻醉注射疼痛的电子设备是 DentalVibe(DentalVibe Inc.)。这是应用于注射针区域周围软组织的双分叉设备，它在受到激活时可以产生轻柔地振动，从而最大限度地减少注射针穿透软组织时的感觉。目前还未见对本设备疗效的客观评价报道。

牙髓治疗中的电子技术

放大技术：显微镜和内镜

在过去的 20 年中，放大技术在牙髓病学得到了广泛应用。放大镜，特别是有辅助照明光源的放大镜，已经成为许多牙医的标准配置。牙髓病中放大设备的应用要求更高的放大倍数和照明，这只能通过外科手术显微镜和内镜来完成（美国牙髓病学会，2012）。有研究表明，牙科专业学生如果应用手术显微镜，那么能够显著提高根管开髓预备和根管确认的准确性（Rampado 等，2004）。另一项研究显示，使用显微镜和使用牙科放大镜的牙髓病医师中，在上颌磨牙 MB2 根管口定位方面并无显著差异，但这两种技术检测出 MB2 的概率几乎是没有应用放大技术的 3 倍（Buhrley 等，2002）。

研究表明，近年来显微外科技术在牙髓外科的使用与手术预后的显著改善有不可分割的关系（Azarpazhooh，2010；Setzer 等，2012b）。然而，应当指出的是，显微外科技术涉及截根的角度减少、超声根尖预备（减少截骨的大小）以及使用比旧材料有更好生物相容性的 MTA 充填（MTA）。对内镜和牙科放大镜在手术效果方面的随机对照试验结果并没有明显的差异（Taschieri 等，2006）。然而，研究表明，使用 64 倍放大倍数的内镜诊断根裂比使用 16 倍和 24 倍显微镜更准确（von Arx 等，2010）。

除了这些客观证据来表明放大技术在牙髓治疗中的重要性之外，牙髓病医师还发现放大技术在识别钙化和分支根管以及在去除阻塞，如髓石、桩和分离器械等方面也非常有用。在评估复杂根管解剖结构、清理碎屑及进行根管治疗其他操作时也非常重要。

声波和超声技术

在过去的 20 年中，声波和超声波设备已广泛地应用于根管治疗中。最初，根管治疗器械所使用的锉是由声波或超声设备驱动。然而，这些设备没有显示出比常规设备更有效，但在某些情况下比传统手用器械效率更高。目前，声波和超声设备常用于根管治疗的开髓预备和根管的确认、根尖外科手术中的根尖预备、被动声波或超声冲洗、声波或超声冲洗过程中的激活活化。

在髓腔预备过程中使用金刚石涂层的超声波工作尖是非常有用的。不同尺寸的工作尖分别用来探查根管、去除阻塞物、取桩或取分离器械、再治疗过程中取出根管内面团糊剂或水门汀充填物（图9.3）。

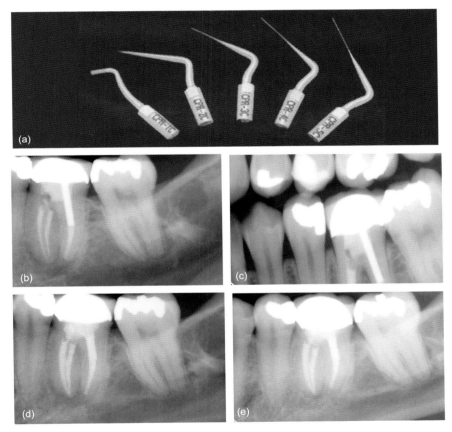

图9.3 （a）用于不同目的的不同类型和大小的超声工作尖。一例再治疗病例的术前（b和c）和术后（d）X线片：此病例在没有拆除冠修复的情况下，经过存在的冠表面使用不同的超声工作尖去除复合树脂和桩。（e）6个月复查显示愈合

超声工作尖的优点包括能够精确地磨除组织，并且在没有手机头干扰的情况下，通过显微镜下可视操作。超声波驱动程序根据能量大小通常设置为

从 1 ~ 10 的强度范围。强度越高，输出能量越大。图 9.3（a）中左侧的超声尖在使用时需要垂直放在桩上，振动直至桩松动。其他的超声工作尖可以在降低强度的情况下，在桩周围制备空间并分离它、在不过度磨除的情况下去除髓腔内的复合物、和 / 或去除根管内阻塞物。

被动声波或超声波仪器使得锉或塑料工作尖能够在充满抗菌冲洗液的根管内自由振荡。尽管一些体外研究表明这些设备在抗菌能力及去除玷污层方面有优势，但是迄今为止，随机临床试验并没有证实这些设备比传统方法冲洗更有效（Paiva 等，2013；Huffaker 等，2010）。研究表明，如果用 10 号超声锉超出根尖孔 1mm 并保持通畅，那么根管内被动超声冲洗能够产生更深的渗透性（Vera 等，2011）。这表明，这些设备也可能导致冲洗液超出根尖孔。

超声（和最近的声波）冲洗是一种依靠冲洗针自身振动从而提高根管系统冲洗及渗透作用的不同技术。最初的研究表明这一技术在根管系统的清理和消毒方面具有明显的优势（Burleson 等，2007；Carver 等，2007）。然而，最近的不同评估研究均不能证实这些研究结果，也没有显示出使用被动超声冲洗的短期愈合有什么不同（Beus 等，2012；Liang 等，2013）。

超声根尖倒预备使得根管外科发生了革命性变革。原因在于这种技术允许最小尺寸的截根术，并进行根尖区预备，相比以前使用的微型手机，具有更高的精度和可控性。超声工作尖尖部 3mm 处有弯曲（预备的最佳深度），针对口腔内不同牙位，超声工作尖柄的角度也有所不同。最初认为超声可能导致牙隐裂纹，现在已经证实是由于扫描电镜下成像需要对牙齿标本干燥所导致，而不是由于超声髓腔预备所致。如果空间允许的情况下，目前可以用较长的超声工作尖（可达 9mm 的弯曲）从根尖方向对根管预备不佳的根管进行预备。另外，需要仔细注意超声波能量的强度，以便避免超声工作尖在手术部位折断。

电子工作长度测定（电子根尖定位仪）

电子根尖定位仪（EALs）问世已有几十年的时间。这一技术最重要的创新是采用了能够发出两个或两个以上的不同频率电流的装置（Fouad 等，1993；Shabahang 等，1996）。这些设备能够监测到不同电流信号的阻抗，当接近根尖狭窄时，阻抗就会发生改变，从而确定根尖孔的位置（Meredith 和 Gulabivala，1997）。这一创新使得根尖定位仪能够在根管内有如冲洗液、血液或组织液等导电流体存在时仍然能工作。目前的根尖定位仪能够提供更小的尺寸和更友好的用户使用界面，但是和早期多频电流型号相比，其准确性并没有明显差异（Comin Chiaranonti 等，2012）。

与术前 X 线片相比，EALs 能够更准确地测量工作长度（Fouad 和 Reid，2000）。然而，临床上仍然有必要使用锉或牙胶尖作为诊断丝拍摄 X 线片测量工作长度，以确保根尖定位仪的准确性。当有金属修复体、再治疗、根尖吸收以及根尖尚未发育完全的情况时，使用根尖定位仪仍旧有局限性。

根管预备器械

旋转和往复旋转锉

20 年前镍钛旋转根管预备器械的问世具有革命性的意义。它的应用使得根管预备的效率明显提高，而且能够保持根管原有的形态。由于镍钛金属的柔韧性，因此能够制作出大锥度的镍钛锉，这种大锥度的镍钛锉能够更有效地以"冠 - 根"向的方式进行根管预备，从而最大限度地减少准备时间和根尖碎屑的挤出（Reddy 和 Hicks，1998）。

现在有几十种不同类型的旋转镍钛锉可供牙科医师使用。早期镍钛锉的设计包括在横截面有径向范围，这类锉在没有锋利边缘的情况下能够切割牙本质壁，比如 Profile（Tulsa，登士柏），Quantec 或 K3（SybronEndo），这些产品均是称为"landed"锉的代表。大约十年前出现了"nonlanded"锉，比如 Endosequence（Brasseler）和 Protaper（Tulsa，登士柏），这些锉的横截面具有锐利边缘，在高速旋转状态下能够更有效地切割牙本质。Protaper 锉的设计依赖同一支锉中有不同锥度的新颖想法，从而减少所需的锉数量，使得整个预备过程更加便利。Nonlanded 镍钛锉很受医师们的青睐，但似乎容易发生器械分离（Wolcott 等，2006；Herold 等，2007）。

最近，通过取得专利的淬火方法在镍钛锉合金性能方面取得的创新，生产出更优越机械性能的镍钛锉，比如 M-wire 合金（Vortex 和 Vortex 蓝锉：Tulsa，Dentsply）、R- 相合金（TF 锉，Sybronendo）和可控记忆合金（Hyflex，Coltenè/ whaledent Inc.）。这些新型锉和传统锉在效率和效果方面比较的临床试验尚未见报道。

最近两年，一种新的镍钛锉往复技术开始应用（Wave One，Tulsa

Dentsply 和 Reciproc，VDW）。该技术可以使用具有旋转和往复功能设置的不同马达。按照 2008 年出版的预备原则，使用往复技术可以利用一支锉完成根管预备（图 9.4）（Yared，2008）。

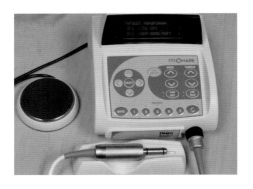

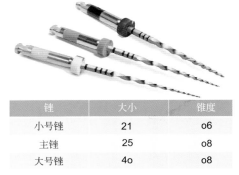

锉	大小	锥度
小号锉	21	o6
主锉	25	o8
大号锉	4o	o8

图 9.4　Wave-one 往复马达与镍钛锉

虽然这种技术在临床实践中的有效性尚没有被证实，但它仍然受到临床医师的普遍青睐。特别令人关注的是这种镍钛锉具有对根尖充分预备的能力，可以破坏并分散黏附在根尖 1/3 处根管壁上的微生物膜。

值得注意的是，和以前的镍钛器械相比，大多数新型镍钛器械均有一个较短的柄。这些镍钛器械的设计是为了适应和传统手机相比具有较小头的手机（图 9.5）。

手柄和手机长度的减小可以使医师更容易地进行后牙根管处理，特别是张口受限患者的第二和第三恒磨牙。当把短柄镍钛锉用在传统手机上时，其有效长度将会减少 2 ~ 3mm。

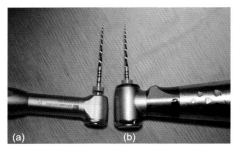

图 9.5　安装了同样锥度的 25mm 长短柄 Vortex 锉的传统手机（b）和小头手机（a）的比较。右边图显示锉只有 22.5mm 的可用长度

自适应锉（SAF）

SAF 锉（Re Dent-Nova）（图 9.6）代表了在根管预备中的一种不同观点（Metzger 等，2010a；Metzger 等，2010b）。该镍钛锉由压缩叶组成，在根管内可以适应根管的形态从而预备根管。通过连接管，镍钛器械工作的同时能

够进行根管冲洗。镍钛器械和根管壁连续的机械摩擦以及同步的冲洗最终能够确保有效的清创。细小根管至少预备到 25/0.04，才能够使得镍钛器械进入到整个工作长度。

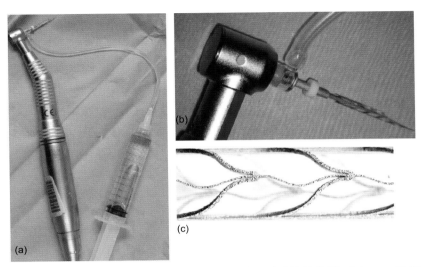

图 9.6　（a）连接冲洗器的 SAF 锉；（b）SAF 与机头和冲洗管的特写；（c）SAF 晶格结构

　　有研究表明，SAF 系统在根管预备和抗菌作用中的优势，特别是在预备椭圆形和不规则根管时（Siqueira 等，2010；Paque 和 Peters，2011；Peters 和 Paque，2011；Neves 等，2014）。然而，其他研究表明 SAF 系统在根尖区有效预备和冲洗时具有局限性（Paranjpe 等，2012），或和其他现有的镍钛器械预备效果相当，并没有明显的优势（Siqueira 等，2013）。

根管充填

　　很长一段时间临床上一直使用牙胶和糊剂进行根管充填。热牙胶根充方法使得牙胶能够更好地适应错综复杂的根管系统，但是人们移植认为最终封闭根管系统的是糊剂而不是牙胶。研究表明，不同的充填技术，是否利用加热似乎并不影响预后（Ng 等，2008）。然而，最近通过 CBCT 对根尖周病变根管治疗后愈合的分析表明，根管充填的密度是与愈合有关的影响因素（Liang 等，2011）。以下是 3 个应用热牙胶的主要技术，它们有助于提高根充的效率并且改善根管充填的密度。

垂直向下加压技术

类似于 Touch'n Heat 和 System B 充填设备（SybronEndo）已经使用了 10 多年。用足够量的根管封闭剂覆盖在牙胶上以及根管壁上，然后操作者能够利用不同规格大小的自动加热头对牙胶垂直加压。一般认为，为了使连续波热牙胶充填技术能够有效地对根尖 1/3 区进行严密加压，携热器尖部需要进入根管至工作长度约 4 ～ 5mm 处。然后，冷却携热器并维持恒定的压力，之后再加热并撤回携热器，用合适尺寸的垂直加压器加压。

最近，一些无线根管充填设备在临床应用，比如 DownPak（EI, Hu-Friedy，芝加哥）或 Endotec II（Medidenta，Woodside，纽约），这些根充设备通过电池运行，使得使用过程中非常便利。DownPak 利用热和振动进行垂直和侧向加压，从而最大限度地减少根充对温度的需求。

热牙胶充填技术

在主牙胶充填后，在根管冠三分之二就形成了一个空间。此时根管内置入糊剂后使用可用的设备将软化牙胶注入根管内空腔中。目前，最常用的热牙胶根管充填设备有 Obtura 3（Obtura）、Calamus（Tulsa，登士柏），Ultrafil 3D(Hydienic-Coltene-Whaledent, Akron, OH）或 Elements Obturation unit(Sybron Endo)。这种有效的技术十分必要，它可以在加入牙胶后进行垂直加压，从而确保牙胶更加的严密。

载核充填技术

Thermafil（Tulsa，登士柏），Successfil（Hygienic-Coltene-Whaledent，Akron，OH）和 SimpliFill（Discus Dental，Culver，CA）是载核根管充填系统的例子。同样，所有这些系统都使用糊剂，并利用金属或塑料或最近应用的硬度更强的牙胶做载体（Guttacore，Tulsa，登士柏）。使用测量锉确定根管预备后根管的大小。将比测量确定根管尺寸稍大、包裹牙胶的载体放到加热箱里加热到牙胶充分变软。然后将其和糊剂一起插入到根管工作长度，并去除多余的材料。因为使用起来简单方便，因此载核充填系统在牙医中非常受欢迎。然而，和其他根管充填方法相比，在桩道预备或再治疗时，这种方法充填的牙胶更难去除。

如前所述，研究的结果表明不同根管充填技术之间并没有差异。显然，还有很多其他因素对根管治疗的最终预后起非常重要的作用，如根管解剖的复杂性、糊剂的类型、根管内残留微生物的刺激、修复的及时性和有效性等。

总结

先进器械和数字化技术能够使得牙髓病的诊断和治疗技术不断得到提高。在正确使用的前提下，新技术的应用必然会减少患者的治疗时间、减轻疼痛、加快愈合，从而使根管治疗的预后得到改善。

参考文献

AAE Position Statement (2012) Use of microscopes and other magnification techniques. *Journal of Endodontics*, **38**, 1153–1155.

Aggarwal, V., Logani, A., & Shah, N. (2008) The evaluation of computed tomography scans and ultrasounds in the differential diagnosis of periapical lesions. *Journal of Endodontics*, **34**, 1312–1315.

Almenar Garcia, A., Forner Navarro, L., Ubet Castello, V., & Minana Laliga, R. (1997) Evaluation of a digital radiography to estimate working length. *Journal of Endodontics*, **23**, 363–365.

Azarpazhooh, A. (2010) Surgical endodontic treatment under magnification has high success rates. *Evidence Based Dentistry*, **11**, 71–72.

Beus, C., Safavi, K., Stratton, J., & Kaufman, B. (2012) Comparison of the effect of two endodontic irrigation protocols on the elimination of bacteria from root canal system: a prospective, randomized clinical trial. *Journal of Endodontics*, **38**, 1479–1483.

Buhrley, L.J., Barrows, M.J., Begole, E.A., & Wenckus, C.S. (2002) Effect of magnification on locating the MB2 canal in maxillary molars. *Journal of Endodontics*, **28**, 324–327.

Burleson, A., Nusstein, J., Reader, A., & Beck, M. (2007) The in vivo evaluation of hand/rotary/ultrasound instrumentation in necrotic, human mandibular molars. *Journal of Endodontics*, **33**, 782–787.

Carver, K., Nusstein, J., Reader, A., & Beck, M. (2007) In vivo antibacterial efficacy of ultrasound after hand and rotary instrumentation in human mandibular molars. *Journal of Endodontics*, **33**, 1038–1043.

Chandler, N.P., Pitt Ford, T.R., & Monteith, B.D. (2010) Effect of restorations on pulpal blood flow in molars measured by laser Doppler flowmetry. *International Endodontic Journal*, **43**, 41–46.

Christiansen, R., Kirkevang, L.L., Gotfredsen, E., & Wenzel, A. (2009) Periapical radiography and cone beam computed tomography for assessment of the periapical bone defect 1 week and 12 months after root-end resection. *Dentomaxillofacial Radiology*, **38**, 531–536.

Comin Chiaramonti, L., Menini, M., & Cavalleri, G. (2012) A comparison between two fourth generation apex locators. *Minerva Stomatologica*, **61**, 183–196.

Cotti, E., Campisi, G., Garau, V., & Puddu, G. (2002) A new technique for the study of periapical bone lesions: ultrasound real time imaging. *International Endodontic Journal*, **35**, 148–152.

Cotti, E., Campisi, G., Ambu, R., & Dettori, C. (2003) Ultrasound real-time imaging in the differential diagnosis of periapical lesions. *International Endodontic Journal*, **36**, 556–563.

Cotton, T.P., Geisler, T.M., Holden, D.T., Schwartz, S.A., & Schindler, W.G. (2007) Endodontic applications of cone-beam volumetric tomography. *Journal of Endodontics*, **33**, 1121–1132.

De Paula-Silva, F.W., Wu, M.K., Leonardo, M.R., Da Silva, L.A., & Wesselink, P.R. (2009) Accuracy of periapical radiography and cone-beam computed tomography scans in diagnosing apical periodontitis using histopathological findings as a gold standard. *Journal of Endodontics*, **35**, 1009–1012.

Durack, C., Patel, S., Davies, J., Wilson, R., & Mannocci, F. (2011) Diagnostic accuracy of small volume cone beam computed tomography and intraoral periapical radiography for the detection of simulated external inflammatory root resorption. *International Endodontic Journal*, **44**, 136–147.

Edlund, M., Nair, M.K., & Nair, U.P. (2011) Detection of vertical root fractures by using cone-beam computed tomography: a clinical study. *Journal of Endodontics*, **37**, 768–772.

Estrela, C., Bueno, M.R., Leles, C.R., Azevedo, B., & Azevedo, J.R. (2008) Accuracy of cone beam computed tomography and panoramic and periapical radiography for detection of apical periodontitis. *Journal of Endodontics*, **34**, 273–279.

Fouad, A.F. & Reid, L.C. (2000) Effect of using electronic apex locators on selected endodontic treatment parameters. *Journal of Endodontics*, **26**, 364–367.

Fouad, A.F., Rivera, E.M., & Krell, K.V. (1993) Accuracy of the Endex with variations in canal irrigants and foramen size. *Journal of Endodontics*, **19**, 63–67.

Fukayama, H., Yoshikawa, F., Kohase, H., Umino, M., & Suzuki, N. (2003) Efficacy of anterior and middle superior alveolar (AMSA) anesthesia using a new injection system: the Wand. *Quintessence International*, **34**, 537–541.

Gangarosa, L.P., Sr, (1981) Newer local anesthetics and techniques for administration. *Journal of Dental Research*, **60**, 1471–1480.

Gazelius, B., Olgart, L., & Edwall, B. (1988) Restored vitality in luxated teeth assessed by laser Doppler flowmeter. *Endodontics and Dental Traumatology*, **4**, 265–268.

Gerschman, J.A. & Giebartowski, J. (1991) Effect of electronic dental anesthesia on pain threshold and pain tolerance levels of human teeth subjected to stimulation with an electric pulp tester. *Anesthesia Progress*, **38**, 45–49.

Gibson, R.S., Allen, K., Hutfless, S., & Beiraghi, S. (2000) The Wand vs. traditional injection: a comparison of pain related behaviors. *Pediatric Dentistry*, **22**, 458–462.

Gopikrishna, V., Tinagupta, K., & Kandaswamy, D. (2007) Evaluation of efficacy of a new custom-made pulse oximeter dental probe in comparison with the electrical and thermal tests for assessing pulp vitality. *Journal of Endodontics*, **33**, 411–414.

Hasselgren, G. & Reit, C. (1989) Emergency pulpotomy: pain relieving effect with and without the use of sedative dressings. *Journal of Endodontics*, **15**, 254–256.

Herold, K.S., Johnson, B.R., & Wenckus, C.S. (2007) A scanning electron microscopy evaluation of microfractures, deformation and separation in EndoSequence and Profile nickel-titanium rotary files using an extracted molar tooth model. *Journal of Endodontics*, **33**, 712–714.

Huffaker, S.K., Safavi, K., Spangberg, L.S., & Kaufman, B. (2010) Influence of a passive sonic irrigation system on the elimination of bacteria from root canal systems: a clinical study. *Journal of Endodontics*, **36**, 1315–1318.

Idiyatullin, D., Corum, C., Moeller, S., Prasad, H.S., Garwood, M., & Nixdorf, D.R. (2011) Dental magnetic resonance imaging: making the invisible visible. *Journal of Endodontics*, **37**, 745–752.

Imai, K., Shimada, Y., Sadr, A., Sumi, Y., & Tagami, J. (2012) Noninvasive cross-sectional visualization of enamel cracks by optical coherence tomography in vitro. *Journal of Endodontics*, **38**, 1269–1274.

Kahan, R.S., Gulabivala, K., Snook, M., & Setchell, D.J. (1996) Evaluation of a pulse oximeter and customized probe for pulp vitality testing. *Journal of Endodontics*, **22**, 105–109.

Kamburoglu, K., Ilker Cebeci, A.R., & Grondahl, H.G. (2009) Effectiveness of limited cone-beam computed tomography in the detection of horizontal root fracture. *Dental Traumatology*, **25**, 256–261.

Khan, A.A., Mccreary, B., Owatz, C.B., *et al.* (2007a) The development of a diagnostic instrument for the measurement of mechanical allodynia. *Journal of Endodontics*, **33**, 663–666.

Khan, A.A., Owatz, C.B., Schindler, W.G., Schwartz, S.A., Keiser, K., & Hargreaves, K.M. (2007b) Measurement of mechanical allodynia and local anesthetic efficacy in patients with irreversible pulpitis and acute periradicular periodontitis. *Journal of Endodontics*, **33**, 796–799.

Kullendorff, B., Nilsson, M., & Rohlin, M. (1996) Diagnostic accuracy of direct digital dental radiography for the detection of periapical bone lesions: overall comparison between conventional and direct digital radiography. *Oral Surgery, Oral Medicine, Oral Pathology, Oral Radiology and Endodontics*, **82**, 344–350.

Liang, Y.H., Li, G., Wesselink, P.R., & Wu, M.K. (2011) Endodontic outcome predictors identified with periapical radiographs and cone-beam computed tomography scans. *Journal of Endodontics*, **37**, 326–331.

Liang, Y.H., Jiang, L.M., Jiang, L., *et al.* (2013) Radiographic healing after a root canal treatment performed in single-rooted teeth with and without ultrasonic activation of the irrigant: a randomized controlled trial. *Journal of Endodontics*, **39**, 1218–1225.

Liedke, G.S., Da Silveira, H.E., Da Silveira, H.L., Dutra, V., & De Figueiredo, J.A. (2009) Influence of voxel size in the diagnostic ability of cone beam tomography to evaluate simulated external root resorption. *Journal of Endodontics*, **35**, 233–235.

Lockhart, P.B., Kim, S., & Lund, N.L. (1992) Magnetic resonance imaging of human teeth. *Journal of Endodontics*, **18**, 237–244.

Maity, I., Kumari, A., Shukla, A.K., Usha, H., & Naveen, D. (2011) Monitoring of healing by ultrasound with color power doppler after root canal treatment of maxillary anterior teeth with periapical lesions. *Journal of Conservative Dentistry*, **14**, 252–257.

Meredith, N. & Gulabivala, K. (1997) Electrical impedance measurements of root canal length. *Endodontics and Dental Traumatology*, **13**, 126–131.

Mesaros, S.V. & Trope, M. (1997) Revascularization of traumatized teeth assessed by laser Doppler flowmetry: case report. *Endodontics and Dental Traumatology*, **13**, 24–30.

Metzger, Z., Teperovich, E., Zary, R., Cohen, R., & Hof, R. (2010a) The self-adjusting file (SAF). Part 1: respecting the root canal anatomy--a new concept of endodontic files and its implementation. *Journal of Endodontics*, **36**, 679–690.

Metzger, Z., Zary, R., Cohen, R., Teperovich, E., & Paque, F. (2010b) The quality of root canal preparation and root canal obturation in canals treated with rotary versus self-adjusting files: a three-dimensional micro-computed tomographic study. *Journal of Endodontics*, **36**, 1569–1573.

Nakajima, Y., Shimada, Y., Miyashin, M., Takagi, Y., Tagami, J., & Sumi, Y. (2012) Noninvasive cross-sectional imaging of incomplete crown fractures (cracks) using swept-source optical coherence tomography. *International Endodontic Journal*, **45**, 933–941.

Neves, M.A., Rocas, I.N., & Siqueira, J.F., Jr, (2014) Clinical antibacterial effectiveness of the self-adjusting file system. *International Endodontic Journal.*, **7**, 356–365.

Ng, Y.L., Mann, V., Rahbaran, S., Lewsey, J., & Gulabivala, K. (2008) Outcome of primary root canal treatment: systematic review of the literature – Part 2. Influence of clinical factors. *International Endodontic Journal*, **41**, 6–31.

Noblett, W.C., Wilcox, L.R., Scamman, F., Johnson, W.T., & Diaz-Arnold, A. (1996) Detection of pulpal circulation in vitro by pulse oximetry. *Journal of Endodontics*,

22, 1–5.

Owatz, C.B., Khan, A.A., Schindler, W.G., Schwartz, S.A., Keiser, K., & Hargreaves, K.M. (2007) The incidence of mechanical allodynia in patients with irreversible pulpitis. *Journal of Endodontics*, **33**, 552–556.

Paiva, S.S., Siqueira, J.F., Jr,, Rocas, I.N., *et al.* (2013) Molecular microbiological evaluation of passive ultrasonic activation as a supplementary disinfecting step: a clinical study. *Journal of Endodontics*, **39**, 190–194.

Paque, F. & Peters, O.A. (2011) Micro-computed tomography evaluation of the preparation of long oval root canals in mandibular molars with the self-adjusting file. *Journal of Endodontics*, **37**, 517–521.

Paranjpe, A., De Gregorio, C., Gonzalez, A.M., *et al.* (2012) Efficacy of the self-adjusting file system on cleaning and shaping oval canals: a microbiological and microscopic evaluation. *Journal of Endodontics*, **38**, 226–231.

Patel, S., Wilson, R., Dawood, A., Foschi, F., & Mannocci, F. (2012) The detection of periapical pathosis using digital periapical radiography and cone beam computed tomography – part 2: a 1-year post-treatment follow-up. *International Endodontic Journal*, **45**, 711–723.

Peters, O.A. & Paque, F. (2011) Root canal preparation of maxillary molars with the self-adjusting file: a micro-computed tomography study. *Journal of Endodontics*, **37**, 53–57.

Peters, D.D., Baumgartner, J.C., & Lorton, L. (1994) Adult pulpal diagnosis. I. Evaluation of the positive and negative responses to cold and electrical pulp tests. *Journal of Endodontics*, **20**, 506–511.

Polat, S., Er, K., Akpinar, K.E., & Polat, N.T. (2004) The sources of laser Doppler blood-flow signals recorded from vital and root canal treated teeth. *Archives of Oral Biology*, **49**, 53–57.

Rajendran, N. & Sundaresan, B. (2007) Efficacy of ultrasound and color power Doppler as a monitoring tool in the healing of endodontic periapical lesions. *Journal of Endodontics*, **33**, 181–186.

Rampado, M.E., Tjaderhane, L., Friedman, S., & Hamstra, S.J. (2004) The benefit of the operating microscope for access cavity preparation by undergraduate students. *Journal of Endodontics*, **30**, 863–867.

Reddy, S.A. & Hicks, M.L. (1998) Apical extrusion of debris using two hand and two rotary instrumentation techniques. *Journal of Endodontics*, **24**, 180–183.

Saloum, F.S., Baumgartner, J.C., Marshall, G., & Tinkle, J. (2000) A clinical comparison of pain perception to the Wand and a traditional syringe. *Oral Surgery, Oral Medicing, Oral Pathology, Oral Radiology and Endodontics*, **89**, 691–695.

Scheven, B.A., Man, J., Millard, J.L., *et al.* (2009a) VEGF and odontoblast-like cells: stimulation by low frequency ultrasound. *Archives of Oral Biology*, **54**, 185–191.

Scheven, B.A., Shelton, R.M., Cooper, P.R., Walmsley, A.D., & Smith, A.J. (2009b) Therapeutic ultrasound for dental tissue repair. *Medical Hypotheses*, **73**, 591–593.

Schnettler, J.M. & Wallace, J.A. (1991) Pulse oximetry as a diagnostic tool of pulpal vitality. *Journal of Endodontics*, **17**, 488–490.

Setzer, F.C., Kataoka, S.H., Natrielli, F., Gondim-Junior, E., & Caldeira, C.L. (2012a) Clinical diagnosis of pulp inflammation based on pulp oxygenation rates measured by pulse oximetry. *Journal of Endodontics*, **38**, 880–883.

Setzer, F.C., Kohli, M.R., Shah, S.B., Karabucak, B., & Kim, S. (2012b) Outcome of endodontic surgery: a meta-analysis of the literature--Part 2: Comparison of endodontic microsurgical techniques with and without the use of higher magnification. *Journal of Endodontics*, **38**, 1–10.

Setzer, F.C., Challagulla, P., Kataoka, S.H., & Trope, M. (2013) Effect of tooth isolation on laser Doppler readings. *International Endodontic Journal*, **46**, 517–522.

Shabahang, S., Goon, W.W., & Gluskin, A.H. (1996) An in vivo evaluation of Root ZX electronic apex locator. *Journal of Endodontics*, **22**, 616–618.

Shemesh, H., Van Soest, G., Wu, M.K., & Wesselink, P.R. (2008) Diagnosis of vertical root fractures with optical coherence tomography. *Journal of Endodontics*, **34**, 739–742.

Siqueira, J.F., Jr,, Alves, F.R., Almeida, B.M., De Oliveira, J.C., & Rocas, I.N. (2010) Ability of chemomechanical preparation with either rotary instruments or self-adjusting file to disinfect oval-shaped root canals. *Journal of Endodontics*, **36**, 1860–1865.

Siqueira, J.F., Jr,, Alves, F.R., Versiani, M.A., *et al.* (2013) Correlative bacteriologic and micro-computed tomographic analysis of mandibular molar mesial canals prepared by self-adjusting file, reciproc, and twisted file systems. *Journal of Endodontics*, **39**, 1044–1050.

Susi, L., Reader, A., Nusstein, J., Beck, M., Weaver, J., & Drum, M. (2008) Heart rate effects of intraosseous injections using slow and fast rates of anesthetic solution deposition. *Anesthesia Progress*, **55**, 9–15.

Taschieri, S., Del Fabbro, M., Testori, T., Francetti, L., & Weinstein, R. (2006) Endodontic surgery using 2 different magnification devices: preliminary results of a randomized controlled study. *Journal of Oral and Maxillofacial Surgery*, **64**, 235–242.

Vera, J., Arias, A., & Romero, M. (2011) Effect of maintaining apical patency on irrigant penetration into the apical third of root canals when using passive ultrasonic irrigation: an in vivo study. *Journal of Endodontics*, **37**, 1276–1278.

Von Arx, T., Kunz, R., Schneider, A.C., Burgin, W., & Lussi, A. (2010) Detection of dentinal cracks after root-end resection: an ex vivo study comparing microscopy and endoscopy with scanning electron microscopy. *Journal of Endodontics*, **36**, 1563–1568.

Weisleder, R., Yamauchi, S., Caplan, D.J., Trope, M., & Teixeira, F.B. (2009) The validity of pulp testing: a clinical study. *Journal of American Dental Association*, **140**, 1013–1017.

Wolcott, S., Wolcott, J., Ishley, D., *et al.* (2006) Separation incidence of protaper rotary instruments: a large cohort clinical evaluation. *Journal of Endodontics*, **32**, 1139–1141.

Yared, G. (2008) Canal preparation using only one Ni-Ti rotary instrument: preliminary observations. *International Endodontic Journal*, **41**, 339–344.

Yoshioka, T., Sakaue, H., Ishimura, H., Ebihara, A., Suda, H., & Sumi, Y. (2013) Detection of root surface fractures with swept-source optical coherence tomography (SS-OCT). *Photomedicine and Laser Surgery*, **31**, 23–27.

10 影像学技术在正畸诊断、治疗计划、效果评价中的应用及发展

Georgios Kanavakis, Carroll Ann Trotman

引言

正畸诊断和治疗计划需要包括详细影像学分析在内的全面临床评估。根据美国正畸协会（AAO）的标准，所有初诊正畸患者的诊断都需要拍一张全景片和 / 或数量不同的根尖片以及 X 线头颅侧位片。计算机断层扫描（CT）图像，特别是当代的锥形束 CT（CBCT）的三维图像，可以作为一种替代 X 线头影测量的选择。近年来，随着新技术的出现，口腔正畸学的关注点已转向面部软组织分析。包括在静态及四维动态软组织功能运动分析，以检测患者软组织功能障碍。本章将回顾在正畸临床应用的传统和当代软硬组织成像技术。

传统的 X 线头影测量

X 线头影测量由美国 Broadbent（Broadbent，1931）和德国 Hofrath（Hofrath，1931）在 1931 年提出。两位临床医师几乎在同一时间分别提出了这一技术。现在头影测量技术已广泛应用于正畸诊断设计、治疗计划以及矫治效果评价。过去的几年中，学者们已提出许多用来判断面部形态是否正常的头影测量分析法（图 10.1），

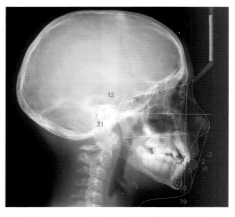

图 10.1　传统的二维投影测量分析

这些分析法由测量一些线和角度获得（Steiner，1953；Tweed，1954；Kim 和 Vietas，1978；Jacobson，1975）。

多年来，正畸医师都是使用投影灯、铅笔和醋酸纸对 X 线片进行手动测量。随着数字成像技术的发展，图像质量和精度得到提高（Liu 等，2000；Chen 等，2000）。但是，一些缺陷仍对 X 线投影测量结果产生明显影响。例如对于颅面骨骼的三维结构生成二维图像可能存在放大误差，而结构重叠可能会导致标志点模糊不清，而角度和线距测量也会存在一些扭曲（Harrell 等，2002；Tsao 等，1983）. 正畸医师的操作也存在误差，比如正畸医师没有准确定位头影测量标志点（Houston，1983；Baumrind 和 Frantz，1971）。

CT 扫描和锥形束 CT（CBCT）

高分辨率医学 CT 可以克服许多传统头影测量局限，它能提供非常详细、准确的复杂颅面硬组织图像（见第 1 章）。然而，辐射剂量以及成本影响了其作为一种标准检查手段在正畸常规治疗中的应用和开展（Silva 等，2008；Halazonetis，2005）. 最近——20 世纪 90 年代后期——CBCT 取代 CT 扫描被引入口腔正畸学（Arai 等，1999；Mozzo 等，1998），并从那时开始，这项技术开始越来越被关注。CBCT，也称为锥形束 CT（VCT），采用锥形管代替准直扇形束螺旋 CT 扫描。由此产生的锥形射线束进行 360° 旋转，与区域检测器同步，在整个扫描周期围绕恒定扫描对象并保持成角接触（Mozzo 等，1998）。这一运动运行整个扫描区域，例如颅面扫描区域可以被单一旋转角度的光源所捕获，替代传统 CT 所采用的多层断面扫描。此外，CBCT 的 X 线几乎平行和接近传感器，因此提供正交投影，最大限度地减少图像失真（Haney 等，2010）。

在扫描期间，原始数据以像素形式表达，像素是一种立方体结构，代表光束吸收的程度。由复杂的计算机软件使用特定算法最终将某一部位以三维重建图像呈现。CBCT 较传统成像模式的主要优势在于它能提供高质量的图像，这种优势在评估硬组织结构时特别有用。在正畸治疗中，CBCT 重建的 3D 图像主要用来确定准确的牙齿结构和位置，评估牙槽骨形态大小，诊断骨骼畸形，并评估颅面复合体及评估气道。这些特定的应用程序将在以下部分中进行更详细的讨论。

牙齿结构和位置

CBCT 扫描重建的图像比根尖片更准确地呈现牙根的近远中向倾斜角度（White 和 Pharoah，2008），此外，牙根的颊舌向倾斜角度也可以获得（图10.2）。

在埋伏牙病例中，为了更好地制定一个适当的计划，准确确定牙根的三维位置非常重要，而 CBCT 在这种病例中的应用显得必不可少（Becker等，2010；Botticelli 等，2011；Haney等，2010；Katheria 等，2010）。特别是对于尖牙埋伏的患者，CBCTs 能帮助正畸医师精确定位牙齿的位置（Nakajima 等，2005）、评估牙根和周围解剖结构的关系和诊断埋伏牙邻牙根可能存在的根吸收（图10.3）。

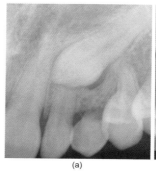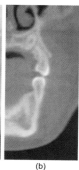

图 10.2 （a）根尖片显示第一前磨牙牙根畸形；（b）CBCT 图像（冠状面）显示该前磨牙明显向腭侧倾斜

在埋伏牙牵引中，正畸医师能够从恰当的力学原理角度设计更合理的方案，从而避免可能导致邻牙损伤的盲目操作。此外，对于暴露埋伏牙是非常有必要的，外科医师在进行手术前通过 3D 重建使手术区域可视化，能够在减少创伤情况下更高效地完成手术（Becker 等，1983），改善埋伏牙的牙周状况（Kohavi 等，1984）。

冠根形态

在制定能够达到理想矫治效果的合理治疗计划时，不规则冠根形态对正畸医师是个巨大的挑战。如牙冠形态不规则，包括融合牙、双生牙、过大牙及其他影响正常牙大小形态的因素。CBCT 能够精确地测量牙釉质厚度及可视化地观察牙髓。这些信息能够为正畸医师行邻面去釉提供巨大帮助，尤其是在需要获得良好的咬合关系及排齐牙列中得到应用。

同时，对整个牙列的重建能够测量口内外牙弓长度的不协调（Baumgaertel等，2009）及评估咬合关系。

对于正畸医师而言，牙根吸收是患者在接受正畸治疗中较常见的问题。虽然轻微牙根吸收是常见的（Lupi 等，1996），但也有一定数量患者因过度正畸治疗而发生牙根严重吸收情况（Harris 等，1997；Sameshima 和 Sinclair，2001）。早期诊断和处理这些问题是良好预后的关键。CBCT 影像较传统二维影像能更早探测到牙根吸收（Alqerban 等，2011），因此在此类病例中能够作为一种重要诊断工具（图 10.4）。

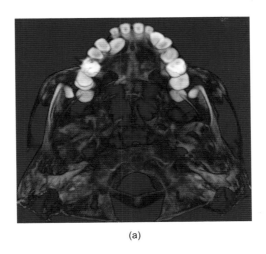

(a)

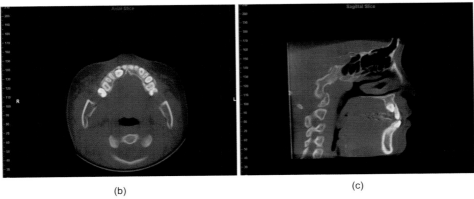

(b)　　　　　　　　　　　　　　　(c)

图 10.3　腭侧埋伏阻生尖牙的 CBCT 影像。（a）上颌重建；（b）横断面；（c）矢状面

牙槽骨评估

CBCT 三维重建能够清晰呈现牙槽骨形态（图 10.5），如上颌快速扩弓过程中局部牙槽骨的细节。研究表明，上颌快速扩弓是上颌后牙的颊倾与上颌腭中缝打开的联合效应（Garrett 等，2008）。后牙扩弓的患者，颊倾后牙会导致颊侧骨厚度减少及边缘骨高度降低（Rungcharassaeng 等，2007）。正畸医师

可以通过 CBCT 影像评估边缘骨的界限及制定治疗计划，从而避免正畸治疗对牙周组织的不可逆损伤。

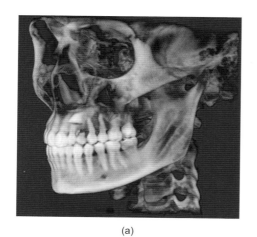

(a)

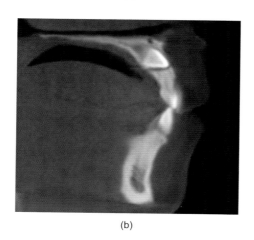

(b)

图 10.4　CBCT 揭示由尖牙萌出导致的侧切牙牙根吸收。(a) 面部重建；(b) 影像区域的矢状向视角

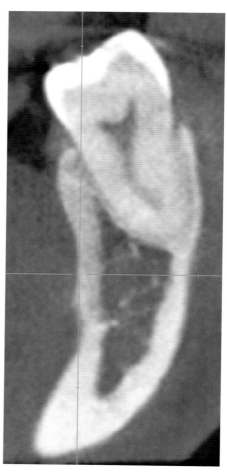

图 10.5　不同区域的皮质骨厚度测量（图片源于 Björn Ludwig 医师，Traben-Trarbach，Germany）

　　同时，随着暂时性骨支抗装置及钛骨板作为绝对支抗的出现，获取其精确的骨植入区域愈发引起临床医师及基础研究者的关注。CBCT 技术能够为临床医师提供详细的指导（Baumgaertel 和 Hans，2009；Baumgaertel，2011；Ludwig 等 2011），极大地提高了日常正畸中成功使用骨支抗的能力（图 10.6）。

骨畸形

CBCT 影像在临床诊断骨畸形中具有重要的指导意义。

由于 CBCT 可以高质量重建出包括颞下颌关节在内的整个颅颌面系统，因此可以三维评价上下颌关系、颅面异常患者的某些畸形以及骨性的不对称（De Vos 等，2009；Hodges 等，2013）。通过前颅底结构的三维配准可以使由于颅面发育引起的生理性改变更加轻松可视化（Cevidanes 等，2006）（图 10.7）。

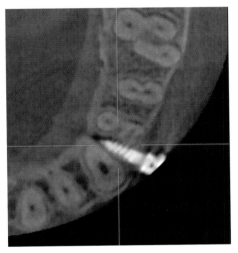

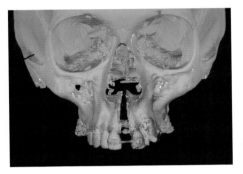

图 10.6　暂时性支抗植入间隙测量（图片源于 Björn Ludwig 医师，Traben-Trarbach，Germany）

图 10.7　CBCT 重建颅颌面系统的三维配准

对于正颌手术的患者，尤其是对于可能需要颅顶重建以及（或者）放置牵拉骨生成术装置的患者来说，三维的手术方案设计可以为医师提供重要的解剖学视角（Jayaratne 等，2010；Tucker 等，2010）。在放置牵拉骨生成术的装置时，三维影像可以重建出颅颌面区域准确的丙烯酸模型，并在手术之前制作出适用于颅颌面模型的分离装置，节省了手术的时间（Quereshy 等，2012）（图 10.8）。

对于颞下颌关节在内的畸形，需要进行包括关节 MRI 以及 CT 扫描的一系列全面的放射检查。虽然从诊断学角度来说，这两项技术都非常有帮助，但是它们费用昂贵、耗时长，并且 CT 扫描时患者需暴露在大剂量的放射线下。CBCT 可提供高诊断质量的区域图像，且较传统的 CT 扫描耗时少，放射剂量低（Mah 等，2003）。对颞下颌关节的三维重建操作可以从矢状向、冠状向以及轴向观察关节及其周围结构，并且能准确定位髁突在下颌窝中的位置（Tsiklakis 等，2004）。髁突头咬合面的退行性变化可以清晰地显现出来，并且双侧髁突的不对称也可以准确地测量出来（图 10.9）。

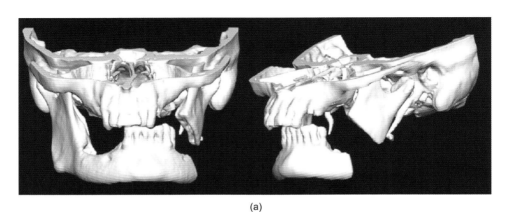

(a)

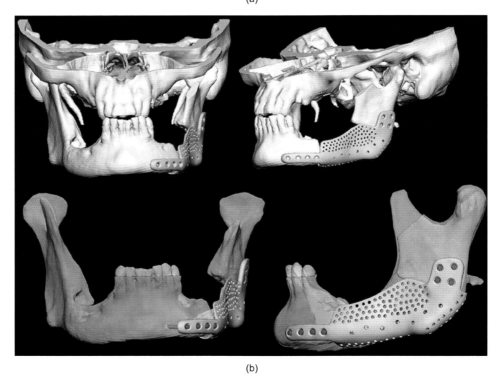

(b)

图 10.8 （a）需行骨重建外科手术的下颌骨 CBCT 影像；（b）利用 CBCT 虚拟设计与制造的丙烯酸模型

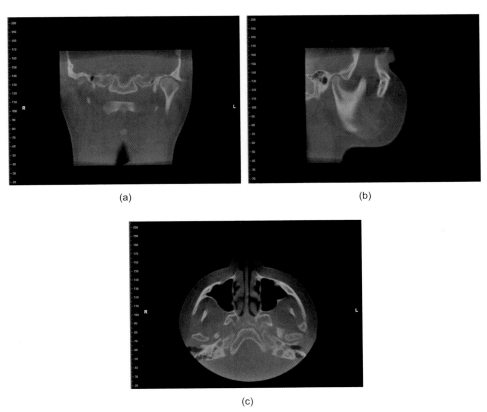

(a)

(b)

(c)

图 10.9 正常颞下颌关节的 CBCT 影像。（a）冠状向影像；（b）矢状向影像；（c）轴向影像

气道的可视化与测量

二维头影测量技术可以对气道进行诊断性评价及临床实验研究（Poole 等，1980）。正如在本章前面提到的，这些影像学检查常存在明显的误差，尤其是气道具有高度形态可变性，二维图像往往无法准确地描绘。CBCT 图像及头颈部的三维重建增强了我们检查及发现气道广泛性狭窄（长距离狭窄）或者局限性狭窄（侵入）的能力（Hatcher，2012）。图像可以清晰地描绘出气道的软组织轮廓（Mah 等，2010），进行彻底的体积分析（Osorio 等，2008），并提供横截面区域的相关信息（Tso 等，2009）（图 10.10）。

这类信息提高了睡眠医学及口腔医学的卫生保健人员对睡眠紊乱患者的服务，如阻塞性呼吸睡眠综合征（OSA）。医师可以在治疗前更容易地发现气道的阻塞区域，并可以通过测量气道尺寸的变化来评价治疗效果。

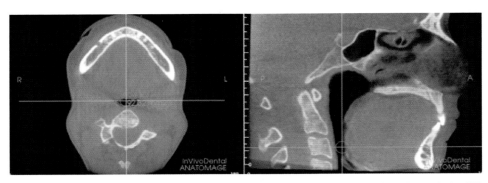

图 10.10　轴向和矢状向上气道的 CBCT 影像，利用 CBCT 可以对气道的尺寸进行数字测量

　　有一点需要注意的是，尽管 CBCT 图像在高质量重建面部结构方面具有公认的优越性，但是否应在常规正畸检查中使用这项技术仍存在争议。2010年，《纽约时代杂志》发表了一篇文章，引起了对正畸患者 CBCT 检查时非必要性放射暴露的关注（Bogdanich 和 Craven，2010）。随后，很大程度上由于公众意识的提高，美国正畸协会（AAO）发表一份声明"CBCT 对于正畸临床的部分治疗非常有价值，但并不是正畸常规治疗所必需的影像学检查"。一些研究已经证实，正畸治疗术前拍摄 CBCT 对整个治疗计划的制定并没有决定性影响（Kapila 等，2011）。而且，没有明确的证据证实：获得埋伏尖牙的准确细节位置（Halazonetis，2012）或者髁突在下颌窝的准确位置（Petersson，2010；Rinchuse 和 Kandasamy，2012），可以改变正畸力学设计或者治疗方法——当然这仅仅是推断性结论。排除一些因正畸需要常规拍摄 CBCT 的情况，相比拍摄传统头颅侧位片，CBCT 的射线暴露量高得多（Grunheid 等，2012；Ludlow 等，2003；Ludlow 等，2006；Roberts 等，2009）。

　　限制扫描时间和增加像素体积可以降低 CBCT 射线暴露量，然而，这些方法会严重影响图像的诊断质量。另一个复杂的情况是，在不久的将来，已经确立的用于正畸诊断分析的 2D 投影测量技术依然在使用。随着 3D CBCT 重建技术的出现，大部分正畸学者通过特定软件从 3D 重建影像中提取 2D 影像来进行传统头影测量分析（Grauer 等，2010；van Vlijmen 等，2009；Zamora 等，2011）。简言之，使用这种方法，正畸医师并没有充分利用 3D 数据信息来进行诊断和治疗计划，这对 3D 数据信息的常规需要提出了质疑。因此，CBCT 成像不应该常规用于所有正畸患者，而只有在其能对治疗方案提供充分诊断价值的病例中使用。比如严重牙根吸收，埋伏牙致邻牙牙根吸收，阻塞性呼吸睡眠暂停综合征，颅颌面畸形综合征，埋伏牙以及骨性不对称。

面部软组织成像

面部软组织影像获取技术不断更新，从激光扫描发展到 3D 摄影技术。后者具有最小侵入性特点，使用相机同时从不同方向捕获静态脸部图像。然后使用专有软件将图像重建，从而获得可以任意角度旋转高精度的 3D 面部软组织图像。该图像可以识别各种标志点，并能进行各种测量（如线、角、体积等，3dMDface™ by 3dMD）。另外，可进行更复杂的面部分析，而且可以对正常患者及错合畸形患者的测量数据进行对比。这些对比对评估手术结果最有用（图 10.11）。

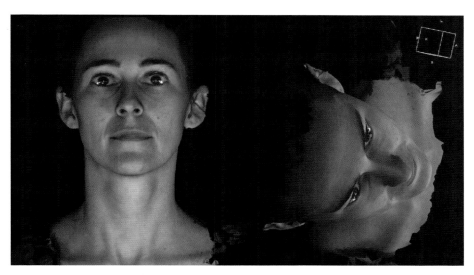

图 10.11　3D 面部影像，右图显示影像可以在不同方向旋转，并且测量数据可以被记录（Virginie Sirianna.）

面部软组织动态功能运动也可以通过捕捉各种面部运动获得（Fareway 和 Trotman，2011；Trotman 等，2010；Trotman，2011）。这种对记录面部软组织功能运动的方法对于一些需要做恢复外科手术的患者很重要，例如，出生就有唇裂或者腭裂的。这些患者需要原始嘴唇形态的修复手术，在后来的生活中，可能需要继续一系列的唇部修复手术。唇部软组织范围的功能性损伤在手术前可以被评估，以及手术后软组织的平均功能恢复也可以评估。该方法是通过位于面部周围的相机捕捉固定在面部的小直径标记点的三维移动数据而进行的（如 Motion Analysis、Santa Rosa、California）（图 10.12）。

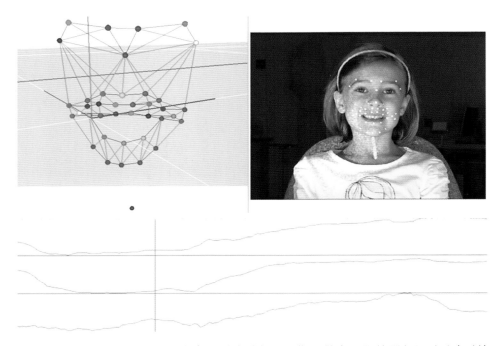

图 10.12　面部特征处安置标志点，测试对象根据指示做出不同的面部运动（动画效果）。标志点被实时追踪，捕获 *X*，*Y* 和 *Z* 轴方向上根据时间变化的数据（下颌）（Penelope Siriannaby Virginie Sirianna.）

　　X，*Y* 和 *Z* 坐标在每个动画中以 60Hz 的速度在 4s 内捕获（微笑、嘴唇噘起、脸颊吹气、做鬼脸、张口），然后这些数据统计处理。使用这种方法每个患者的运动可以对比每个动画的规范运动（Trotman 等，2013a）。这些对比动态建模；如图 10.13 所示这些动态对比捕获证实了这种方法的可靠性发现了患者唇部缺陷即这个患者有修复的唇裂，更重要的是要让读者明白这些对比可以形象化地展示面部发生的运动（Trotman 等，2013b）。例如，（a）在微笑动画中患者微笑动作的平均值（黑点）叠加数对比"正常"的人（白点）微笑动作的平均值。最大差异清晰可以可视化的运动。相同的比较可以为其他动画显示在（b）脸颊吹气和（c）嘴唇噘起。这种统计模型提供了这些患者上唇手术结果相关的定量可视化对比。显然，这种方法可以应用到其他面部软组织缺损患者。

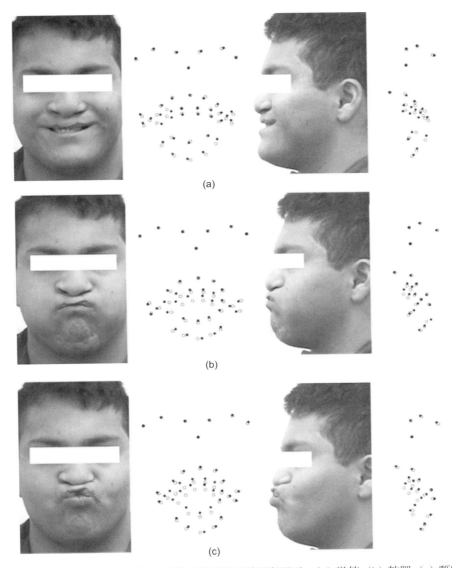

图 10.13 一位唇裂患者按指示尽最大可能做三种面部运动。(a) 微笑;(b) 鼓腮;(c) 噘嘴。患者的微笑平均值与对照组患者的平均值重合

总结

数字化技术的应用对提高正畸诊断和制定治疗计划意义重大。医师可以更高效地对患者进行治疗,减少并发症的发生。除了使用骨性标记点作为治

疗计划的基础，并且作为衡量治疗进展的一种方法，新的技术使正畸医师能够评估和预测牙槽骨结构变化与生长对面部软组织位置的影响。这些技术仍处于早期阶段，故而有很大的提升空间。随着新技术的快速推广，新兴先进的数字化技术在正畸医学中作为一种常规治疗技术已指日可待。

参考文献

Alqerban, A., et al. (2011) Comparison of 6 cone-beam computed tomography systems for image quality and detection of simulated canine impaction-induced external root resorption in maxillary lateral incisors. *American Journal of Orthodontics and Dentofacial Orthopedics*, **140**, e129–e139.

American Association of Orthodontists (2008) Clinical Practice Guidelines for Orthodontics and Dentofacial Orthopedics. 1–34.

Arai, Y., et al. (1999) Development of a compact computed tomographic apparatus for dental use. *Dento Maxillo Facial Radiology*, **28**, 245–248.

Baumgaertel, S. (2011) Cortical bone thickness and bone depth of the posterior palatal alveolar process for mini-implant insertion in adults. *American Journal of Orthodontics and Dentofacial Orthopedics*, **140**, 806–811.

Baumgaertel, S. & Hans, M.G. (2009) Buccal cortical bone thickness for mini-implant placement. *American Journal of Orthodontics and Dentofacial Orthopedics*, **136**, 230–235.

Baumgaertel, S., et al. (2009) Reliability and accuracy of cone-beam computed tomography dental measurements. *American Journal of Orthodontics and Dentofacial Orthopedics*, **136**, 19–25.Discussion 25.

Baumrind, S. & Frantz, R.C. (1971) The reliability of head film measurements. 1. Landmark identification. *American Journal of Orthodontics*, **60**, 111–127.

Baysal, A., et al. (2013) Alveolar bone thickness and lower incisor position in skeletal Class I and Class II malocclusions assessed with cone-beam computed tomography. *Korean Journal of Orthodontics*, **43**, 134–140.

Becker, A., Chaushu, G., & Chaushu, S. (2010) Analysis of failure in the treatment of impacted maxillary canines. *American Journal of Orthodontics and Dentofacial Orthopedics*, **137**, 743–754.

Becker, A., Kohavi, D., & Zilberman, Y. (1983) Periodontal status following the alignment of palatally impacted canine teeth. *American Journal of Orthodontics*, **84**, 332–336.

Bogdanich, W. & Craven, J. (2010) Radiation worries for children in dentists' chairs. New York Times, 1–11.

Botticelli, S., et al. (2011) Two- versus three-dimensional imaging in subjects with unerupted maxillary canines. *European Journal of Orthodontics*, **33**, 344–349.

Broadbent, B.H. (1931) A new x-ray technique and its application to orthodontia. *Angle Orthodontist*, **1**, 45–66.

Cevidanes, L.H., Styner, M.A., & Proffit, W.R. (2006) Image analysis and superimposition of 3-dimensional cone-beam computed tomography models. *American Journal of Orthodontics and Dentofacial Orthopedics*, **129**, 611–618.

Chen, Y.J., et al. (2000) Comparison of landmark identification in traditional versus computer-aided digital cephalometry. *Angle Orthodontist*, **70**, 387–392.

De Vos, W., Casselman, J., & Swennen, G.R. (2009) Cone-beam computerized tomography (CBCT) imaging of the oral and maxillofacial region: a systematic review of the literature. *International Journal of Oral and Maxillofacial Surgery*, **38**, 609–625.

Faraway, J.J. & Trotman, C.A. (2011) Shape change along geodesics with application to cleft lip surgery. *Journal of the Royal Statistical Society: Series C: Applied Statistics*, **60**, 743–755.

Garrett, B.J., et al. (2008) Skeletal effects to the maxilla after rapid maxillary expansion assessed with cone-beam computed tomography. *American Journal of Orthodontics and Dentofacial Orthopedics*, **134**, 8–9.

Grauer, D., et al. (2010) Accuracy and landmark error calculation using cone-beam computed tomography-generated cephalograms. *Angle Orthodontist*, **80**, 286–294.

Grunheid, T., et al. (2012) Dosimetry of a cone-beam computed tomography machine compared with a digital x-ray machine in orthodontic imaging. *American Journal of Orthodontics and Dentofacial Orthopedics*, **141**, 436–443.

Halazonetis, D.J. (2005) From 2-dimensional cephalograms to 3-dimensional computed tomography scans. *American Journal of Orthodontics and Dentofacial Orthopedics*, **127**, 627–637.

Halazonetis, D.J. (2012) Cone-beam computed tomography is not the imaging technique of choice for comprehensive orthodontic assessment. *American Journal of Orthodontics and Dentofacial Orthopedics*, **141**, 403–411.

Haney, E., et al. (2010) Comparative analysis of traditional radiographs and cone-beam computed tomography volumetric images in the diagnosis and treatment planning of maxillary impacted canines. *American Journal of Orthodontics and Dentofacial Orthopedics*, **137**, 590–597.

Harrell, W.E.J., Hatcher, D.C., & Bolt, R.L. (2002) In search of anatomic truth: 3-dimensional digital modeling and the future of orthodontics. *American Journal of Orthodontics and Dentofacial Orthopedics*, **122**, 325–330.

Harris, E.F., Kineret, S.E., & Tolley, E.A. (1997) A heritable component for external apical root resorption in patients treated orthodontically. *American Journal of Orthodontics and Dentofacial Orthopedics*, **111**, 301–309.

Hatcher, D.C. (2012) Cone beam computed tomography: craniofacial and airway analysis. *Dental Clinics of North America*, **56**, 343–357.

Hodges, R.J., Atchison, K.A., & White, S.C. (2013) Impact of cone-beam computed tomography on orthodontic diagnosis and treatment planning. *American Journal of Orthodontics and Dentofacial Orthopedics*, **143**, 665–674.

Hofrath, H. (1931) Die bedeutung der röntgenfern-und abstandsaufnahme für die diagnostik der kieferanomalien. *Fortschritte der Orthodontik in Theorie und Praxis*, **1**, 232–258.

Houston, W.J. (1983) The analysis of errors in orthodontic measurements. *American Journal of Orthodontics*, **83**, 382–390.

Jacobson, A. (1975) The "Wits" appraisal of jaw disharmony. *American Journal of Orthodontics*, **67**, 125–138.

Jayaratne, Y.S., *et al.* (2010) Computer-aided maxillofacial surgery: an update. *Surgical Innovation*, **17**, 217–225.

Kapila, S., Conley, R.S., & Harrell, W.E.J. (2011) The current status of cone beam computed tomography imaging in orthodontics. *Dento Maxillo Facial Radiology*, **40**, 24–34.

Katheria, B.C., *et al.* (2010) Effectiveness of impacted and supernumerary tooth diagnosis from traditional radiography versus cone beam computed tomography. *Pediatric Dentistry*, **32**, 304–309.

Kim, Y.H. & Vietas, J.J. (1978) Anteroposterior dysplasia indicator: an adjunct to cephalometric differential diagnosis. *American Journal of Orthodontics*, **73**, 619–633.

Kohavi, D., Becker, A., & Zilberman, Y. (1984) Surgical exposure, orthodontic movement, and final tooth position as factors in periodontal breakdown of treated palatally impacted canines. *American Journal of Orthodontics*, **85**, 72–77.

Liu, J.K., Chen, Y.T., & Cheng, K.S. (2000) Accuracy of computerized automatic identification of cephalometric landmarks. *American Journal of Orthodontics and Dentofacial Orthopedics*, **118**, 535–540.

Ludlow, J.B., Davies-Ludlow, L.E., & Brooks, S.L. (2003) Dosimetry of two extraoral direct digital imaging devices: NewTom cone beam CT and Orthophos Plus DS panoramic unit. *Dento Maxillo Facial Radiology*, **32**, 229–234.

Ludlow, J.B., *et al.* (2006) Dosimetry of 3 CBCT devices for oral and maxillofacial radiology: CB Mercuray, NewTom 3G and i-CAT. *Dento Maxillo Facial Radiology*, **35**, 219–226.

Ludwig, B., *et al.* (2011) Anatomical guidelines for miniscrew insertion: vestibular interradicular sites. *Journal of Clinical Orthodontics*, **45**, 165–173.

Lupi, J.E., Handelman, C.S., & Sadowsky, C. (1996) Prevalence and severity of apical root resorption and alveolar bone loss in orthodontically treated adults. *American Journal of Orthodontics and Dentofacial Orthopedics*, **109**, 28–37.

Mah, J.K., *et al.* (2003) Radiation absorbed in maxillofacial imaging with a new dental computed tomography device. *Oral Surgery, Oral Medicine, Oral Pathology, Oral Radiology & Endodontics*, **96**, 508–513.

Mah, J.K., Huang, J.C., & Choo, H. (2010) Practical applications of cone-beam computed tomography in orthodontics. *Journal of the American Dental Association*, **141**(Suppl. 3), 7S–13S.

Mozzo, P., *et al.* (1998) A new volumetric CT machine for dental imaging based on the cone-beam technique: preliminary results. *European Radiology*, **8**, 1558–1564.

Müssig, E., Wörtche, R., & Lux, C.J. (2005) Einsatzmöglichkeiten der digitalen Volumentomographie in der kieferorthopädischen Diagnostik. *Journal of Orofacial Orthopedics*, **66**, 241–249.

Nakajima, A., *et al.* (2005) Two- and three-dimensional orthodontic imaging using limited cone beam-computed tomography. *Angle Orthodontist*, **75**, 895–903.

Osorio, F., *et al.* (2008) Cone beam computed tomography: an innovative tool for airway assessment. *Anesthesia and Analgesia*, **106**, 1803–1807.

Petersson, A. (2010) What you can and cannot see in TMJ imaging–an overview related to the RDC/TMD diagnostic system. *Journal of Oral Rehabilitation*, **37**, 771–778.

Poole, M.N., Engel, G.A., & Chaconas, S.J. (1980) Nasopharyngeal cephalometrics. *Oral Surgery, Oral Medicine, and Oral Pathology*, **49**, 266–271.

Quereshy, F.A., *et al.* (2012) Use of cone beam computed tomography to volumetrically assess alveolar cleft defects–preliminary results. *Journal of Oral and Maxillofacial Surgery*, **70**, 188–191.

Rinchuse, D.J. & Kandasamy, S. (2012) Orthodontic dental casts: the case against routine articulator mounting. *American Journal of Orthodontics and Dentofacial Orthopedics*, **141**, 9–16.

Roberts, J.A., *et al.* (2009) Effective dose from cone beam CT examinations in dentistry. *British Journal of Radiology*, **82**, 35–40.

Rungcharassaeng, K., *et al.* (2007) Factors affecting buccal bone changes of maxillary posterior teeth after rapid maxillary expansion. *American Journal of Orthodontics and Dentofacial Orthopedics*, **132**, 428.e1–428.e8.

Sameshima, G.T. & Sinclair, P.M. (2001) Predicting and preventing root resorption: Part I. Diagnostic factors. *American Journal of Orthodontics and Dentofacial Orthopedics*, **119**, 505–510.

Silva, M.A., *et al.* (2008) Cone-beam computed tomography for routine orthodontic treatment planning: a radiation dose evaluation. *American Journal of Orthodontics and Dentofacial Orthopedics*, **133**, 640.e1–640.e5.

Steiner, C.C. (1953) Cephalometrics for you and me. *American Journal of Orthodontics*, **39**, 729–755.

Trotman, C.A. (2011) Faces in 4 dimensions: why do we care, and why the fourth dimension? *American Journal of Orthodontics and Dentofacial Orthopedics*, **140**, 895–899.

Trotman, C.A., *et al.* (2013a) Facial soft tissue dynamics before and after primary lip repair. *Cleft Palate-Craniofacial Journal*, **50**, 315–322.

Trotman, C.A., *et al.* (2010) Effects of lip revision surgery in cleft lip/palate patients. *Journal of Dental Research*, **89**, 728–732.

Trotman, C.A., *et al.* (2013b) Influence of objective three-dimensional measures and movement images on surgeon treatment planning for lip revision surgery. *Cleft Palate-Craniofacial Journal*, **50**, 684–695.

Tsao, D.H., Kazanoglu, A., & McCasland, J.P. (1983) Measurability of radiographic images. *American Journal of Orthodontics*, **84**, 212–216.

Tsiklakis, K., Syriopoulos, K., & Stamatakis, H.C. (2004) Radiographic examination of the temporomandibular joint using cone beam computed tomography. *Dento Maxillo Facial Radiology*, **33**, 196–201.

Tso, H.H., *et al.* (2009) Evaluation of the human airway using cone-beam computerized tomography. *Oral Surgery, Oral Medicine, Oral Pathology, Oral Radiology & Endodontics*, **108**, 768–776.

Tucker, S., *et al.* (2010) Comparison of actual surgical outcomes and 3-dimensional surgical simulations. *Journal of Oral and Maxillofacial Surgery*, **68**, 2412–2421.

Tweed, C.H. (1954) The Frankfort-Mandibular incisor angle (FMIA) in orthodontic diagnosis, treatment planning and prognosis. *American Journal of Orthodontics*, **32**, 121–169.

van Vlijmen, O.J., *et al.* (2009) Comparison of cephalometric radiographs obtained from cone-beam computed tomography scans and conventional radiographs. *Journal of Oral and Maxillofacial Surgery*, **67**, 92–97.

White, S.C. & Pharoah, M.J. (2008) Oral Radiology: Principles and Interpretation. Elsevier Health Sciences.

Zamora, N., *et al.* (2011) Cephalometric measurements from 3D reconstructed images compared with conventional 2D images. *Angle Orthodontist*, **81**, 856–864.

Jason Jamali, Antonia Kolokythas, Michael Miloro

11 数字化牙科技术在口腔颌面外科的临床应用

引言

随着新技术的应用，牙科医学领域也在发生着演变。在牙科医学，口腔颌面外科学的各个领域都体现着这些创新应用。数字化和计算机辅助方法改变了数据采集和评估的方法以及患者治疗和短期随访的方法。数字化三维影像技术提高了医师之间的交流，加强了基于团队的手术计划的制定。在线研讨会在治疗计划制定期间成为虚拟手术室，在这里，手术模拟和远程手术可以通过机器人外科远程实施。

近期，随着技术的发展，影像学在改变患者治疗方面发挥着最大的作用。在口腔颌面外科学，面部重建是一个迅速发展的领域。重建除了应用于颞下颌关节疾病以及美容方面，也应用于肿瘤切除、先天畸形、牙槽外科以及创伤性缺损的修复。数字成像技术联合CAD/CAM技术仍然是外科最先进的方法，尤其是在外科重建方面。

随着这些技术的应用，其疗效必将会不断地被与传统方法进行再比较。疗效分析时应考虑其弊端，如成本的增长、治疗时间、患者的不良反应以及增加的辐射暴露。

影像学

平片与数码片

对口腔颌面外科医师而言，数字化放射技术在口腔颌面外科学的优势与牙科其他领域相同。数字化摄影通常允许剂量依赖性的辐射降低。降低的范围取决于所使用的部件及片速，介于 0% ～ 50% 之间。数码全景片所需辐射剂量为 5 ～ 14mSv，而传统全景片 16 ～ 21mSv（Sabarudin 和 Tiau，2013）使用数码成像技术，其影像的获得更加简单、快捷，从而使诊断更加迅速、准确。此外，数码成像无需暗室，也不用定期调整定影液和显影液。数码成像的易于储存和传递，使牙科医师与患者或咨询师与转诊病人之间的沟通更加有效。更重要的是，各种图像分析和图像增强工具可能也允许更好地对图像进行解释（Szalma 等，2012）。图像处理工具可以调整图像的亮度、对比度、密度、放大率、锐利度、噪点以及方向（Raitz 等，2012）。

对口腔颌面外科医师而言，影像学在第三磨牙拔除术前的风险评估中发挥着重要作用。预示下牙槽神经感觉异常的高危因素包括下牙槽神经管的中断、狭窄、改道以及第三磨牙牙根弯曲或变暗。尽管数字化放射技术存在着上述的优势，但在预测下牙槽神经（inferior alveolar nerve，IAN）感觉异常上其与传统的全景摄影技术无统计学差异（Szalma 等，2012）。应用四点评分量表进行定性评估表明，相对于传统的全景片，数码全景片改进了密度和对比度（SabarudinandTiau，2013）。这一点在后期处理中被进一步增强。

数码全景片与传统全景片的其他区别也已进行了研究。研究表明，在单房性病变的诊断准确性上，二者亦无统计学差异（Raitz 等，2006）。

锥形束 CT（CBCT）

对口腔颌面外科医师而言，锥形束 CT（CBCT）已被证实是最有价值的数字成像技术。

CBCT 与 CT 在多个方面都存在着不同。其中最重要的是，CBCT 的辐射暴露量低，根据扫描装置的类型不同，可减少高达 20% 的辐射量（Quereshy 等，2008）。CBCT 使用的是锥形 X 线束而不是扇形的 X 线束，并且围绕病人头部呈单向旋转。各种扫描仪均具备小、中和大的视野，每种都可展示视野和分辨率之间的间接关系（Friedland 等，2012）。CBCT 具有改进的可访问性和降低的成本，已成为硬组织三维成像的黄金标准。此外，它还能够减少各种物体例如牙种植体和金属修复体产生的伪影，提高了影像的清晰度及可识别性。尽管其对软组织的成像方面在持续改进，但常规 CT 和 MRI 对于软组织仍是更好的选择。

相较于平片（如，全景片和头颅侧位片），锥形束成像有多个优点（图11.1）。最重要的是，CBCT 通过减少结构的重叠可以更好地理解解剖结构。作为一种三维的分析，它能够更好地理解各种不同解剖标志之间的关系。有了 CBCT，全景片的放大变异和失真被消除。其附加功能还可根据需要创建二维影像，提供更大的视野。

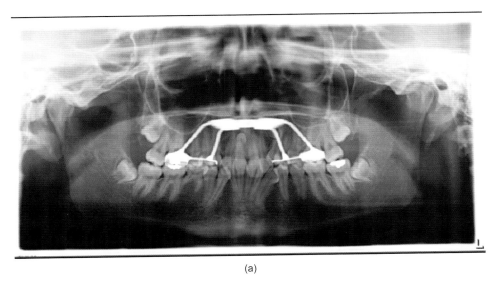

(a)

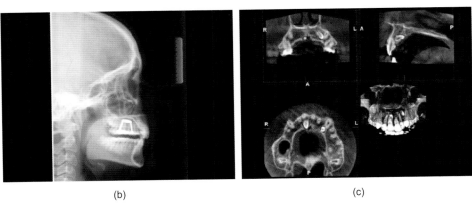

(b)   (c)

图 11.1 （a）全景片显示上颌多生牙，二维片局限于颊 / 舌向；（b）上述患者的头颅侧位片，影像重叠限制了对阻生多生牙的精确定位；（c）CBCT 冠状位、矢状位、轴向位及三维影像提高了对阻生上颌多生牙的定位

牙槽外科

对口腔颌面外科医师而言，CBCT 影像多用于获得牙槽标志点（图 11.2）。其中，种植体植入前的 CBCT 影像的优点最为突出（图 11.3）。除了测量与邻近重要结构（如，上颌窦和下牙槽神经管）的距离，对骨质及骨量的评估也是可能的。

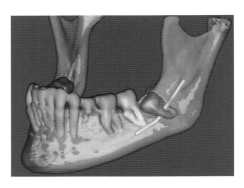

图 11.2　CBCT 三维观：清楚地描述了下牙槽神经和阻生第三磨牙的关系

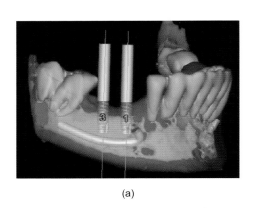

(a)

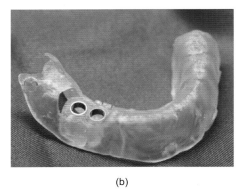

(b)

图 11.3　（a）3D 虚拟种植设计以确保避开下牙槽神经；（b）制作外科导板引导种植体植入设计位置

CBCT 投照有利于对阻生牙的判断，尤其是有助于对严重阻生的上颌尖牙或其他非第三磨牙的阻生牙的定位（图 11.4）。对于阻生第三磨牙文献报道不支持常规拍摄 CBCT（Guerrero 等，2014）（图 11.5）。随机对照全景片和 CBCT 对第三磨牙拔除术前术后并发症的预测，未发现二者有差异（Guerrero 等，2014）。

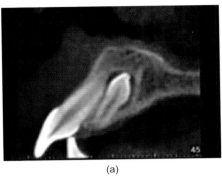
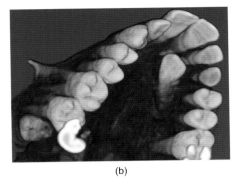

(a)　　　　　　　　　　　　　　　　(b)

图 11.4 （a）CBCT 矢状位显示一阻生额外牙，图像显示阻生牙紧密地并列于中切牙腭侧，考虑到其紧密位置，阻生额外牙拔除后有可能出现骨丧失；（b）三维影像显示阻生牙位置及方向

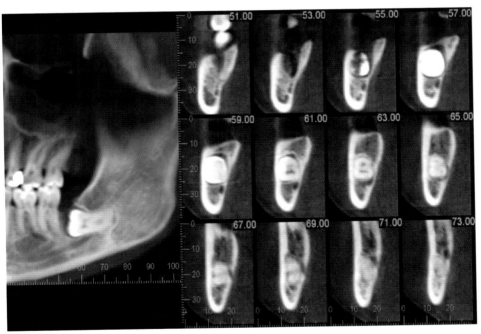

图 11.5 提高分辨率可清楚地显示第三磨牙和下牙槽神经管的关系

对于阻生的多生牙而言，CBCT 三维影像比平片能更好地理解多生牙与邻近结构的关系（图 11.6）。CBCT 可以评估术后邻近牙根的吸收情况及预测剩余的骨支持量（图 11.7）。对小儿患者，CBCT 定位消除了对"SLOB"（同侧舌—对侧颊）原则所需要的投照多张根尖片的依赖（Tiwana 和 Kushner，2005）。

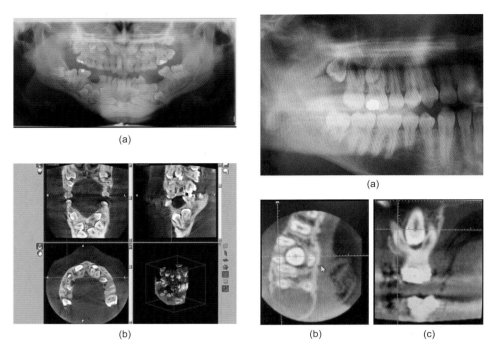

图 11.6　多个多生牙阻生患者，CBCT 定位比拍摄多个根尖片定位更有效。例 1（a）例 2（b）

图 11.7　（a）二维成像对于重叠结构的显像相对不足，比如阻生牙；（b）CBCT 的一个轴面显示阻生牙位于牙根之间；（c）冠状位确认定位

颌面部肿瘤 / 病变

对于良性肿瘤和囊肿而言，三维评估可以加强对病变内部结构，如钙化、牙根或与神经的距离等的理解（图 11.8）。

相关的皮质骨膨隆能够形象显示而无需另外摄片（图 11.9）。锥形束影像更有益于对病变术后复发的检查（Ahmad 等，2012）。CBCT 对恶性病变的评估某种程度上受软组织成像的限制。常规 CT 和 MRI 在某些情况下是软组织病变更好的选择。

对于骨组织的炎性疾病，如骨髓炎，三维影像能显示所涉及的骨破坏区域，包括皮质骨破坏、骨膜反应以及死骨（图 11.10）应用多个不同成像模式（全景片、MRI、CT）对双磷酸盐性颌骨坏死进行检查，结果表明 CT 影像与实际病变情况最为相关（Stockmann 等，2010）。

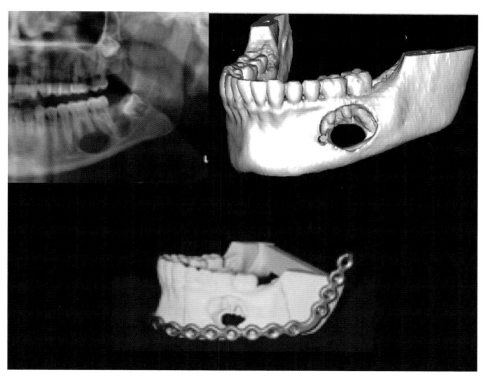

图 11.8 全景片及三维影像显示单囊型成釉细胞瘤，根据 DICOM 数据植入虚拟预弯夹板

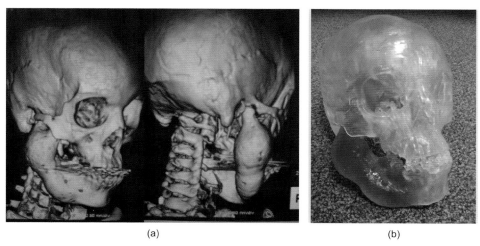

(a)   (b)

图 11.9 （a）下颌骨骨纤维结构不良，三维影像可以评估颊 - 舌向膨隆；（b）根据 CBCT DICOM 数据构建立体光刻模型

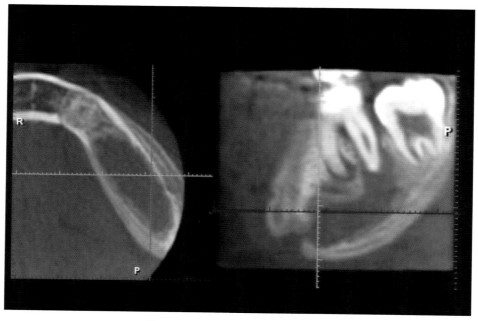

图 11.10　Garre's 骨髓炎骨膜增生

对于唾液腺病变，特别是涎石病，有多种影像模式可选择（图 11.11）。对于位于下颌下腺管（Warthin's duct）末端的明显的结石，咬合片可能就足够了。唾液腺造影不仅能够提供导管阻塞的诊断信息，当加上适当的装置，还可以用于取出结石或恢复扩张的导管（图 11.12），这种方法使用大约 1 ～ 3mm 宽的微型内镜进入导管系统，在可视下治疗梗阻。这提供了治疗近心端结石的方法，从而避免了近端结石有可能导致的腺体摘除。CT 虚拟涎腺内镜是另一个可用的诊断技术。向导管内注入 1.5 ～ 2.0ml 造影剂后，进行 CT 扫描，经处理后可看到整个导管系统的三维影像。作为一种诊断形式，虚拟 CT 内镜克服了涎腺内镜的若干不

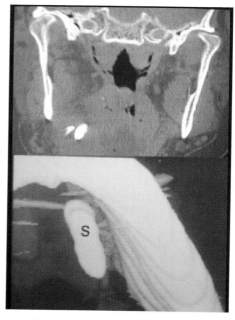

图 11.11　CT 显示结石影像（S）

足之处。内镜的硬度使其很难在整个导管系统中进行操作，并且在操作过程中会损伤导管口和导管壁，这有可能导致瘢痕及病理性狭窄。另外，使用传统的内镜，除非结石被移除，否则无法看到结石邻近的导管（Su 等，2009）。

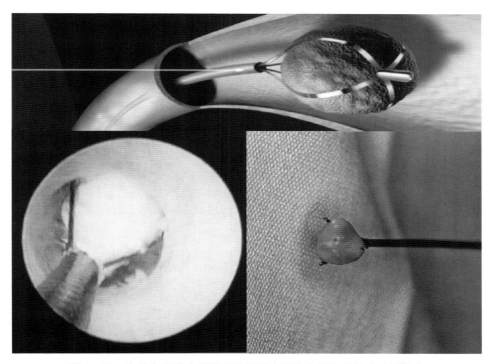

图 11.12　各种各样的内镜取石装置联合涎腺内镜用于涎腺结石取出

在分析上颌窦病变方面，CT 影像明显优于全景片。CT 上显示上颌窦病变（黏膜增厚、黏液囊肿或整个上颌窦的占位性病变）的患者，仅有 4.3% 全景片上同期有显示（Maestre-Ferrin 等，2011）。

对颞下颌关节而言，多种影像形式可供选择。平片（transmaxillary，Reverse Towne's，transpharyngeal，etc 经上颌、经咽等）受重叠影像的影响。非矿化组织及破坏不明显的骨改变这些平片无法显示，全景片通常用于初筛明显的骨质病变。CBCT 对骨的病变更为灵敏，如侵蚀性病变、硬化、骨质增生、髁突肥大。骨扫描有助于排除活跃代谢阶段的髁突肥大。MRI 最大的优势是可以提供关节中非矿化部分的信息。T_1 加权影像显示了骨性解剖细节以及关节盘组织，而 T_2 提供关节积液及炎症的信息。取代了关节造影，用于关节盘穿孔的检查。更重要的是，MRI 仍旧是关节结构紊乱最好的检查识别方式（Lewis 等，2008）。

正颌外科学

影像学在正颌外科术前治疗方案设计中发挥着重要作用，因为它可以用来进行 X 线头影测量分析。三维影像能够加强关键标志的定位，这在平片上可能会很困难（见第 10 章）。二维影像分析受标志点重叠、近 X 线源物体放大效应以及面部固有的不对称性的影响。多个研究表明，将根据常规影像、数字影像和 CT 影像 3 种不同模式进行的头影测量结果进行对比，在标志定位方面，结果具有显著性差异（Ghoneima 等，2012）。对比二维数字投影测量分析与三维 CBCT 影像的头影测量分析，结果发现，二维影像标志识别的平均误差更大，而整体三维影像的大部分标志识别存在更好的观察者间可靠性及观察者内可靠性（Chien 等，2009）。

尽管通过 CBCT 获得的 3D 影像有所改进，局限性也确实存在。我们的目标是所有三维颅面区域的三类组织（皮肤 / 面部软组织，骨组织，牙列）都能够用数字表示（Plooij 等，2011）。当应用不同的模式于不同的组织时，就必须通过图像融合技术综合各类数据虚拟显示颅面区域，也可以通过图像融合技术进行上下颌骨正颌外科手术设计（Plooij 等，2011）（图 11.13），进行牙列成像时，CBCT 受修复体及附件影响会产生条纹状的伪影。

应用口内扫描装置取得数字印模具有避免了传统的牙印模和模型加工的相关工作。更常见的是，激光扫描获取牙科模型（Plooij 等，2011）。对于软组织成像，多个模式都优于 CBCT，如：2D 摄影，MRI，3D 超声，3D 物表激光扫描，以及 3D 摄影 / 立体摄影测量（Plooij 等，2011）［图 11.14 骨的 CBCT 影像。激光扫描影像获得的牙列影像拼接于剩余的硬组织。右图显示手术设计（LeFort Ⅰ型骨切开术和双侧矢状截骨术）］。成本、数据采集需要的时间以及激光损伤眼睛的风险是这些模式的部分局限性（Plooij 等，2011）。三维摄影可以有效地提供精确的物体表面纹路，而无需接受电离辐射（Plooij 等，2011）。三维摄影需要将多个照相机（至少 2 个）置于不同的相对于参考点已知其间距的位点（Naudi 等，2013）。物体上的标志点必须被每个相机捕获。将标志点与参考点的距离与每个图像进行对比，其不同之处被用来决定物体在三维空间（Z 轴）的位置。应用软件将体视照片与 CBCT 进行联合应用，这种软件应用迭代算法来匹配被测物体表面（Naudi 等，2013）。

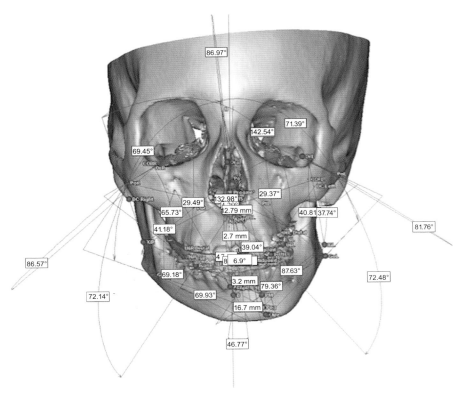

图 11.13　三维影像是颅面不对称综合征治疗计划制定所必需的

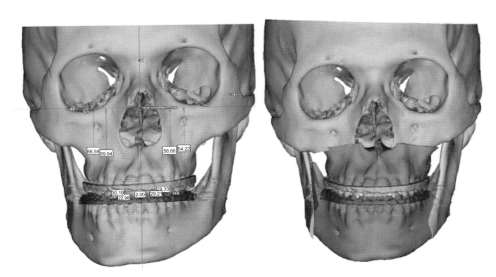

图 11.14　颌骨的 CBCT 图像。牙列被激光扫描后与剩余硬组织的 CBCT 影像融合。手术计划 [LeFort I 截骨术和双侧下颌矢状劈开截骨术（BSSO）] 在右侧显示

允许同时拍摄CBCT和体视照片的软件已被证实能提高准确性（Naudi，2013）。随着这些技术越来越普及，术前及术后所获得的3D数据可被用来提高手术预测。Maxilim（Medicim计算机医疗影像），一种3D正颌外科设计软件，已被开发用以预测术后软组织反应。根据CBCT扫描获得的术前即刻扫描影像数据和术后6～12个月扫描的影像数据，对应用Maxilim软件预测软组织的精确性进行了研究。结果表明其精确性除了上唇是大于3mm，面部其他所有区域的软组织预测其精确性在3mm以内（Shafi等，2013）。应用其他预测软件进行的研究表明，对预测手术后的上唇的位置也显示相似的困难（图11.15）。

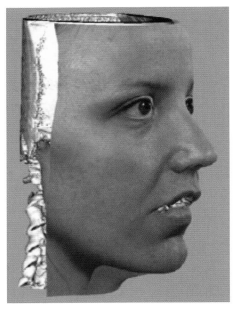

图11.15 我们想象软组织的能力即便是借助计算机设计仍然不够理想，以上为2D照片叠加于CBCT描绘体积所呈现的图像

阻塞性睡眠呼吸暂停综合征（OSAS）

从CBCT扫描获得的三维影像已被用于治疗睡眠呼吸暂停综合征。气道的横断面影像有利于识别患者气道阻塞区域（图11.16）。与2D头影测量分析相比，3D CBCT数据既可以进行整个气道的横断面分析，又可以进行容积分析。OSAS患者的气道容积趋于更小及侧向的狭窄（Strauss和Wang，2012）。然而，重要的是要理解气道的大小容积是动态的，其容积随睡眠阶段及位置的改变而改变。尽管CBCT仅限于静态容积，但仍可以用来研究手术对这些静态容积的影响。手术干预的目的，尤其是上下颌骨前徙的目的，是通过增宽气道来减少气道阻力。上下颌骨前徙术联合颏成形术的研究表明，气道无论是在矢状面还是横断面，其容积都有扩大，垂直向亦有缩短（Abramson等，2011）。这些改变使呼吸紊乱指数RDI下降了60%。

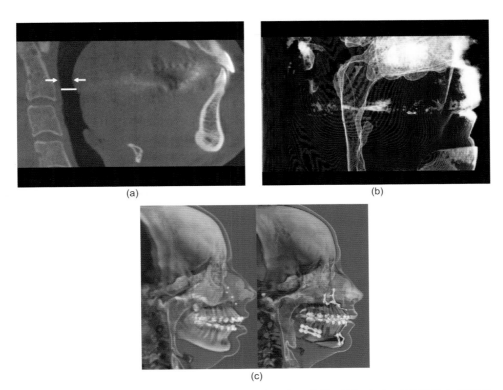

图 11.16 （a）CBCT 矢状面影像用来确定气道阻塞可能的区域；（b）三维影像允许评估 OSAS 患者气道横截面积及容积，这有益于确定治疗方案：是选择手术治疗，还是非手术治疗；（c）双颌前徙术及颏成形术术前及术后气道容积可被评估

颌面部损伤

影像检查是诊断面部损伤，尤其是无移位骨折或患者意识不清时的重要的辅助检查之一。与前面讨论的一样，二维影像在诊断上作用有限（图 11.17）。对于复杂的面部盘形损伤，三维的 CT 扫描数据有益于手术计划的制定。对二维和三维影像在颌面部损伤中的作用进行了对比研究，二维分析对于眶底 / 内侧壁和额窦骨折更为精确（Jarrahy 等，2011）。3D 影像对于 Le Fort I 型骨折和腭骨骨折的诊断更为可靠。2D 和 3D 影像分析在对颧 - 上颌骨复合体骨折的诊断可靠性上无显著性差异（Jarrahy 等，2011）。一般而言，二维 CT 扫描比三维 CT 扫描的诊断用时平均要长 2.3 倍。术中影像一般被用来评估手术中骨折复位情况。对于颌面部损伤而言，术中 CBCT/CT 扫描更多的是用于治疗颧 - 上颌骨复合体骨折、眶底骨折以及异物的排查。术中 CT 扫

描、导航技术和内镜的联合使用提高了各部位复位后的美学效果，同样也允许采用微创切口。例如：额窦前壁骨折，传统做法需要做一个长冠状切口，从而在发际线处遗留瘢痕。应用术中CT扫描，可以采取较小的切口，其复位的效果在放射线下可被证实。用内镜在可视下进行随后的固定（Bui等，2012）。

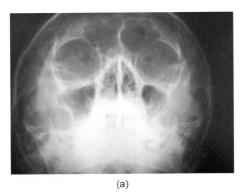 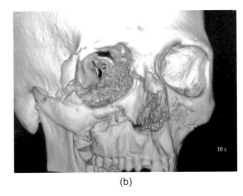

|(a)|(b)|

图 11.17 （a）华特位观：平片的影像重叠限制评估，这对涉及面中部的盘形面损伤更为困难；（b）粉碎性盘形面损伤在 3D 重建影像上可能更好理解

CAD/CAM 技术的应用

CAD/CAM 技术允许创建个性化的工具并被有效地用于辅助手术或制定手术计划。这些外科手术工具包括：个性化的解剖赝复体、截骨术设计切开导板、植入物植入导板。解剖赝复体和模板可被用于术前重建夹板的弯制，个性化骨手术器械（牵引装置）的设计，或个性化植入物制作（图11.18）。个性化设计的第一步是获取患者影像。数字化的影像被转换成 3D 格式存储于一个命名为 .stl 文件夹。应用切片软件将三维容积解析分割成许多薄的单层切面。在制作过程中，

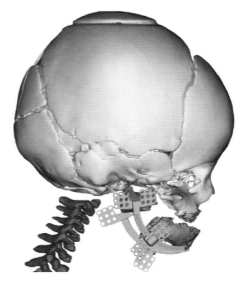

图 11.18 用于下颌骨延长的个性化骨牵引装置的治疗设计

这些单层切面被逐层地重新调配创造出新的目标整体。根据使用材料类型的不同，制作上变异也很大。基于液体的和固体的材料都可以应用，并且可以加减（Abboud 和 Orentlicher，2012）。应用立体平版印刷技术，光敏塑料单体在激光的诱发下选择性地分层固化（Abboud 和 Orentlicher，2012）。

CAD/CAM 在颌面部病变及组织重建中的应用

　　显微血管组织移植允许重建大而复杂的烧蚀缺损。显微血管外科技术随着应用的越来越广泛得到了进一步的发展。CAD/CAM 技术应用于组织重建，通过术前设计定位骨切开和组织瓣复位的位置，使术中时间得到更为有效地应用。其目标不仅是减少手术的时间，也减少血管蒂结扎后组织瓣局部缺血的时间。此外，也可以预期重建部分获得更好的复位和轮廓外形。上传影像数据后，手术首先从按设计的方案进行切除开始。画出手术边缘，去除期间的骨组织，依据缺损调整按照虚拟截骨术获得的用于重建的骨影像（如，腓骨）(图 11.19)。然后根据手术设计的数据制作手术切除导板。导板上有设计好的沟槽，手术刀片可通过这些沟槽，按照术前预定的角度施行截骨术。导板上通常有孔，允许其能够在操作过程中牢靠地固定于骨组织上。在一些不能进行术后影像检查的情况下，导板还可以用于植入物的同步就位。更重要的是，截骨术，植入物就位以及重建夹板与骨组织瓣的连接能够在断蒂前施行。

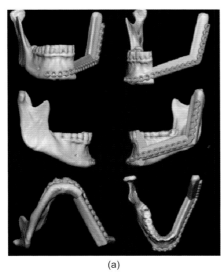
(a)

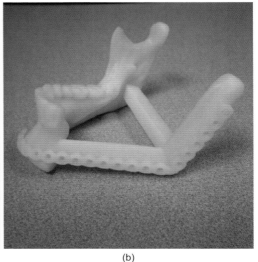
(b)

图 11.19

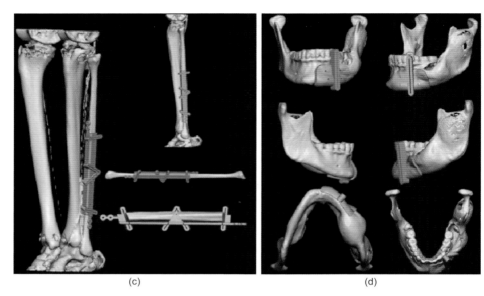

(c)   (d)

图 11.19 （a）游离腓骨瓣下颌骨重建手术设计；（b）制作设计重建的立体光刻模型用以重建夹板的弯制；（c）制作手术切开导板辅助用于下颌骨重建的腓骨切除；（d）手术切开导板同样被用于确保骨切除的精确性

CAD/CAM 在颞下颌关节紊乱病的应用

　　用于全关节重建的假体在不断地发展。CAD/CAM 技术在个性化颞下颌关节（TMJ）假体（图 11.20）的发展中发挥着作用。使用定制的个性化假体理论上可以通过减少调整的量和骨轮廓修整的量来缩短手术时间。由于传统的假体不易匹配多次手术导致的关节区复杂的局部解剖环境，所以这可能在关节病变的最后阶段尤其困难。最重要的是，由于个性化假体优越的适合性，使关节微运动减少（Sidebottom 和 Gruber，2013）。这种改进的稳定性可能提高远期成功率。

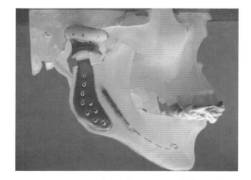

图 11.20　用于个性化颞下颌关节假体设计的立体光刻模型

CAD/CAM 在正颌外科的应用

　　三维影像和 CAD/CAM 技术极大地影响了正颌外科的方法。这些技术允许改进正颌外科的每个步骤，从治疗方案的设计，到手术，再到术后分析。

手术前评估涉及大量数据的采集，包括如下：临床检查、牙 - 面测量、照相、牙印模、咬合记录、CBCT 检查以及虚拟面弓。

使用带有标志点的聚丙烯酸树脂咬合夹板来留取咬合记录（图 11.21）。然后通过将该咬合夹板连接于陀螺仪形成虚拟面弓。陀螺仪能够提供自然头位下的偏斜、摆动及旋转数值（Gelesko 等，2012）。咬合夹板就位后进行 CT 扫描。应用陀螺仪提供的数据，可以重新调整患者自然休息头位的 CT 扫描影像。接着，将牙模送去加工。为了更加精确，牙列的数字影像可经由激光表面扫描牙模完成。然后将这一数据整合于 CT 扫描。

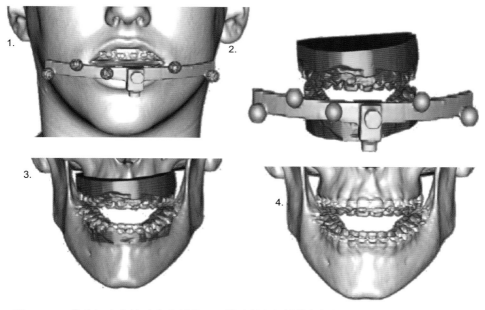

图 11.21 带有标志点的咬合夹板用于牙模（激光扫描获得）与 CT 扫描影像的拼接融合

CT 扫描获得的 DICOM 文档可被用于 3D 和 2D（全景片，头颅侧位 / 后前位片等）的评估。应用传统标志进行投影测量分析量化牙和骨的关系。加上三维分析对识别及量化面部不对称最有帮助。

按照传统做法，数据采集及头影测量分析后开始进行模型外科分析。这是一个耗费时间的过程，并且对于复杂的移动，尤其是对于面部不对称畸形的患者，其分析的精确性受到挑战。利用获得的数字化影像进行的虚拟手术允许在各种虚拟手术移动过程中进行实时的牙 - 骨关系三维评估。另外，这允许识别可能出现的各种骨骼的干扰，尤其是在下颌后退时。

手术规划构建后，CAD/CAM技术进行用于重新定位相匹配的上下颌骨关系的咬合夹板的制作（图11.22）。最后，3D影像允许对术后改变的加强理解。利用区域内未被手术改变的稳定的骨性标志，术前及术后的CT影像可被叠加以用来演示最终的效果。

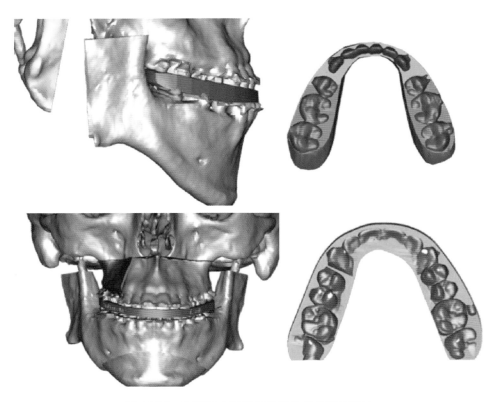

图 11.22　制作手术夹板用于正颌手术时的定位

面部美容手术

CAD/CAM技术可用于个性化面部植入假体的制作（图11.23）。面部轮廓的不足可以通过植入假体来美化修整。而常规的假体通常需要在植入前进行塑型，以使轮廓的不规则最小化。这延长了手术的时间，并且一些小的不规则可能仍然存留。3D CT扫描影像可以对发育不全的区域进行更好的术前评估，而CAD/CAM技术可以进行个性化植入假体的制作。个性化植入假体对改善的效果更加可预测，且能更好地匹配其下方的颅骨外形。

在没有数字化技术的过去，个性化植入假体的制作需要留取患者的面部印模。这需要患者的依从性，而且，取得的印模也无法精确地获取底层的骨解剖形态（Goldsmith 等，2012）。多种方式可用于生产制造由数字数据产生的个性化植入假体。在一些情况下，先制作立体平版印刷模型，再建立油灰模型。建模材料被调整压制成感兴趣的区域。然后将其送至工厂制作成最终的假体。也可以进行虚拟设计，虚拟设计的优势是允许形成数字图像的镜像。这有助于矫正单侧缺损时的面部不对称。

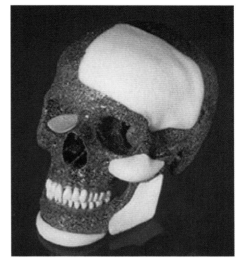

图 11.23 各种可能是虚构的个性化植入物（多孔聚乙烯）示例

颌面赝复学

尽管显微血管重建技术的进步，某些颌面部的缺损，使用假体植入的方法修复，可能会取得更好的美学效果（图 11.24）。修复重建的主要挑战之一是修复体的固位。有各种各样的选择，包括组织黏合剂，携带体，如附加眼镜，以及骨内植入体（Bedrossian 和 Branemark，2012）。三维数字技术对颌面部假体植入设计的影响最大。与口内植入体一样，口外植入体也需要精确的 3D 定位。不适当的间距、深度和角度能导致植入体失去功能。与逆向工程理解的哲学相反，写入假体植入的技术参数应该是假体的最终形式（Bedrossian 和 Branemark，2012）。三维成像允许评估可用的剩余骨以及辨别到重要解剖结构的距离。另外，数字化的数据影像也允许加强重建团队成员之间的沟通。这些成员可能包括颌面部修复专家、外科医师，以及

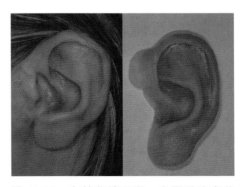

图 11.24 在某些情况下，义耳重建在美学上可能优先于其他重建技术

制作技师。上覆软组织厚度的变化给口外种植体支持的修复带来了另一个挑战。然而，应用 3D 成像，可将软组织图像重新设定后叠加于骨组织上用于术前分析和设计。

导航技术在口腔颌面外科学的应用

计算机辅助外科包括导板引导方式（包括经由 CAD/CAM 技术）和手术导航（图 11.25）。导航技术利用从 3D 影像获得的数据在手术过程中为手术医师提供方向和空间位置。更重要的是，显示的是影像实时导航，影像在手术导航之前已经获取。磁共振数据与体积变形有关，因此 CT 扫描是最常用的。为确保精确性，要求影像切片厚度 1mm 左右。然后将这些数据上传到计算机模块。接着，各种解剖标志点在患者面部标记显现并且与上传影像的相同区域一一对应。这些标志或者是表面标志，螺钉定位并固定在骨突处，或者将这些标志标记在一个面具上并戴在患者身上。使用可被连接于图像演示模块的照相机识别的 stylus 定位笔进行标记，每一个标志点都在演示图像和患者间进行确认。连接于定位笔的照相机或者是使用红外线、电磁进行数据传递定位，或者是使用超声进行定位（Kaduk 等，2013；Edwards，2010）。手术器械也被进行了标记。文献报道解剖结构定位的精确性接近 1mm。在手术过程中，核查先前标记的标志非常重要。在某些情况下，表面组织的移动或手术操作可能导致错误的产生。

该技术的目的是减少不健全、减少侵袭性，并通过影像引导手术标志定位的辅助方式。对大多数的手术而言，手术入路是一个常见的限制；充分的可视化受解剖结构及美观需求的限制，类似眼眶深部等区域尤其如此。影像引导有利于避开重要的解剖结构，比如视神经。通常，参考值用于确定自眶内缘到各个结构的安全解剖距离。如果边缘广泛的不规则，则这些参考值无关紧要。

粉碎性骨折使创伤性的骨缺损完全复位和美学恢复也更加复杂。骨性标志的缺失导致无法证实是否恢复原有解剖形态，结果，所涉及的骨复位的精确性受到挑战。例如，如果颧骨复位失败，可能导致颧骨错位愈合，影响面部美观。如果是单侧病变，手术导航软件能够通过应用镜像技术帮助恢复面部的对称。复制未受伤侧的影像，将镜像影像叠加于受伤侧。错位的骨在三维方向上重新复位直到获得正确的影像并通过手术导航得到证实（Bui 等，2012），然后进行固定。

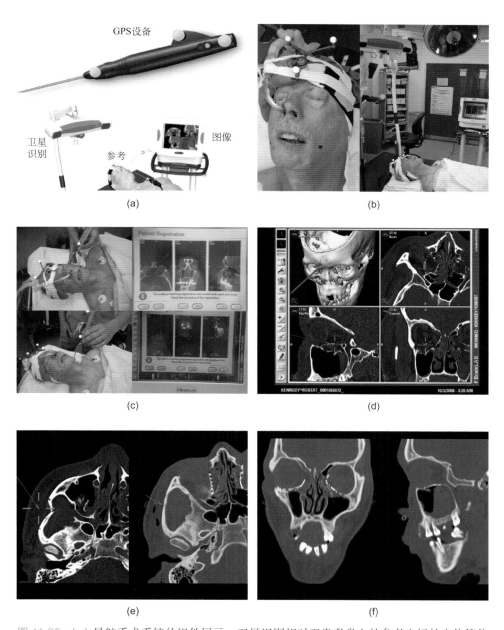

图 11.25　（a）导航手术系统的组件展示。卫星识别相对于患者身上的参考坐标的定位笔位置。轴位、矢状位、冠状位显示图像；（b）带有稳定标志的面具用于导航术中的标志；（c）导航引导手术前各种标志（内眦、颏前点）的定位。患者身上选中的点与模块上可视的 CT 扫描数据相关联；（d）导航引导创伤手术中计算机模块截图。用于眶底重建的植入物的位置可由术前 CT 影像验证。这对于确定难以直视的植入物后部的位置十分有利；（e）颧弓骨折复位前和复位后；（f）眶部骨折的修复，冠状面和矢状面

导航技术需要时间进行手术设置，尤其是解剖标志的标记。此外，由于该技术仍然是新兴技术，在使用前需要对住院医师和职员进行培训。要有效地使用该技术，需要仔细地选择病例。

未来的发展方向可能是改善形态用于肿瘤的治疗，尤其是结合 PET/CT 数据用以确定手术切除边缘、肿瘤分期，或在显微血管重建中定位血管（Kaduk 等，2013）。

颌面外科机器人

内镜技术在微创手术的发展中发挥了很大的作用，它允许采用较小的手术切口，减少出血，减轻疼痛，减少镇痛剂的应用，以及加快了患者的术后愈合。微创手术的发展也包括了机器人或计算机辅助手术。取代了直接操作手术器械，手术医师在控制台上远程控制各种各样的机器人手臂的运动。这项技术最初开发是允许外科医师在远程位置实施手术。与腹腔镜器械相比，机器人手臂允许更多角度的运动，可视化也得到了改善。所涉及的部件包括外科医师控制台、连接手术器械的机器人手臂以及一个传送图像至操纵台的高清晰度相机。在控制台上，外科医师手指的运动被转换成按比例缩小的远程机器人手臂的微小运动。机器人外科在心脏手术、产科手术以及泌尿外科手术中发挥着作用。最近，美国食品药物管理局（FDA）已准许使用这项技术治疗头颈部 T_1/T_2 期肿瘤（Balasundaram 等，2012）。

这项技术，被称为经口机器人手术（TORS），据报道，对于难以到达的口咽部肿瘤的治疗，在多个病例中应用该技术消除了下颌骨劈开的必要（图11.26）。虽然这项技术的初始成本可能很高，减少医疗支出与减少住院时间可能会抵消这些影响。其他的缺点包括需要时间培训工作人员以及术前设置也需要时间。

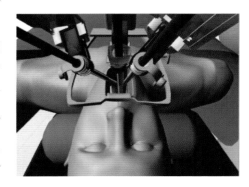

图 11.26　机器人手术中使用的设备

总结

科技的发展将继续改变医疗卫生行业。我们必须审慎地应用这些技术，用比较的眼光看待成本增加、不良反应和时间的问题。作为一种工具，这些技术只是一种辅助手段，而且考虑到病情评定，它们也不能取代通过全面的体格检查和病史询问而做出的病情评估。此外，我们不能忘记传统的方法。例如，虽然图像在手术过程中可能允许一个封闭的或有限的手术入路，但是在设备故障或发生并发症时，实施开放性手术的能力也是必需的。

虽然这些技术可能也会有一些缺点，但是它们能够加强我们的学习，更好地理解每个患者特有的解剖限制，并且能够帮助我们更好地预测结果／选择替代疗法。在效果评估显示不同形式之间没有显著性差异的病例，这些技术作为一个教育工具的好处仍然明显。

组织重建，不管是创伤后重建，还是肿瘤切除后的重建，在功能和美观需求领域，仍然存在挑战。数字和计算机辅助技术在组织重建中特别有益，能够提供更适合的定制终端产品而减少术中的调整。更多的手术方案的制定可以在虚拟手术室进行，而不是在手术室（OR）或牙科实验室。通过数字化，我们的手术目的能够被更准确地量化和应用。

最后，患者数据的数字化能够被用于生成 3D 的标准数据集用于手术预测。预测软组织对骨组织手术后功能（双颌前徙术）及美观（正颌手术）影响的反应。

参考文献

Abboud, M. & Orentlicher, G. (2012) Computer-aided manufacturing in medicine. *Atlas of the Oral and Maxillofacial Surgery Clinics of North America*, **20**, 19–36.

Abramson, Z., *et al.* (2011) Three-dimensional computed tomographic airway analysis of patients with obstructive sleep apnea treated by maxillomandibular advancement. *Journal of Oral and Maxillofacial Surgery*, **69**, 677–686.

Ahmad, M., Jenny, J., & Downie, M. (2012) Application of cone beam computed tomography in oral and maxillofacial surgery. *Australian Dental Journal*, **57**(Suppl. 1), 82–94.

Balasundaram, I., Al-Hadad, I., & Parmar, S. (2012) Recent advances in reconstructive oral and maxillofacial surgery. *British Journal of Oral and Maxillofacial Surgery*, **50**, 695–705.

Bedrossian, E. & Branemark, P.I. (2012) Systematic treatment planning protocol for patients with maxillofacial defects: avoiding living a life of seclusion and depression. *Atlas of the Oral and Maxillofacial Surgery Clinics of North America*, **20**, 135–158.

Bui, T.G., Bell, R.B., & Dierks, E.J. (2012) Technological advances in the treatment of facial trauma. *Atlas of the Oral and Maxillofacial Surgery Clinics of North America*, **20**, 81–94.

Chien, P.C., *et al.* (2009) Comparison of reliability in anatomical landmark identification using two-dimensional digital cephalometrics and three-dimensional cone beam computed tomography in vivo. *Dento Maxillo Facial Radiology*, **38**, 262–273.

Edwards, S.P. (2010) Computer-assisted craniomaxillofacial surgery. *Oral and Maxillofacial Surgery Clinics of North America*, **22**, 117–134.

Friedland, B., Donoff, B., & Chenin, D. (2012) Virtual technologies in dentoalveolar evaluation and surgery. *Atlas of the Oral and Maxillofacial Surgery Clinics of North America*, **20**, 37–52.

Gelesko, S., *et al.* (2012) Computer-aided orthognathic surgery. *Atlas of the Oral and Maxillofacial Surgery Clinics of North America*, **20**, 107–118.

Ghoneima, A., *et al.* (2012) Measurements from conventional, digital and CT-derived cephalograms: a comparative study. *Australian Orthodontic Journal*, **28**, 232–239.

Goldsmith, D., Horowitz, A., & Orentlicher, G. (2012) Facial skeletal augmentation using custom facial implants. *Atlas of the Oral and Maxillofacial Surgery Clinics of North America*, **20**, 119–134.

Guerrero, M.E., *et al.* (2014) Can preoperative imaging help to predict postoperative outcome after wisdom tooth removal? A randomized controlled trial using panoramic radiography versus cone-beam CT. *Clinical Oral Investigations*, **18**, 335–342.

Jarrahy, R., *et al.* (2011) Diagnostic accuracy of maxillofacial trauma two-dimensional and three-dimensional computed tomographic scans: comparison of oral surgeons, head and neck surgeons, plastic surgeons, and neuroradiologists. *Plastic and Reconstructive Surgery*, **127**, 2432–2440.

Kaduk, W.M., Podmelle, F., & Louis, P.J. (2013) Surgical navigation in reconstruction. *Oral and Maxillofacial Surgery Clinics of North America*, **25**, 313–333.

Lewis, E.L., *et al.* (2008) Contemporary imaging of the temporomandibular joint. *Dental Clinics of North America*, **52**, 875–890, viii.

Maestre-Ferrin, L., *et al.* (2011) Radiographic findings in the maxillary sinus: comparison of panoramic radiography with computed tomography. *International Journal of Oral and Maxillofacial Implants*, **26**, 341–346.

Naudi, K.B., *et al.* (2013) The virtual human face: superimposing the simultaneously captured 3D photorealistic skin surface of the face on the untextured skin image of the CBCT scan. *International Journal of Oral and Maxillofacial Surgery*, **42**, 393–400.

Plooij, J.M., *et al.* (2011) Digital three-dimensional image fusion processes for planning and evaluating orthodontics and orthognathic surgery. A systematic review. *International Journal of Oral and Maxillofacial Surgery*, **40**, 341–352.

Quereshy, F.A., Savell, T.A., & Palomo, J.M. (2008) Applications of cone beam computed tomography in the practice of oral and maxillofacial surgery. *Journal of Oral and Maxillofacial Surgery*, **66**, 791–796.

Raitz, R., *et al.* (2006) Conventional and indirect digital radiographic interpretation of oral unilocular radiolucent lesions. *Dento Maxillo Facial Radiology*, **35**, 165–169.

Raitz, R., *et al.* (2012) Assessment of using digital manipulation tools for diagnosing mandibular radiolucent lesions. *Dento Maxillo Facial Radiology*, **41**, 203–210.

Sabarudin, A. & Tiau, Y.J. (2013) Image quality assessment in panoramic dental radiography: a comparative study between conventional and digital systems. *Quantitative Imaging in Medicine and Surgery*, **3**, 43–48.

Shafi, M.I., *et al.* (2013) The accuracy of three-dimensional prediction planning for the surgical correction of facial deformities using Maxilim. *International Journal of Oral and Maxillofacial Surgery*, **42**, 801–806.

Sidebottom, A.J. & Gruber, E. (2013) One-year prospective outcome analysis and complications following total replacement of the temporomandibular joint with the TMJ Concepts system. *British Journal of Oral and Maxillofacial Surgery*, **51**, 620–624.

Stockmann, P., *et al.* (2010) Panoramic radiograph, computed tomography or magnetic resonance imaging. Which imaging technique should be preferred in bisphosphonate-associated osteonecrosis of the jaw? A prospective clinical study. *Clinical Oral Investigations*, **14**, 311–317.

Strauss, R.A. & Wang, N. (2012) Cone beam computed tomography and obstructive sleep apnoea. *Australian Dental Journal*, **57**(Suppl. 1), 61–71.

Su, Y.X., *et al.* (2009) CT virtual sialendoscopy versus conventional sialendoscopy in the visualization of salivary ductal lumen: an in vitro study. *Laryngoscope*, **119**, 1339–1343.

Szalma, J., *et al.* (2012) Digital versus conventional panoramic radiography in predicting inferior alveolar nerve injury after mandibular third molar removal. *Journal of Craniofacial Surgery*, **23**, e155–e158.

Tiwana, P.S. & Kushner, G.M. (2005) Management of impacted teeth in children. *Oral and Maxillofacial Surgery Clinics of North America*, **17**, 365–373.

12 虚拟患者

Alexandra Patzelt, Sebastian B. M. Patzelt

引言

作为新纪元的基础，第一台计算机在 19 世纪 30 年代被 Konrad Zuse 发明，数字化时代来临了。今天没有电脑的生活是不可想象的，从电话到运输链等几乎所有方面都需要数字化支持。在医疗领域，收集、加工及交换信息是至关重要的，因此医疗业也开始使用这些技术。三维（3D）放射技术的应用可谓是医疗领域的里程碑，例如计算机断层成像技术。1998 年，Mozzo 等通过降低放射剂量、控制成本及设备尺寸将此项技术应用于口腔领域，同时衍生的 3D 技术变为可能。Mormannn 在 1987 年发布了第一台商业化口内计算机辅助印模（CAI）系统——CEREC，用于牙科硬组织的数字化扫描及计算机辅助制作（CAM）的椅旁修复（Lutz 等，1987；Mormannn 及 Brandestini，1987；Mormann 等，1987）。三维种植设计也是在口腔种植领域广泛传播并公认的技术。加上 3D 面部扫描，数字化比色数据，计算机龋病检测加上牙科发现技术，利用这些数字化数据来创建一个患者的虚拟肖像是可行的。已经可通过专业软件来方便地收集患者的数据、存储数据和计费。其中许多程序也可以通过收集数据来创建特定的计算机模拟的患者模型，这称之为"虚拟患者"。虚拟患者可被视为真实人类和相关的医学发现的数字化模拟（Wllaway 等，2008）。它们在教育、研究、治疗计划及患者教育上大有帮助。

本章将给读者提供虚拟患者的定义、分类、目的、当前在口腔领域的最新发展状况及未来虚拟患者在牙科中最可能被关注的应用。本章不过度追究细节及信息技术的原理，而是关于专有名词虚拟患者（也称为数字化患者或人工患者）的概述。对于文中相关技术背景信息，请参阅相关信息学、健康信息学及物理学文献。

何为虚拟患者？

虚拟患者的基本理念可分为三个主要部分。第一部分是根据所搜集的患者信息创建一个数据库从而形成患者的系统病史及口腔病史。这些个人数据集合的结果就是电子健康记录（EHRs）。第二部分是特定疾病症状、电子健康记录及治疗的数字化整合。因此，一方面可以生成用于训练的电子化病例案例，另一方面这些信息可被用于科研。第三部分就是3D计算机基础的人体器官重建，例如四肢、组织、头、颈乃至全部人体。显然，3D重建明显优于2D平面图像，更生动全面并且更易于病例的交流。

从口腔科领域来看，头部尤其是口面部区域的3D可视化非常重要。这样的数字化图像基于并受限于当前已获得的技术发展，如牙科发展、功能发展及数字化数据例如3D放射技术（锥形束计算机断层扫描）、面部3D扫描及3D牙齿扫描。将这些数据整合，创建虚拟的、信息化的并且最后生成患者的重建是项挑战。海量信息集合的基础是将原始的模拟（非数字化）信息转换为数字化信息。计算机键盘即是最好的比方：键入文字，它将模拟信息（纸上的文字）转换为数字信息（屏幕上的文字）。数字化工作流程中的所有设备都有模拟 - 数字会话（数位转换器，图12.1）。接下来，在将数据数字化之后，需要将收集的信息统一格式。通用格式有DICOM格式（digital imaging and communication in medicine），主要用于放射图像信息交流；可扩展标记语言格式（extensible markup language，XML）及Health Level 7（HL7）格式用于临床数据交流；STL格式（表面镶嵌语言、标准三角测量语言、标准镶嵌语言）是3D表面数据通用文件格式。专业特制软件将这些数据整合并创建数字化仿真患者——虚拟患者。

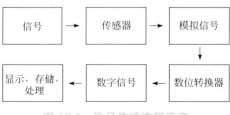

图 12.1　信号传递流程示意

虚拟患者种类

前述内容提供了创建不同虚拟患者的可能性。通常基于模拟目的可分为两大类：用于教育模拟的虚拟患者、用于模拟患者相关问题的虚拟患者。

虚拟患者在医学教育中的应用

诊断错误是医疗伤害的重要来源（Newman-Toker 及 Pronovost，2009）。它们会导致错误或不必要的治疗、丧失患者的信任，甚至会导致患者死亡。因此通过优化认知及实践技能来提高未来医学专业教育水平非常重要。在当代对医疗高预期但教育时间却缩短（Reed 等，2007），此项目标是一个真实的挑战。一项旨在改善医疗教育系统的尝试是在教育过程中使用虚拟患者模型给学生及练习者在提供安全环境中的学习机会且避免对真实患者造成潜在伤害。

世界范围内已有大量虚拟患者项目纳入医学教育，但是由于此类项目花费不菲，并非每所大学都可以负担自己的虚拟患者（Huang 等，2007）。因此，不同公司和机构开始发展能够在全世界更大范围应用的项目。

一个软件范例是虚拟患者计划（南加州大学创新技术研究所，洛杉矶，加利福尼亚州），它通过打造一个虚拟的标准化仿真替身来提供不同的虚拟患者的情境。其他的有更多联合病例情境的即时测验并伴有多种简短的问卷（virtual patients application，伦敦国王学院，英国）。人体模型加模拟虚拟现实增加了更多的实践经验（约翰霍普金斯医学模拟中心，巴尔的摩，马里兰州，美国）。大多数这种程序的通性特色是采用用病例为基础的模拟情境并整合文本及多媒体内容，如音频、图像或所谓游戏元素动画。尽管越来越多的虚拟患者概念涌现好像意味着对医疗教育起到积极作用，但目前无法确认对于新式教育方式哪个概念是最有效的、哪个最有前景（Cook 等，2010）。

虚拟患者在诊断、治疗计划及处置中的应用

除了在教育中的应用，治疗前的预先数字模拟已经应用于许多医疗领域，例如面部重建或心血管手术。几个世纪以来，医学一直基于一种实践 - 检验模式，因为没有任何工具能预测治疗结果。现在纳入了高速运行的计算机模型，有更多机会可实现更好的治疗结果预测。在牙科中有大量例证，计

算机辅助设计及导航可作为一种成功地控制治疗质量并防止非必需操作的策略。术前设计及口内导航已经成为在复杂面部重建病例（Schramm 和 Wilde，2011）、正颌手术乃至全面部移植模拟（Brown 等，2012）中的有用工具。在这些病例中显示计算机辅助设计及导航手术确保了良好的供体 - 受体匹配，良好的匹配是这种高灵敏度手术的关键因素，这从而实现了精准手术。

在医疗领域中使用计算机模型可更好地获取动脉粥样硬化等特定疾病的生理参数及风险因子。依靠新的计算机模型，研究者可以针对常见的动脉粥样硬化风险因子的病例来尝试预测 10 年死亡率（Ogata 等，2013）。他们可以高精度地预测这些概率。有另外的研究团队使用实时仿真血流动力学及氧气转运模型来提高对心血管疾病病理学的认知并预测特定治疗措施的效果（Broome 等，2013）。该模型已能有助于理解生理学参数对健康或疾病中的定性影响，但还不能预测特定患者的预后。

然而值得注意的是合成的数学模型有助于控制及预防流行性事件的策略评估。这可能无法保证一个确切的预后但可以加快重要决定的决策进度。

虚拟患者：在牙科中的最新发展水平

虚拟患者在牙科教育中的应用

数年来，牙科教育受限于非真实的仿头模及人工牙来模拟患者情境。现在，数字化 3D 模拟终于实现，这些设备被设计来帮助学生在典型的虚拟环境中成长和提高他们的实践技能（Rees 等，2007；Gottlieb 等，2005）。该虚拟环境包含至少一个虚拟显示器显示一张口或患者的整个头部。显示器可整合在眼镜上来增强现实感并且触觉输入设备可提供使用者接收触觉反馈并提供额外形式的情境（声音、生命体征甚至紧急状况）来虚拟现实。

虚拟现实这个词这几年刚刚出现并听起来非常时髦。多数人所不知道的是，在四十多年前（1962 年）Morton L. Heilig 给一台将虚拟现实整合进电影制作经验的设备申请了专利（Heilig，1962）。该设备，Sensorama，可以让用户不仅以常见的方式看或听一部电影，也可以以 3D 模式观看（立体视觉）。它可以让用户感觉到震动并闻到气味来丰富电影体验。它可以被视为当今模拟机的原型，例如航空公司用虚拟现实模拟机来训练他们的飞行员及员工。

在牙科领域，现在大概有 12 种虚拟现实模拟机（表 12.1）。许多尚处于雏形阶段，许多已经商业化。当本书面世时，可能许多已经消失同时也会有许多新的系统问世。为了给读者综述当前的技术，我们会介绍 3 种不同技术及应用的系统。

表 12.1　牙科模拟器

产品名	公司 / 开发商 / 发明人
DentSim	*Image Navigation Ltd.*，*New York NY*，*USA*
Forsslund System	Forsslund Systems AB，Solna，Sweden
HAP-DENT	Department of Oromaxillofacial Regeneration，Department of Periodontology Osaka University；Technical Group Laboratory Inc.，Osaka；Department of Computer Science，Osaka Electro-Communication University；Bionic，Co. Ltd.，
HapTel	King's College，London and University of Reading，United Kingdom
Iowa Dental Surgical Simulator	College of Dentistry，University of Iowa，USA
MOOG Simodont Dental Trainer	MOOG，East Aurora，NY，USA ACTA，Amsterdam，Netherlands
PerioSim®	College of Dentistry，University of Illinois at Chicago，USA（C. J. Luciano）
VirDenT System	Faculty of Dental Medicine，University of Constanta Medical School，Romania
Virteasy Simulator	DIDHAPTIC，Laval cedex，France
Virtual Dental Patient	AIIA Laboratory Computer Vision and Image Processing Group，Department of Informatics，Aristotle University of Thessaloniki，Greece
Virtual Reality Dental Training System	Novint Technologies，Washington，PA，USA
VOXEL-MAN	University Medical Center Hamburg-Epperndorf，Hamburg，Germany

最早的计算机化牙科训练模拟机之一是 DentSim 系统（Welk 等，2004；Lackey，2004）。该系统包含一个常用的仿头模，一个手柄及一部光学追踪摄像机（LTD，2013）。因此它可以传输并将仿头模上的运动在显示器上显示。在仿头模上的实际牙体预备及备牙整个过程（手柄位置、深度、轴角、固位及外形）均可即刻评估并重叠于事先的预备参考上，给学生及教员在屏幕上快速地反馈（Buchanan，2004；Welk 等，2008；Gottlieb 等，2011；Hollis 等，2011）（图 12.2）。

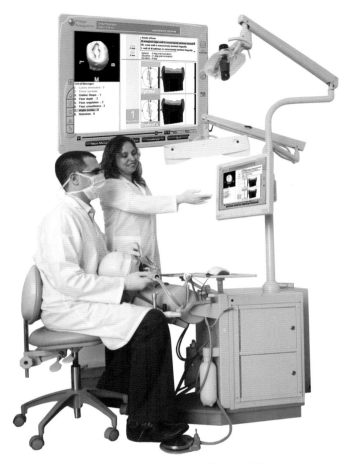

图 12.2　DenSem 用于临床前教学

　　与之相对的，MOOG Simodont Dental Trainer 是一种不需要仿头模的模拟系统。该系统包含一台显示器通过一个触觉手柄将虚拟患者的口腔及牙齿立体成像于镜中。触觉设备通过振动或生成真实运动的反作用力来形成触觉反馈给用户，因此可以获得虚拟错觉的真实感官体验。通过佩戴立体眼镜，创造空间错觉使用户获得用真正的手机处理真正患者的体验，因此创造了一个真正的牙科治疗情境的模拟。手机被设计为提供不同的触觉反馈，这取决于虚拟预备的材料（例如牙釉质、牙本质或牙髓）（de Boer 等，2012；ACTA，2013；MOOG，2013；Vervoorn 和 Wesselink，2013）。模拟器连接于一台教学电脑上来显示虚拟患者的数据。它可以培训诊断、治疗计划及治疗并在模拟器上真正开始治疗虚拟患者前得到一个综合的治疗计划（图 12.3）。

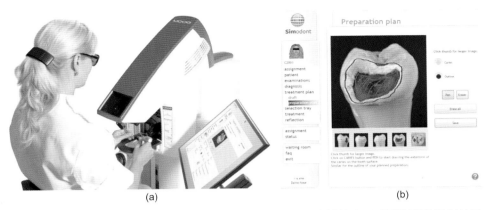

图 12.3　（a）MOOG Simodont Dental Trainer 系统；（b）训练模块中显示牙体预备计划的屏幕截图

另一种系统，PerioSim 触觉系统，是一种虚拟现实的牙科模拟器，它可以培训学生及学员牙周方面的操作。虚拟人的嘴，包括牙周和周围的软组织是可见的，用户可学习如何检查龈下组织、处理牙龈或进行刮治及根面平整。PerioSim 系统的核心是先进的触觉组件、高性能计算机和显卡以及 3D 视觉的立体眼镜（Steinberg，2004；Kolesnikov 等，2008）。

虚拟患者在牙科诊断、治疗计划及处置中的应用

与教学目的对应的是，虚拟患者在诊断、治疗计划及操作中应当在数字化环境中准确代表真实的患者。只有提供更多患者的信息，患者的数字化复制才有意义。这些信息可用于改善治疗结果，让患者直接收益。对于虚拟患者，其距离真实的、可行的并广泛应用的临床实践仍差得很多。然而，仍有许多技术已经可商业化并应用。整合放射数据（CBCT）及口内扫描数据可用于模拟患者的软硬组织来规划三维种植计划（Sirona，布莱尼姆，德国）。第一个将 CBCT 与 3D 面部图像采集整合在一起的系统是由 Planmeca（Oy，赫尔辛基，芬兰）所创建并在 2011 年第 35 届科隆国际牙科展（科隆，德国）推出。该设备可以让用户获取面部及颅面部硬组织的 3D 模型。Kau 等用先进的商业化软件（3dMDvulutus，3dMD，Atlanta，GA，USA）来整合人的不同数据，包括面部表面扫描及 CBCT 数据，将这些基于 CBCT 数据的信息整合成数字研究模型（Kau 等，2011）。这类虚拟患者可用于模拟可行的治疗方案，设计多学科治疗方案（例如正颌手术）（Schendel 等，2013）或手术操作中进行实时导航（Suenaga 等，2013）。

虚拟患者未来的可能

预测未来非常有挑战，然而可明确的是牙科教育、诊断、治疗计划及治疗会越来越多地应用较之当前更综合的数字化技术。想让这些技术更广泛地用于日常实践仍需要不断进步提高。

从教育的观点出发，不局限于模拟患者个性化特征的模拟单元结合物理模型和虚拟模拟将应用于口腔教学课程。Tanzawa 等描述了一种用于牙科教育的机器人患者，被设计的功能包括为全身复制、分泌唾液并能与用户交流（Tanzawa 等，2012）（图 12.4）。结合虚拟评估之类的设备就可作为最终的教学工具。未来的发展将使现有技术更贴近于真实世界。

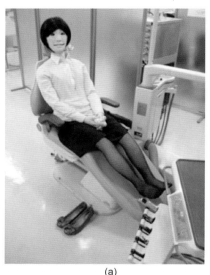
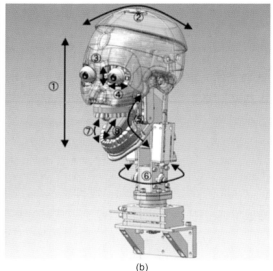

(a)   (b)

图 12.4 （a）牙椅上是模拟真实患者的机器人患者；（b）用于说明活动范围的机器人头部工程图。1/2/6：头部可行的运动，3/4：眼部可行的运动，5/7/8：下颌可行的运动

当然，另一方面，整合增强现实技术将虚拟数据叠加于真实物体（例如手臂甚至全身），将会赋予医师查看患者"内在"的能力（图 12.5）。这样的技术将会对牙科产生极大裨益并可以用于描绘出例如关键解剖结构（神经）的位置来降低手术中（种植体植入）潜在的神经损伤风险。这类技术才开始与口腔科学相结合，预期它们将引领更可信、可预测的治疗并降低治疗费用。数字化技术将会齐步向前，最终可能会整合所有可获得的数据于一个虚拟患者的模型中。有三种类型的输入数据需要进行区分：临床发现，如牙体、修复、

牙周、正畸及放射的临床发现；3D信息数据，如面部及口内扫描数据、3D放射数据及3D运动信息；循证医学知识，来源于网络数据库或公共卫生资源。将这些数据整合进一个综合的虚拟模型，可使得治疗计划、治疗模拟及治疗过程可以在一个循证医学为背景的虚拟模拟器上进行（图12.6）。

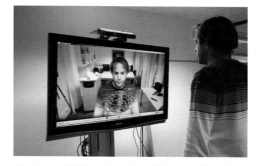

图12.5 增强现实说明。屏幕中放射影像叠加于实时捕获的患者影像

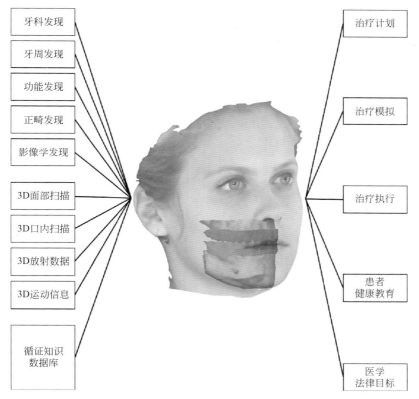

图12.6 虚拟模拟器的输入信息、虚拟患者及输出应用说明

参考文献

ACTA (2013) *Simodont* [Online]. VU University Amsterdam.Available: http://www.acta.nl/en/ studying-at-acta/student-services/simodont/index. asp [Accessed November 9, 2014].

Broome, M., Maksuti, E., Bjallmark, A., Frenckner, B., & Janerot-Sjoberg, B. (2013) Closed-loop real-time simulation model of hemodynamics and oxygen transport in the cardiovascular system. *Biomedical Engineering Online*, **12**, 69.

Brown, E.N., Dorafshar, A.H., Bojovic, B., *et al.* (2012) Total face, double jaw, and tongue transplant simulation: a cadaveric study using computer-assisted techniques. *Plastic and Reconstructive Surgery*, **130**, 815–823.

Buchanan, J.A. (2004) Experience with virtual reality-based technology in teaching restorative dental procedures. *Journal of Dental Education*, **68**, 1258–1265.

Cook, D.A., Erwin, P.J., & Triola, M.M. (2010) Computerized virtual patients in health professions education: a systematic review and meta-analysis. *Academic Medicine*, **85**, 1589–1602.

De Boer, I.R., Bakker, D.R., Wesselink, P.R., & Vervoorn, J.M. (2012) The Simodont in dental education. *Nederlands Tijdschrift voor Tandheelkunde*, **119**, 294–300.

Ellaway, R., Poulton, T., Fors, U., Mcgee, J.B., & Albright, S. (2008) Building a virtual patient commons. *Medical Teacher*, **30**, 170–174.

Gottlieb, R., Buchanan, J.A., Berthold, P., & Maggio, M.P. (2005) Preclinical dental student's perception of t he implementation of VR-based technology. *Journal of Dental Education*, **69**, 109–162.

Gottlieb, R., Lanning, S.K., Gunsolley, J.C., & Buchanan, J.A. (2011) Faculty impressions of dental students' performance with and without virtual reality simulation. *Journal of Dental Education*, **75**, 1443–1451.

Heilig, M. L. (1962) Sensorama Simulator. USA patent application.

Hollis, W., Darnell, L.A., & Hottel, T.L. (2011) Computer assisted learning: a new paradigm in dental education. *The Journal of the Tennessee Dental Association*, **91**, 14–18. quiz 18–9

Huang, G., Reynolds, R., & Candler, C. (2007) Virtual patient simulation at US and Canadian medical schools. *Academic Medicine*, **82**, 446–451.

Kau, C.H., Olim, S., & Nguyen, J.T. (2011) The Future of Orthodontic Diagnostic Records. *Seminars in Orthodontics*, **17**, 39–45.

Kolesnikov, M., Steinberg, A.D., Zefran, M., & Drummond, J.L. (2008) PerioSim: Haptics-based virtual reality dental simulator. *Digital Dental News*, **331**, 6–12.

Lackey, M.A. (2004) One year's experience with virtual reality preclinical laboratory simulation at the University of Tennessee. *International Journal of Computerized Dentistry*, **7**, 131–141.

LTD. (2013). *DentSim Technology* [Online]. Available: http://www.denx.com/DentSim/technology.html. [Accessed November 9, 2014].

Lutz, F., Krejci, I., & Mormann, W. (1987) Tooth-colored posterior restoration. *Phillip Journal für Restaurative Zahnmedizin*, **4**, 127–137.

MOOG. (2013) *Haptic Technology in the Moog Simodont Dental Trainer* [Online]. MOOG Inc. Available: http://www.moog.com/markets/medical-dental-simulation/haptic-technology-in-the-moog-simodont-dental-trainer/ [Accessed November 9, 2014].

Mormann, W.H. & Brandestini, M. (1987) Cerec-System: computerized inlays, onlays and shell veneers. *Zahnärztliche Mitteilungen*, **77**, 2400–2405.

Mormann, W.H., Brandestini, M., & Lutz, F. (1987) The Cerec system: computer-assisted preparation of direct ceramic inlays in 1 setting. *Quintessenz der zahnärztlichen Literatur*, **38**, 457–470.

Mozzo, P., Procacci, C., Tacconi, A., Martini, P.T., & Andreis, I.A. (1998) A new volumetric CT machine for dental imaging based on the cone-beam technique: preliminary results. *European Radiology*, **8**, 1558–1564.

Newman-Toker, D.E. & Pronovost, P.J. (2009) Diagnostic errors--the next frontier for patient safety. *JAMA*, **301**, 1060–1062.

Ogata, K., Miyamoto, T., Adachi, H., *et al.* (2013) New computer model for prediction of individual 10-year mortality on the basis of conventional atherosclerotic risk factors. *Atherosclerosis*, **227**, 159–164.

Reed, D.A., Levine, R.B., Miller, R.G., *et al.* (2007) Effect of residency duty-hour limits: views of key clinical faculty. *Archives of Internal Medicine*, **167**, 1487–1492.

Rees, J.S., Jenkins, S.M., James, T., *et al.* (2007) An initial evaluation of virtual reality simulation in teaching pre-clinical operative dentistry in a UK setting. *The European Journal of Prosthodontics and Restorative Dentistry*, **15**, 89–92.

Schendel, S.A., Jacobson, R., & Khalessi, S. (2013) 3-Dimensional Facial Simulation in Orthognathic Surgery: Is It Accurate? *Journal of Oral and Maxillofacial Surgery*, **71**, 1406–1414.

Schramm, A. & Wilde, F. (2011) Computer-assisted reconstruction of the facial skeleton. *HNO*, **59**, 800–806.

Steinberg, A. (2004) *UIC Periodontal Procedures Training Simulator (PerioSim)* [Online]. Available: http://www.uic.edu/classes/dadm/dadm396/ADSreserch/Contents.htm [Accessed November 9, 2014].

Suenaga, H., Hoang Tran, H., Liao, H., *et al.* (2013) Real-time in situ three-dimensional integral videography and surgical navigation using augmented reality: a pilot study. *International Journal of Oral Science*, **5**, 98–102.

Tanzawa, T., Futaki, K., Tani, C., *et al.* (2012) Introduction of a robot patient into dental education. *European Journal of Dental Education*, **16**, e195–e199.

Vervoorn, J.M. & Wesselink, P.R. (2013) Abstract. In: The perception of the level of realism of a dental training simulator (Simodont). Academic Center for Dentistry Amsterdam, Amsterdam, The Netherlands.

Welk, A., Maggio, M.P., Simon, J.F., *et al.* (2008) Computer-assisted learning and simulation lab with 40 DentSim units. *International Journal of Computerized Dentistry*, **11**, 17–40.

Welk, A., Splieth, C., Rosin, M., Kordass, B., & Meyer, G. (2004) DentSim - a future teaching option for dentists. *International Journal of Computerized Dentistry*, **7**, 123–130.